メタボリック症候群と栄養

Metabolic Syndrome and Nutrition

編者 **横越英彦**
静岡県立大学 食品栄養科学部 教授

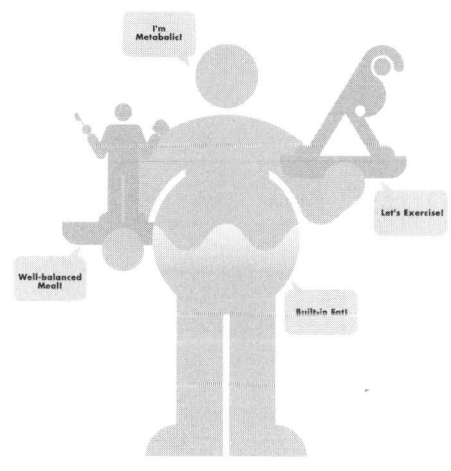

幸書房

発刊にあたって

　糖尿病，脳卒中，心疾患，高脂血症，高尿酸血症，肥満などは，大人になってから発症することが多く，過去には成人病と呼ばれた．しかし，戦後からの生活習慣などの激変により，これらの疾患が成人だけでなく子供にもみられること，また，生活習慣に強く依存することから生活習慣病と呼ばれるようになった．生活習慣病の発症は，遺伝的素因も関与するが，日常の食生活も含めた生活習慣，運動，ストレス状態など，多くの因子が関わっている．個々の生活習慣病は独立した病態ではなく，お互いに関連しており，また，その遠因として内臓脂肪の蓄積が観察されることから，新たな概念が生まれた．

　厚生労働省は，2008年から健康診断に「メタボリック症候群（シンドローム）」（内臓脂肪症候群）の考え方を導入し，40歳以上に腹囲，血清尿酸値を測定するなどの内臓脂肪型肥満に着目した健診および保健指導を義務づけた．このことは日本のメタボリック症候群予備群の深刻さを裏付けている．有症者と予備群あわせて1960万人といわれるその数は一向に減る様子はなく，将来の生活習慣病による医療費増大の潜在的要因となっている．

　本書は，こうした状況を踏まえ，メタボリック症候群の生理の解明と栄養学的アプローチにより，潜在的予備群の顕在化を防ぎ，各種疾患への機能性食品の効果的利用とエネルギー代謝を考えた適切な運動の意義を検討した．

メタボリック症候群は，子供の時からの運動不足や生活習慣による代謝の変動が，徐々にドミノのように拡大していったものである．そこで本書は，栄養と病態に関する基礎研究を行っている方の新たな研究指針づくりに貢献するのみならず，子供の食育や食習慣に関心のある方，栄養療法に関心のある医師，臨床栄養に携わる管理栄養士，また，自分のお腹の脂肪と健康を気にしている多くの方達に利用して頂ければ幸いである．

2007年5月

　　　　　　　　　　　　　　　　　　　編者　　横　越　英　彦

■ 執筆者一覧 （執筆順）

横越　英彦	静岡県立大学 食品栄養科学部 教授
山田　信博	筑波大学大学院 内分泌代謝・糖尿病内科 教授
永井　成美	岡山県立大学 保健福祉学部 栄養学科 講師
冨樫　健二	三重大学 教育学部 保健体育科 准教授
高本　偉碩	東京大学大学院 医学系研究科 糖尿病・代謝内科
門脇　孝	東京大学大学院 医学系研究科 糖尿病・代謝内科 教授
近藤　慶子	滋賀医科大学 内分泌代謝内科
森野勝太郎	滋賀医科大学 内分泌代謝内科
柏木　厚典	滋賀医科大学 内分泌代謝内科 教授
佐藤　祐造	愛知学院大学 心身科学部 健康科学科 教授
森　圭子	金城学院大学 生活環境学部 食環境栄養学科 教授
坂田　利家	中村学園大学 栄養科学部 教授
今泉　勝己	九州大学大学院 農学研究院 教授
高野　俊明	カルピス(株) 執行役員
寺島　健彦	浜松大学 健康プロデュース学部 健康栄養学科 助教
後藤　剛	京都大学大学院 農学研究科 食品生物科学専攻
植村　卓	京都大学大学院 農学研究科 食品生物科学専攻
村上　陽子	京都大学大学院 農学研究科 食品生物科学専攻
河田　照雄	京都大学大学院 農学研究科 食品生物科学専攻 教授
西村　直道	名寄市立大学 保健福祉学部 栄養学科 准教授
大川　栄重	静岡県立大学 食品栄養科学部 助教
熊谷　裕通	静岡県立大学 食品栄養科学部 教授
津田　孝範	中部大学 応用生物学部 准教授
鈴木　平光	女子栄養大学 栄養学部 教授
脇　昌子	静岡市立静岡病院 診療部長／内分泌代謝科 科長

目　　次

プロローグ
メタボリック症候群の経緯と栄養学的アプローチの意義 ……1

 1. 人類の歴史は飢餓に対する適応 ……………………………………1
 2. 平均寿命と各種罹病率の年次推移 ………………………………2
 3. 予防という概念の重要性（メタボリックドミノ）………………4

第1章　メタボリック症候群と関係する疾病 ……………………7

 1.1　はじめに ………………………………………………………………7
 1.2　メタボリックシンドロームと疾患 ……………………………………7
  1.2.1　危険因子の重積 …………………………………………………7
  1.2.2　診療ターゲットとしての心血管イベントと糖尿病 ……………8
  1.2.3　生活習慣病対策としてのメタボリックシンドローム …………9
  1.2.4　Beyond LDLの考え方と心血管イベント因子 …………………10
 1.3　包括的診療の考え方 …………………………………………………12
  1.3.1　シンドロームXからメタボリックシンドロームへ ……………12
  1.3.2　メタボリックシンドロームのメカニズム ………………………13
  1.3.3　わが国の診断基準 ………………………………………………15
  1.3.4　診断基準の相違 …………………………………………………15
  1.3.5　女性の扱い ………………………………………………………16
 1.4　糖尿病の意義 …………………………………………………………17
  1.4.1　境界型高血糖から予防 …………………………………………17
  1.4.2　血糖管理の意義 …………………………………………………19

1.4.3　Japan Diabetes Complication Study（JDCS）の中間結果 ……… 20
　1.4.4　糖尿病対策 ……………………………………………………… 20
　1.4.5　TG および HDL の扱い ………………………………………… 21
　1.4.6　管　　理 ………………………………………………………… 22
　1.4.7　課　　題 ………………………………………………………… 23
1.5　おわりに …………………………………………………………… 24

第2章　中高年の食生活とエネルギー代謝からみた脂肪蓄積 …………… 27

2.1　はじめに …………………………………………………………… 27
2.2　中高年の食生活の特徴 …………………………………………… 28
　2.2.1　栄養素摂取の特徴 ……………………………………………… 28
　　1）エネルギー摂取量 ………………………………………………… 28
　　2）脂肪エネルギー比率 ……………………………………………… 29
　　3）食塩摂取量 ………………………………………………………… 30
　2.2.2　食品摂取の特徴 ………………………………………………… 31
　　1）野菜摂取量 ………………………………………………………… 31
　　2）果実の摂取 ………………………………………………………… 31
　　3）飲酒頻度および飲酒日の1日当たり飲酒量 …………………… 31
　2.2.3　食習慣・食行動の特徴 ………………………………………… 33
　　1）朝食の欠食率 ……………………………………………………… 33
　　2）栄養成分表示の利用 ……………………………………………… 33
　2.2.4　メタボリック症候群と中年期の食生活 ……………………… 34
2.3　中高年のエネルギー代謝の特徴 ………………………………… 35
　2.3.1　エネルギー代謝 ………………………………………………… 35
　2.3.2　なぜ年齢とともに基礎代謝が低下するのか ………………… 35
　2.3.3　エネルギー消費の自律的調節機能の低下 …………………… 37
　2.3.4　高脂肪食摂取後の食事誘発性熱産生 ………………………… 37
2.4　おわりに …………………………………………………………… 40

第3章 肥満症とメタボリック症候群 ……43

3.1 わが国における肥満の疫学 ……43
- 3.1.1 成人における肥満の現状 ……43
- 3.1.2 肥満人口の推移 ……44
- 3.1.3 肥満の地域特性 ……46

3.2 肥満症とは ……48
- 3.2.1 肥満から肥満症へ ……48
- 3.2.2 肥満症の診断基準 ……49
- 3.2.3 隠れ肥満（MONW） ……51

3.3 肥満症とメタボリック症候群 ……54
- 3.3.1 肥満症とメタボリック症候群の相違点 ……54
- 3.3.2 わが国におけるメタボリック症候群の発症頻度 ……55
- 3.3.3 小児肥満とメタボリック症候群 ……58

第4章 脂肪蓄積のメカニズムと内臓脂肪 ……63

- 4.1 はじめに—脂肪細胞の分類— ……63
- 4.2 PPARとは ……65
- 4.3 脂肪細胞におけるPPARγの役割 ……67
- 4.4 脂肪細胞分化における転写因子カスケード ……69
- 4.5 PPARγ活性とメタボリック症候群 ……71
- 4.6 脂肪蓄積とアディポカイン ……72
- 4.7 内臓脂肪と皮下脂肪 ……76
- 4.8 おわりに ……79

第5章 内臓脂肪の高蓄積がもたらす各種疾患のメカニズム ……81

- 5.1 はじめに ……81

5.2 インスリン抵抗性と糖代謝異常 …………………………………82
　5.2.1 脂肪組織とインスリン抵抗性 ……………………………82
　　1）遊離脂肪酸（FFA），グリセロール ……………………83
　　2）腫瘍壊死因子α（TNFa）………………………………84
　　3）アディポネクチン ………………………………………85
　　4）レチノール結合タンパク質4（RBP4）…………………85
　　5）インターロイキン6（IL-6）……………………………85
　　6）レジスチン（resistin）……………………………………86
　　7）レ プ チ ン ………………………………………………86
　　8）Monocyte chemoattractant protein-1（MCP-1）……………86
　5.2.2 骨格筋におけるインスリン抵抗性の分子機構 ……………86
　5.2.3 肝臓とインスリン抵抗性 ……………………………………88
5.3 脂 肪 肝 ……………………………………………………………89
5.4 脂質異常症 …………………………………………………………92
　5.4.1 高 TG 血症 ……………………………………………………92
　5.4.2 低 HDL コレステロール血症 ………………………………93
　5.4.3 高 LDL コレステロール血症 ………………………………94
　5.4.4 アルコールと脂質異常症 …………………………………95
5.5 高 血 圧 ……………………………………………………………95
5.6 高尿酸血症 …………………………………………………………97
　5.6.1 プリンヌクレオチド分解による尿酸産生の亢進機序 ……98
　5.6.2 乳酸による腎臓での尿酸排泄の障害 ………………………98
　5.6.3 アルコール飲料中のプリン体による尿酸産生の増加 ……99
5.7 動脈硬化症 …………………………………………………………99

第6章　メタボリック症候群予防・改善のための栄養と運動 …………………………………………103

6.1 安静，過栄養の弊害…………………………………………………103
6.2 わが国の健康づくり対策……………………………………………104

6.3　メタボリックシンドロームの治療方針……………………………106
6.4　身体活動・食事指導とメタボリック症候群：疫学的研究…………106
　6.4.1　糖尿病, 肥満症 …………………………………………………107
6.5　メタボリックシンドロームの食事療法………………………………110
　6.5.1　科学的根拠に基づく糖尿病診療ガイドライン ………………110
　6.5.2　基 本 方 針 ………………………………………………………110
　6.5.3　摂取総エネルギー量と栄養素の設定 …………………………111
　6.5.4　治療期間の目安と注意点 ………………………………………112
　6.5.5　食 物 繊 維 ………………………………………………………113
　6.5.6　アルコール ………………………………………………………113
6.6　メタボリックシンドロームの運動療法………………………………114
　6.6.1　科学的根拠に基づく診療ガイドライン ………………………114
　6.6.2　急性代謝反応 ……………………………………………………114
　6.6.3　トレーニング効果 ………………………………………………115
　　1）身体運動とインスリン感受性 …………………………………115
　　2）運動療法の実施と血糖コントロール …………………………118
　　3）身体トレーニングと適応能力 …………………………………118
　6.6.4　運動処方の実際 …………………………………………………118
　　1）運動療法の適応とメディカルチェック ………………………118
　　2）運動の種類と実施方法 …………………………………………118
　　3）「健康づくりのための運動指針2006―生活習慣病予防の
　　　　ために―」………………………………………………………119
　　4）運動療法実施上の注意点 ………………………………………119
6.7　今後の方向性……………………………………………………………121

第7章　メタボリック症候群予防における咀嚼の有用性……123

7.1　は じ め に………………………………………………………………123
7.2　咀嚼によって賦活される脳内ヒスタミン神経系の仕組み…………124
7.3　咀嚼による摂食量と摂取速度の調節…………………………………126

7.4 ヒスタミン神経系で調節されるエネルギー摂取系と消費系………127
　7.4.1 食欲の抑制作用………………………………………………127
　7.4.2 内臓脂肪の分解亢進作用……………………………………128
　7.4.3 非ふるえ熱産生の亢進作用…………………………………129
　7.4.4 ヒスタミン神経系とレプチン信号系で形成される負の
　　　　フィードバック機構…………………………………………130
　7.4.5 レプチン抵抗性がヒスタミン神経系の賦活化によって
　　　　改善する…………………………………………………………130
7.5 内臓脂肪削減に向けた治療技法……………………………………131
　7.5.1 咀　嚼　法……………………………………………………131
　7.5.2 日本食化(超)低エネルギー食療法……………………………133
　7.5.3 L-ヒスチジン含有食品摂取…………………………………134
7.6 おわりに………………………………………………………………135

第8章　メタボリック症候群と食品機能………………………137

8.1 メタボリック症候群と食品機能……………………………………137
　8.1.1 はじめに………………………………………………………137
　8.1.2 飢餓に耐えるには：食品機能の多面性……………………137
　8.1.3 食習慣から見た内臓脂肪のたまる原因は？………………138
　8.1.4 食品機能を利用する場合の問題点…………………………139
　8.1.5 おわりに………………………………………………………140
8.2 脂質代謝関連…………………………………………………………140
　8.2.1 はじめに………………………………………………………140
　8.2.2 脂肪細胞形成に影響する因子………………………………141
　　1) 脂肪組織重量と脂肪細胞形成阻害物質……………………141
　　2) サイトカイン…………………………………………………141
　8.2.3 脂肪組織の脂肪代謝…………………………………………142
　　1) 脂肪組織の脂肪酸代謝―拍動性の脂肪分解―……………142
　　2) 脂肪組織の代謝機能…………………………………………143

3）脂肪酸の取り込み，放出と脂質結合タンパク質 …………144
　　　4）脂肪分解の機構 ………………………………………………145
　　　5）脂肪組織脂肪酸代謝の薬理学的な制御 ……………………145
　8.2.4 脂肪組織からのサイトカインの分泌 ………………………146
　8.2.5 脂肪組織の代謝に影響する食事因子 ………………………147
　　　1）トランス型モノ不飽和脂肪酸 ………………………………147
　　　2）中鎖脂肪酸 ……………………………………………………148
　　　3）共役リノール酸 ………………………………………………148
　　　4）ゲニステイン …………………………………………………148
　　　5）カプレニン ……………………………………………………149
8.3 抗高血圧関連 ……………………………………………………………150
　8.3.1 乳由来ペプチド …………………………………………………150
　　　1）高血圧と乳製品 ………………………………………………150
　　　2）抗高血圧ペプチドの探索 ……………………………………151
　　　3）作用メカニズム関連研究 ……………………………………156
　　　4）ヒトでの有効性 ………………………………………………157
　　　5）食品としての利用 ……………………………………………157
　8.3.2 その他の食品 ……………………………………………………160
　　　1）カリウム ………………………………………………………162
　　　2）ブナハリタケ …………………………………………………164
　　　3）ゴマタンパク質由来ペプチド ………………………………167
　　　4）γ-アミノ酪酸（γ-aminobutyric acid ; GABA） ……………170
8.4 糖尿病関連 ………………………………………………………………175
　8.4.1 は じ め に ………………………………………………………175
　8.4.2 血糖調節機構と糖尿病 …………………………………………176
　　　1）糖尿病の定義と診断 …………………………………………176
　　　2）糖質代謝とその異常 …………………………………………177
　　　3）糖尿病の分類 …………………………………………………178
　　　4）日本における糖尿病の実態 …………………………………179
　8.4.3 糖尿病と食品機能 ………………………………………………179

1) 糖尿病の食事療法 ……………………………………………179
　　　2) 血糖上昇抑制作用のある機能性食品 …………………………181
　　　3) 糖尿病に対する有効食品の探索 ………………………………182
　　　4) 核内受容体リガンド機能を有する食品成分の探索と
　　　　　その有効性 …………………………………………………183
　　8.4.4　お わ り に ……………………………………………………186
　8.5　高脂血症関連 …………………………………………………………187
　　8.5.1　高脂血症の基準と分類 …………………………………………187
　　8.5.2　高脂血症とメタボリック症候群 ………………………………189
　　　1) 高コレステロール血症，高LDLコレステロール血症と
　　　　　疾病 ……………………………………………………………189
　　　2) 低HDLコレステロール血症と疾病 ………………………………190
　　　3) 高トリグリセリド血症と疾病 ………………………………………191
　　8.5.3　高脂血症を誘発する食事要因 ……………………………………191
　　　1) 食事とコレステロール濃度 …………………………………………192
　　　2) 食事とトリグリセリド濃度 …………………………………………197
　8.6　腎　関　連 ……………………………………………………………200
　　8.6.1　は じ め に ……………………………………………………200
　　8.6.2　メタボリックシンドロームと腎障害 ……………………………200
　　　1) メタボリックシンドロームの腎障害への関与 ……………………200
　　　2) メタボリックシンドロームと腎障害発症のメカニズム …………202
　　8.6.3　メタボリックシンドロームに起因する腎疾患の予防と
　　　　　機能性食品の摂取 …………………………………………………205
　　　1) 腎障害と機能性食品の摂取 …………………………………………205
　　　2) 腎疾患と食品機能性 …………………………………………………206
　8.7　各種抗酸化物質 ………………………………………………………210
　　8.7.1　は じ め に ……………………………………………………210
　　8.7.2　酸化ストレスとフリーラジカル捕捉，抗酸化物質 ……………210
　　8.7.3　炎症，酸化ストレスとメタボリック症候群 ……………………213
　　8.7.4　食品由来の抗酸化物質とメタボリック症候群 …………………216

1）カテキン ……………………………………………217
　　　2）アントシアニン …………………………………218
　　　3）糖尿病，血糖低下作用に関与する抗酸化物質 ………219
　　8.7.5　おわりに ……………………………………………220

第9章　メタボリック症候群と魚由来の機能性物質 …………223

9.1　はじめに………………………………………………223
9.2　タンパク質・ペプチド………………………………223
　9.2.1　タンパク質 ……………………………………224
　9.2.2　ペプチド ………………………………………225
9.3　タウリン………………………………………………226
9.4　DHA・EPA含有脂質（魚油）………………………228
9.5　おわりに………………………………………………234

第10章　健全な食生活とライフスタイル …………………239

10.1　メタボリック症候群，その発症の主因は？ ………239
10.2　メタボリック症候群の予防・治療のための食事 …241
　10.2.1　エネルギーバランス ………………………241
　10.2.2　エネルギー配分，脂肪摂取量 ……………242
　10.2.3　動脈硬化・血栓症を防ぐための食事 ……243
　　　1）ナトリウムと野菜 ……………………………243
　　　2）動脈硬化の予防 ………………………………244
　　　3）食後高血糖を防ぐ ……………………………244
　10.2.4　減量中のサプリメント ……………………245
10.3　運　　　動 …………………………………………245
10.4　禁　　　煙 …………………………………………246
10.5　その他の生活習慣 …………………………………247
　10.5.1　水分摂取 ……………………………………247

  10.5.2 二重負荷を避ける …………………………………247
  10.5.3 1日の生活リズムと睡眠 ……………………………247
  10.5.4 咀嚼と食べ方 …………………………………………248
 10.6 動脈硬化の評価と抗血栓治療 ……………………………248
 10.7 健全なライフスタイルを作り上げるための補助器機 ……249

索　　引……………………………………………………………251

プロローグ
メタボリック症候群の経緯と栄養学的アプローチの意義

1. 人類の歴史は飢餓に対する適応

　野生の動物がペットのごとくまるまると太っていることはない．恐らく，人類の祖先も，そのような状況下にあったと思われる．すなわち，人間の祖先は，他の動物と比較して，脚力，腕力などで劣っており，それらの動物を捕獲するためには，色々な知恵を働かせ，その不足している運動能力を補ってきた．また，自然界に自生する植物や木の実を収穫するのにも，定期的な確保を保証するために栽培するなどしてきた．すなわち，人類が誕生してから，今日に至るまで，かなりの長い期間，飢餓の時代を経てきたといえる．飽食といわれる現在は，人類の歴史から見ると極めて最近のことであり，この数十年のことである．もちろん，現在においても，開発途上国や戦乱の国においては，十分な食糧の確保は出来ておらず，今もなお，飢餓状態や栄養失調に悩まされている．

　筆者は，人間の体に備わっている多くの生命機能は，その与えられた環境に適応するために獲得されてきたと考えている．すなわち，その時代に，周りの自然環境から得られる食材を摂取し，それを利用するための体内代謝系が存在し，それを利用できなかった生命は自然消滅していった．そのように考えると，我々の体に備わっている体内代謝系は，飢餓に備える条件を整えているはずである．食事がとれるときには，腹一杯食べ，そのエネルギーを体に蓄えておき，飢餓状態を乗り切ってきた．すなわち，エネルギーを蓄える機構を獲得してきた，あるいは，それを保証するための遺伝子情報を獲得した人類が生き延びてきたといえる．日本や先進国といわれる国においては，1日のうち，食事をとる時間が大体決まっており定期的にとっている

が，そうではなく，お腹がすいたときに，あるいは，食べ物が手に入ったときに食べるという食習慣を持っている地域や民族もある．そのような地域では，食べること（栄養）と食材を得ること（運動）とは連動している．すなわち，獲物を獲得するためには，野山を駆けめぐる狩りなどが必要であり，また，果実を採集し，田畑を耕すにも身体を動かさなければならない．一方，現在の我々はどうであろうか．お金を出しさえすれば，運動を負荷することなく，いつでも多くの食物を食べることができる．また，食事時間が概ね決まっており，お腹がすいていなくても何か食べることになる．また，健康に対する食事（栄養）の大切さを知っており，絶食することなく何か物を食べようとする．場合によれば，エネルギーや栄養素を必要量摂取しようとする．その結果，過剰摂取（過栄養）と運動不足が同居しており，必然的に余ったエネルギーは体内に蓄積することになる．

2. 平均寿命と各種罹病率の年次推移

栄養条件が良くなると体格が増し，寿命も延びる．体重の40％強の骨格筋は，アミノ酸の貯蔵庫であり，また，骨はミネラルの貯蔵場所である．脂肪組織もエネルギーの保管場所と考えられる．そうすると，体重の増加と寿命とは関係があるのかということになる．第二次世界大戦後，日本人の体格が向上したことを示すデータは多い．図1に，昭和40年代から最近までの諸外国の平均寿命の年次推移を示した[1]が，いずれの国においても，男女とも平均寿命は伸び続け，その中でも，日本人の伸びの速さは際だって大きく，昭和60年代の初めから欧米諸国を抜いて男女とも世界一に躍り出た．喜ばしいことであるが，一方，これまでとは異なる欧米型の疾患の増加が報告されるようになった．図2に，人口10万人当たりの各種疾患の罹病率を示した[2]．結核は低下しているが，逆に，高血圧性疾患，精神疾患，脳血管疾患，心疾患，肝臓疾患，糖尿病，悪性新生物などは増加している．寿命が延びたことにより，これらの疾患が見かけ上増えた結果ともいえるが，これら多くの疾患は，食べ物との相関が言われているものであり，生活習慣病である．特に，内臓脂肪の蓄積が遠因となり高血圧，糖尿病，高脂血症が重複

2. 平均寿命と各種罹病率の年次推移

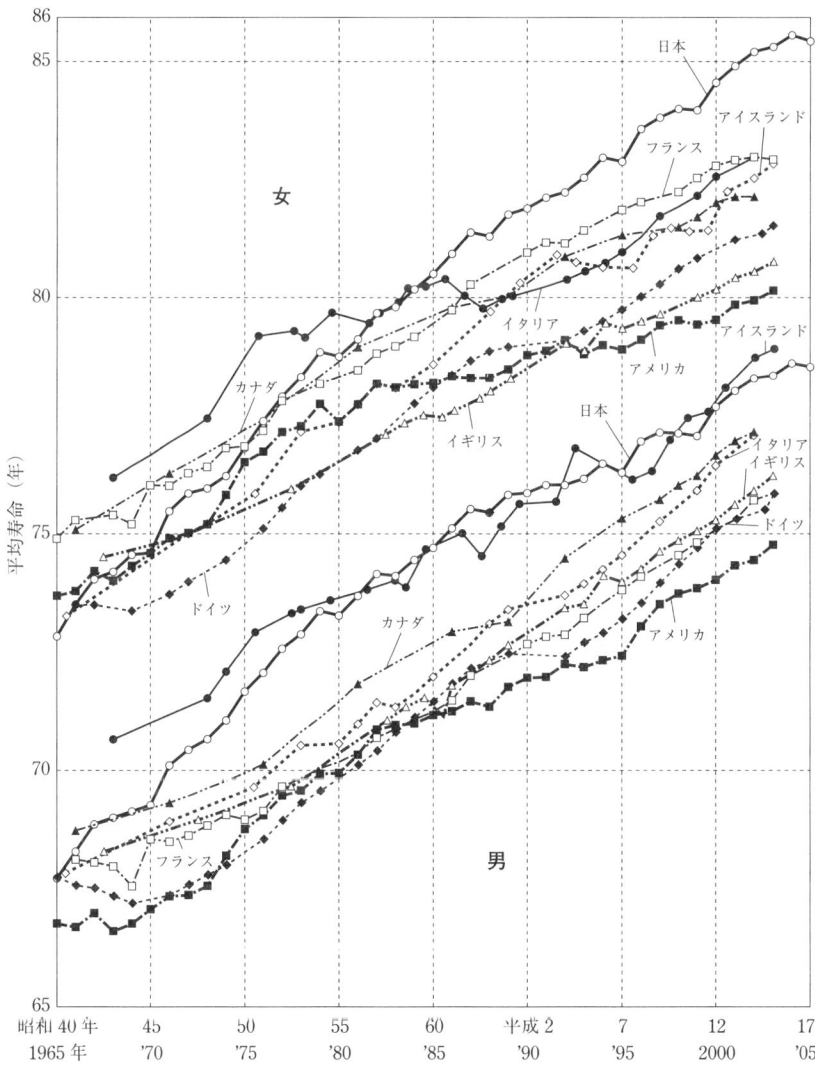

図1　諸外国の平均寿命の年次推移
資料：UN「Demographic Yearbook」等.
注：1990年以前のドイツは，旧西ドイツの数値である．

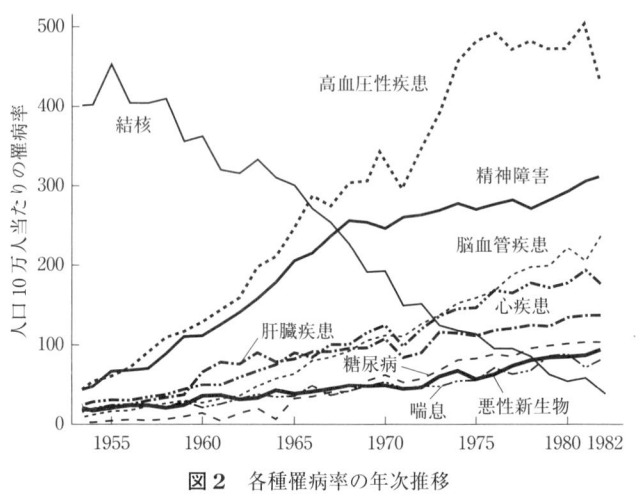

図2　各種罹病率の年次推移

して引き起こされる状態をメタボリックシンドロームという．それぞれの疾患とメタボリックシンドロームとの関係，また，その成因と機構についての詳細は，第1章以下で取り扱われる．

3. 予防という概念の重要性（メタボリックドミノ）

　未病，予防医学的な側面からメタボリックシンドロームを考えてみたい．まず，体脂肪の蓄積の仕方は人により異なり，下半身太りといわれる「皮下脂肪型肥満」と，お腹がポッコリでる「内臓脂肪型肥満」の2つのタイプに分かれる．メタボリックシンドロームで注意が喚起されているのは，内臓脂肪の蓄積である．従来，肥満の判断基準として用いられてきたのはBMI（body mass index：体重(kg)÷身長(m)÷身長(m)）であるが，このBMI値が同じであっても，2つのうちのどのタイプの肥満かによって，健康状態は大きく異なる．一般に，内臓脂肪がたまっていると，高血圧，糖尿病，高脂血症などの生活習慣病にかかりやすくなり，この状態をメタボリックシンドローム（内臓脂肪症候群）という．2005年4月8日に，8つの国内学会（日本肥満学会，日本高血圧学会，日本糖尿病学会，日本動脈硬化学会，日本循環器学会，日本腎臓病学会，日本血栓止血学会，日本内科学会）が関わったメタボリック

3. 予防という概念の重要性（メタボリックドミノ）

シンドローム診断基準検討委員会で，日本におけるメタボリックシンドロームの定義と診断基準が発表された．先に述べたように，人間は，飢餓状態から生き延びるために，体内に脂肪を蓄積する機構を獲得してきた．この機構に対して，「飽食の時代」といわれるように過剰に栄養が供給され，一方，エネルギーの消費が少なかった場合に，徐々に内臓脂肪の蓄積が起こりメタボリックシンドロームになる．それゆえ，この発症は，長い生活期間の結果であり，生活習慣が重要な要素となる．

このことに対して，伊藤は，「メタボリックドミノ」という表現で発症順序を説明している（図3）[3]．すなわち，生活習慣の歪みの積み重ねと連鎖により，例えば，血圧上昇や耐糖能異常が，高血圧や糖尿病の診断基準に達していない予備群（境界領域）状態であっても，それらの病態が重なることにより，よりリスクは高まり，次から次へと個々の病状が発症し，また，連鎖することにより，より重篤な症状に移行するという考え方である．最初は小さな生活習慣の乱れであってもドミノのように，それが段階的に病態的な生理変化へと増大し，幾つかの生活習慣病を引き起こし，最終的には，心不全や脳卒中といった生命を落とす合併症になる．そう考えると，どこかの時点

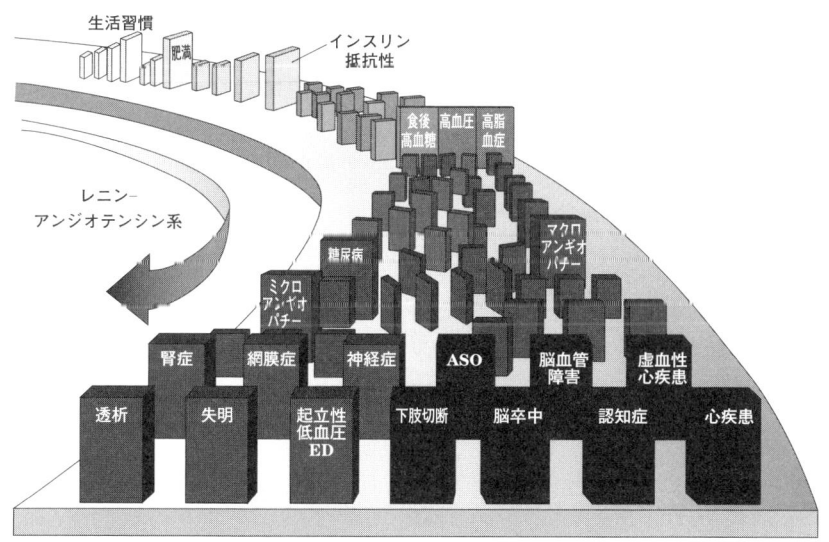

図3　メタボリックドミノの概略図

で，ドミノをストップさせなければならない．ドミノ現象は，ある意味，連鎖反応であることから，特定の要因だけを削除することは，なかなか大変である．生体は，多くの体内代謝が複雑に絡み合った複合系であり，ワンポイントの治療はなかなか考えにくい．それゆえ，最初の引き金になっている生活習慣を十分に整えることが，メタボリックシンドロームの予防に一番重要なことである．内臓脂肪が蓄積してから対応するのではなく，子供の時からの栄養と運動などの生活バランス，すなわち，生活習慣を人間本来の姿にすることが最も大切なことである．

参 考 文 献

1) 厚生労働省統計情報部：平成 16 年簡易生命表，諸外国の平均寿命の年次推移．
2) 厚生労働省統計情報部：人口動態統計より．
3) 伊藤　裕：日本臨床, **61**, 1842（2003）；メタボリックシンドローム病態の分子生物学, p.29, 南山堂（2006）

〈横越英彦〉

第1章 メタボリック症候群と関係する疾病

1.1 は じ め に

　現代の疾病構造をみると，社会環境の変化と共にその構造は大きく変化している．心筋梗塞や脳卒中などの動脈硬化性疾患と糖尿病の重要性が急速に増し，国民の健康を障害する大きな要因となっている．メタボリックシンドローム（メタボリック症候群）では個々の危険因子は重症ではない場合においても，危険因子を重積することにより，動脈硬化を形成しやすいことが特徴である．その診療上のターゲットは虚血性心疾患や脳血管障害のみならず糖尿病の発症予防である．

　食習慣の欧米化や運動量の低下と共に体内のエネルギー収支は消費よりも蓄積にバランスが大きく傾いている．肥満や運動不足に代表されるエネルギー蓄積病態は末梢におけるインスリン感受性の低下，すなわちインスリン抵抗性を招き，脂質代謝異常のみならず糖代謝異常，高血圧の原因となっている．生活習慣の是正や肥満の是正は，インスリン抵抗性を改善し，すべての危険因子を同時に改善することから最も基本的な治療となっている．

1.2 メタボリックシンドロームと疾患

1.2.1 危険因子の重積

　危険因子の重積はフラミンガム研究より，心血管イベントに最も密接に関連する病態として注目され，マルチプルリスクファクター（危険因子重積）症候群あるいはメタボリックシンドロームの概念へと発展してきた．各々の危険因子単独の診療という枠を超えて，マルチプルリスクファクター症候群あるいはメタボリックシンドロームという1つの疾患単位を意識した診療に

より，診療ターゲットである動脈硬化性疾患は明確となり，より質の高い診療が展望される．マルチプルリスクファクター症候群では喫煙も含めて危険因子の重積の意義を重視しているが，メタボリックシンドロームは共通の病態基盤を有する危険因子を重積する疾患として考えられており，偶発的な危険因子の重積とは一線を画している．

メタボリックシンドロームの最も重要な特徴は高血糖，高トリグリセリド (TG) 血症/低 HDL コレステロール（HDL-C）血症，高血圧の重複にあり，ハイリスク者を的確に抽出することを目的としている．メタボリックシンドロームでは関連した危険因子を重積して，互いのリスクの重みが重積していることから，メタボリックシンドロームの心血管イベントに対するリスクは非メタボリックシンドロームに比較して一般的に 2〜3 倍である．

1.2.2 診療ターゲットとしての心血管イベントと糖尿病

メタボリックシンドロームでは危険因子を重積することにより，従来と比較してコレステロールに富む，柔らかい動脈硬化プラークが形成されやすいことが特徴であり，その診療ターゲットは粥状動脈硬化症に基づく虚血性心疾患や脳血管障害である．最近ではさらにメタボリックシンドロームは糖尿病発症の重大なリスクとされ，糖尿病発症予防も重要なターゲットとなっている．多くの報告によれば，メタボリックシンドロームにより心血管イベントのリスクは約 2〜3 倍増加し，糖尿病発症は 5〜10 倍増加する（図 1.1）．

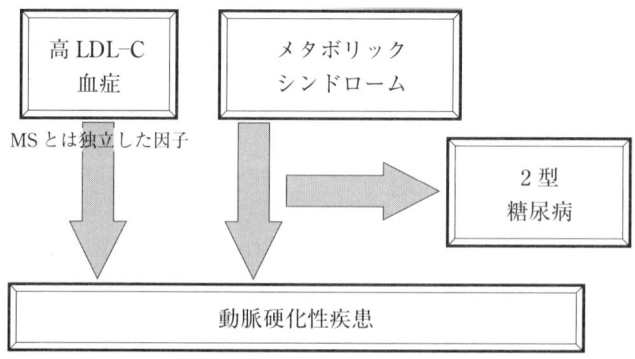

図 1.1 メタボリックシンドロームは動脈硬化と糖尿病の原因となる

欧米では虚血性心疾患は糖尿病における最大の死因であることから，糖尿病の治療戦略は大血管症の予防に主眼が移りつつあるといっても過言ではなく，境界型の時点から糖尿病発症予防を意識した診療による糖尿病対策が迫られている．メタボリックシンドロームの管理は動脈硬化性疾患および糖尿病発症予防の両面から期待されている．

動脈硬化性疾患の診療では，可能な限り効率良く，特異的に心血管イベント発症の可能性があるハイリスクな患者を早期に選択して，診療することが望ましいことから，従来より特異性と感受性の高い病期診断法，診断マーカーの確立が期待されていた．メタボリックシンドロームのように各々の危険因子が軽症でも多数の場合には，動脈硬化の進展は速く，心血管イベントの可能性も高くなることから，早急に予防・治療して対処すべきと考えられている．多くの疫学研究がなされるなかで，メタボリックシンドロームの考え方がハイリスク病態を早期にスクリーニングする上で有用であることから，浸透し始めた．

1.2.3　生活習慣病対策としてのメタボリックシンドローム（表 1.1）

厚生労働省では生活習慣病を予防するためのキャンペーンとして「健康日

表 1.1　わが国のメタボリックシンドロームの診断基準

内臓脂肪(腹腔内脂肪)蓄積	
ウエスト周囲径　　男性≧85cm 　　　　　　　　　女性≧90cm （内臓脂肪蓄積　男女とも≧100m^2 に相当）	・誰でも知っているウエスト径が入り口 　：リスクを認識 ・ウエスト径が基準値以上ならば検診受診，医療機関へ 　：リスクを管理
上記に加え以下のうち2項目以上	
高 TG 血症　　　　≧150mg/dL 　かつ/または 低 HDL-C 血症　　＜40mg/dL 　　　　　　　　　男女とも	
収縮期血圧　　　　≧130mmHg 　かつ/または 拡張期血圧　　　　≧85mmHg	
空腹時血糖　　　　≧110mmHg	

日本内科学会雑誌，**94**(4), 198（2005）

本 21」を実施して，運動習慣の是正や肥満者の減少を目指してきた．しかし，その中間評価ではむしろ運動量の減少や肥満者の増加が指摘されていることもあり，生活習慣病，循環器疾患，糖尿病を予防するための新たな方策としてメタボリックシンドロームに注目した予防対策が提案された．各々の基準値は高血圧（≧140/90），糖尿病（空腹時血糖≧126 あるいは食後血糖≧200）の診断基準値より軽症も含むことから，より早期から軽症の重積者をスクリーニングすることにより循環器疾患や糖尿病の発症予防を期待している．まず必須項目としてウエスト径が取り上げられたことにより，具体的に，かつ簡便にハイリスク者の抽出が可能となっている．医療機関に赴いて採血や血圧測定を実施しなくても，誰でも出来るウエスト径の測定のみによりハイリスク者の一次スクリーニングが可能である．誰しも自分のウエスト径は知っていることでもあり，予防に対する最初の動機付けとして，現在普及しつつある．個々で内臓肥満となれば，次に検診や医療機関の受診を通じて高脂血症，高血圧，高血糖の状態を把握してもらうことになる．

1.2.4　Beyond LDL の考え方と心血管イベント因子

従来より多くの危険因子が提唱され，その有効性が大規模臨床研究により検証されてきた．高 LDL コレステロール（LDL-C）血症については既に EBM（エビデンスに基づいた医療）が確立し，ガイドラインが示されていることから，高 LDL-C 血症の次に来るハイリスクグループとしてメタボリックシンドロームが提案されている．メタボリックシンドロームの診断基準には高 LDL-C 血症を含まないが，これは LDL 代謝が転写因子 SREBP2 の支配を受けることにより，トリグリセリド（TG），HDL，糖代謝，血圧，インスリン抵抗性とは比較的独立していることによる．例えばインスリン抵抗性の是正により必ずしも高 LDL-C 血症は改善しない．

一方，肥満の是正はしばしば高 LDL-C 血症を改善する．高血圧についてはインスリン抵抗性との関連が多く報告されているが，糖代謝や TG，HDL 代謝ほどにインスリン抵抗性とは密接ではなく食塩摂取など多くの他の因子の影響もうけている．筆者らの検討でも，インスリン抵抗性とコレステロールの間に有意な相関関係はなかった（図 1.2）[1]．日本人のように肥満の少な

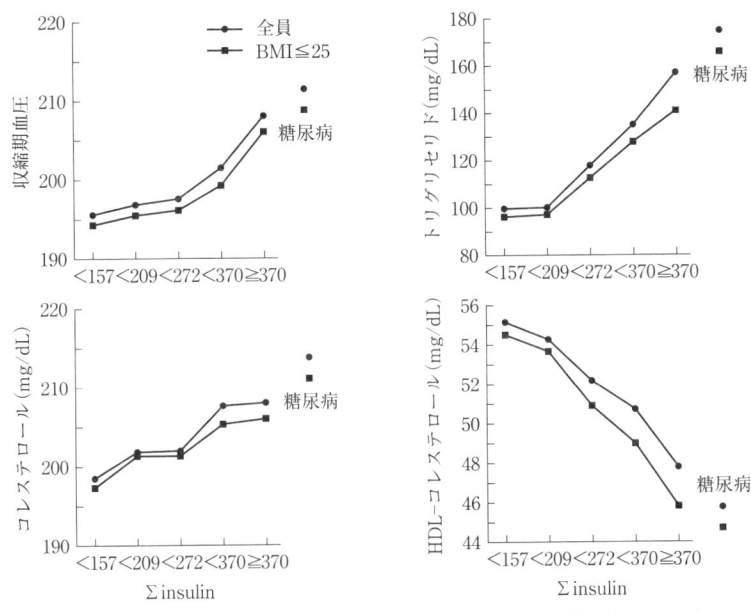

図1.2　冠動脈危険因子と血漿インスリン値，糖尿病

い民族においてもインスリン抵抗性とリスク重積との関係は変わらなかった．インスリン抵抗性は糖代謝異常の主要な病態であることから，高血糖とはきわめて近い関係にあることはいうまでもない．したがって，インスリン抵抗性と高血糖ではリスクが強く重積していることを考慮しなければならない．もちろん，インスリン抵抗性や肥満は共通の病態因子であるので，そのリスクの中には下流の高血糖，脂質代謝（TG/HDL）異常，高血圧のリスクを含むことはいうまでもない．

メタボリックシンドロームと共通の病態背景を有するその他の危険因子として，ホモシステイン，炎症に関与する高感度CRP（C反応性タンパク質），血栓形成に関与するフィブリノーゲン，プラスミノーゲン活性化阻害因子1（PAI-1）など，いずれも動脈硬化の発症機序と密接に関連するとされる因子があげられている．食後高血糖についてもエビデンスが蓄積しつつあり，インスリン抵抗性との関係が注目されている．食後高血糖の是正が，独立して心血管イベントの抑制に有効であるかについて，さらにエビデンスの蓄積が

期待される．高 LDL-C 血症や高血圧，高血糖，喫煙など，治療により心血管イベントの抑制が証明されている因子は動脈硬化の発症進展のみならず，心血管イベントに最も直接関連する危険因子（心血管イベント因子）として位置付けられる．

1.3 包括的診療の考え方

危険因子個々の診療による心血管イベント抑制に対する有効性や特異性は，NNT（number needed to treat，治療必要数）から評価することができるが，個々の診療では NNT は低いと言わざるをえない．実際の診療では診療ターゲットである粥状動脈硬化症の進展抑制のために，全ての危険因子に対して治療されることが通常であり，各々の危険因子を適正に治療した場合の治療全体の有効性や特異性は格段と上昇する[1]．また 1 つでも疎かにすれば，粥状動脈硬化症治療の有効性や特異性は低下してしまう．

正確なリスク評価には，フラミンガム研究で示されるように喫煙や LDL も含む個々のリスクの積み上げが有用であり，個々のリスク管理が動脈硬化診療では行われている．一方，メタボリックシンドロームの考え方は従来の個々の危険因子の管理を超えて，共通の病態に基づく関連した危険因子（高血糖，高血圧，高 TG／低 HDL-C 血症，肥満）の包括的な管理，診療を意識していることが重要な特徴である．生活習慣の是正に始まり，多剤併用というよりは最適な薬物療法を展望する考え方である．

1.3.1 シンドローム X からメタボリックシンドロームへ

Reaven らは，米国糖尿病協会の Banting lecture で，上記のような危険因子の重積状態としてシンドローム X を提唱した．Reaven らは，インスリン抵抗性を基盤として耐糖能異常，高血圧，高 TG 血症，低 HDL-C 血症，高インスリン血症が合併しがちなことを指摘して，終局的には虚血性心疾患に至りやすいことを発表した[2]．本症候群には確立したリスクである LDL を含まないことも特徴であり，耐糖能異常，高血圧，高 TG 血症，低 HDL-C 血症，高インスリン血症は互いに関連したリスクグループを形成するが，高

LDL-C血症の病態生理とは異なる別の独立した危険因子であることを改めて想起させる概念である．わが国のデータでも同様の結果が得られている[1] (図1.2)．また，インスリン抵抗性の役割も含めて疾患概念化した歴史的意義は大きい．同じ病名が正常冠動脈であっても狭心症を生じる病態で既に使用されており，区別するためにReavenのシンドロームXはmetabolic syndrome X，心疾患ではcardiac syndrome Xとよばれるようになった．これが後のmetabolic syndromeの由来となっている．

後にDeFronzoらは，インスリン抵抗性を基盤として危険因子が重積する病態をインスリン抵抗性症候群として位置付け，インスリン抵抗性の役割を強調し，明確にした．一方，肥満を基礎病態として危険因子が重積して高率に虚血性心疾患を発症することから，Kaplanらは，耐糖能異常，高TG血症，高血圧，上半身肥満の4つの危険因子を合併する病態をdeadly quartet（死の四重奏）として提唱した[3]．上半身肥満というのは，男性型肥満ともよばれ，女性型肥満と区別され，虚血性心疾患を合併しやすいことが知られている．この型の肥満の特徴は，皮下脂肪の増加というよりは，主として内臓脂肪の増加と考えられている．その後，病的肥満の特徴である内臓脂肪の病的意義を明確にした内臓脂肪症候群が提唱された．いずれも，危険因子が重積して，相乗的に虚血性心疾患の発症を促進してくる病態であり，病態の共通する背景は内臓脂肪，肥満およびインスリン抵抗性である．

1.3.2 メタボリックシンドロームのメカニズム （図1.3）

生活習慣の欧米化，特に過食，高脂肪，高単純糖質食と運動不足は，体内のエネルギー代謝バランスをエネルギー消費よりもエネルギー貯蔵の方向に傾け，これが倹約遺伝子仮説にあるように，転写調節因子の支配を受けながら種々の糖・脂質調節に関与する遺伝子群の発現を変化させることになる．もちろん，この遺伝子発現調節は素因や加齢の影響を受けながら修飾され，個体により同じ生活習慣の影響でも代謝異常を生じる場合もあれば生じない場合もありうる．エネルギー代謝への生活習慣による反応性は多様である．生活習慣の変化に端を発したエネルギー代謝の変化はインスリン抵抗性や内臓肥満を生じ，メタボリックシンドロームの病態基盤が形成される．その上

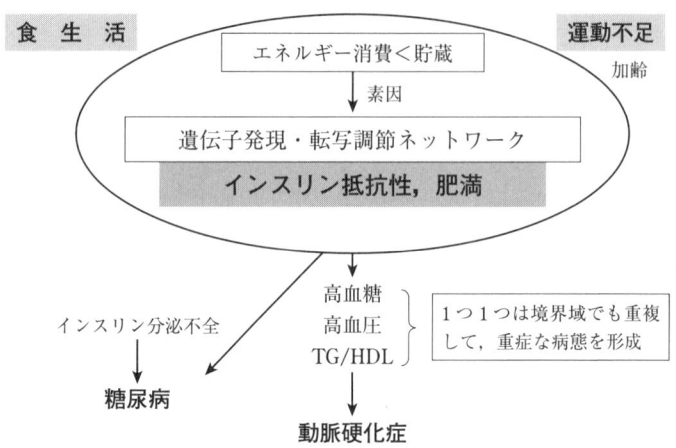

図 1.3 メタボリックシンドロームの病態

で素因や生活習慣に基づいて，高脂血症や高血糖，高血圧を加齢とともに重複して発症し，メタボリックシンドロームは完成する．

　1つ1つは薬物療法を必要としない境界域程度であるが，共通の病態により重複して発症することにより心血管イベントや糖尿病を発症しやすい病態を形成する．顕著な高血圧や高血糖，高脂血症は単独でもしかるべき薬物療法がなされ管理下に入ることがしばしばであるが，メタボリックシンドロームでは1つ1つは服薬する程度ではないがゆえに，ハイリスク病態にもかかわらず管理下に入りくい状態にあることは大きな問題である．今後，メタボリックシンドローム管理体制の確立が望まれる．

　メタボリックシンドロームは polygenic（多様）な素因に基づく病態であることから，1つの分子基盤で単純に理解することは困難であるが，食生活の欧米化や運動不足によって生じる複雑なエネルギー転写調節・遺伝子発現カスケードに基づく慢性病態としてのエネルギー代謝異常であり，核内転写調節因子は創薬の重要なターゲットとなっている（図1.3）．脂肪組織から分泌される生理活性物質は筋肉や肝臓に作用して，インスリン抵抗性の発現などに関与することが主としてマウスを用いた研究により示されている．これらの因子のヒトの病態形成における詳細な意義や役割については，治療介入による今後のエビデンスの蓄積が待たれる．

1.3.3 わが国の診断基準

　わが国でも8学会が中心となって，IDF（International Diabetes Federation）基準と矛盾のない形で診断基準が作成された（表1.1）．肥満者の増加が国際的にも大きな健康問題であること，病態の上流に内臓肥満やインスリン抵抗性が存在することなどから，日本肥満学会の定める内臓肥満の基準である臍周囲径が必須項目として取り上げられている[4]．インスリン抵抗性は重要な病態であるが，インスリン抵抗性の一般臨床における評価が容易でないことや，実用的見地から今回は内臓肥満を基本とした診断基準が作成された．内臓肥満を中心に，他に高脂血症，高血圧，高血糖のいずれか2つを持つ場合をメタボリックシンドロームとしている．国際基準ではトリグリセリド（中性脂肪）とHDL-コレステロールは独立した項目となっているが，わが国の基準では脂質代謝異常として1つの項目である．HDLの基準に関してもわが国では男女で同一の基準値となっている．

1.3.4 診断基準の相違

　危険因子を重積する症候群は，共通してインスリン抵抗性や肥満を中心病態として，高率に虚血性心疾患を発症するハイリスクグループであることから，国際的に呼称の統合が進み，現在のメタボリックシンドロームに至っている．内臓肥満を共通の病態として位置づけるIDF基準はわが国の診断基準の基礎となっている[5]．内臓肥満は国際的な基準の統一がなされていないことや男女差が大きいことが大きな課題であるが，民族差や社会環境の相違もあり，現状では各国の判断に委ねられている（表1.2）．

　IDF基準とは別にWHO（World Health Organization）およびAHA/NHLBI（American Heart Association/National Heart, Lung, and Blood Institute）により，異なる診断基準が提案されている．アメリカ心臓病学会を中心に用いられているAHA/NHLBI基準では，1）ウエスト周囲径で診断する内臓肥満，2）高TG血症，3）低HDL-C血症，4）高血圧，5）耐糖能異常，の3個以上をもつ場合，メタボリックシンドロームと診断するとした[6]．WHO基準では糖尿病，耐糖能異常あるいはインスリン抵抗性を基本条件に1）内臓肥満，2）高TG血症，3）低HDL-C血症，4）高血圧，5）尿中微量アルブミンの2個

表 1.2　メタボリックシンドロームの診断基準

IDF	AHA/NHLBI
ウエスト周囲径に基づく内臓肥満 上記に加え以下のうち 2 項目以上 ① 空腹時血糖　≧100mg/dL ② トリグリセリド　≧150mg/dL ③ HDL-C ＜40mg/dL（男） 　　　　＜50mg/dL（女） ④ 血圧　≧130/85mmHg	以下のうち 3 つ ① 空腹時血糖　≧100mg/dL ② トリグリセリド　≧150mg/dL ③ HDL-C ＜40mg/dL（男） 　　　　＜50mg/dL（女） ④ 血圧　≧130/85mmHg ⑤ 内臓肥満（ウエスト周囲径） 　　　　＞102cm（男） 　　　　＞88cm（女）

以上をもつ場合，メタボリックシンドロームと診断するとした．尿中微量アルブミンを診断基準の 1 つとしているなど，耐糖能異常あるいはインスリン抵抗性を重要な中心病態とした．

　AHA/NHLBI の基準では病態の分子基盤が十分に解明されていないことから，1 つの項目のみを必須項目としてウエイトをおくべきではないという立場をとっており，高血糖，高血圧，TG，HDL-C，肥満の中で 3 つが揃えばメタボリックシンドロームとするという見解を堅持している．IDF 基準，AHA/NHLBI 基準のいずれも，わが国の基準と異なり，高 TG 血症および低 HDL-C 血症を別個のリスク要因として評価することが特徴であり，HDL-C 基準値に男女差を設定している．いずれも高血糖の基準を 100mg/dL 以上としており，広くハイリスク者や食後高血糖をスクリーニングするという立場からは妥当な数値である．

1.3.5　女性の扱い

　一般に，女性の心血管イベントは男性の 1/3～1/4 であるが，糖尿病では女性の心血管イベントは男性に近づくことが知られており，動脈硬化性疾患のリスクを考慮する際には男女差を十分に評価するべきである．

　内臓肥満は元来男性型肥満であり，女性のリスク評価における意義について更に解析が行われるべきである．女性の腹囲については，リスク重積や心血管イベントとの関連において解析が行われつつあり，75～80cm がより妥当な数値との報告がなされている．筆者らの糖尿病における解析でも，75～

80cm でハザード比（危険率）が男性と同様に1.0を超えることが示されている．女性の場合には内臓肥満以外の病態がリスク重積や心血管イベントに関与している可能性が示唆される．HDLについても男女差のあることが知られており，今後さらに議論が行われるべきである．

1.4 糖尿病の意義

糖尿病，境界型高血糖やインスリン抵抗性は高脂血症，高血圧などの危険因子を重積しがちな病態であり，これらはハイリスクなグループとして扱うべきであるとの議論が多い．糖尿病では，非糖尿病に比べて冠動脈疾患，脳血管障害などの動脈硬化性疾患の頻度は3〜4倍に上昇する．糖尿病だけではなく境界型高血糖でも動脈硬化性疾患の発症リスクは正常型に比べて高いことも報告されている．米国糖尿病協会の勧告では，動脈硬化発症に関する糖尿病の危険因子としての重症度は，すでに動脈硬化性疾患を発症している非糖尿病と同等であるとしている．さらに糖尿病は冠動脈疾患の再発やintervention（介入）後の再狭窄の重大な危険因子と考えられている．

1.4.1 境界型高血糖から予防

糖尿病では高血糖だけでなく危険因子が複数存在する場合が多く，動脈硬化症は早期より発症することが一般的である．図1.4に示すLDL蓄積を促進する因子が多いのみならず，しばしば各危険因子がより重症な場合が多いことによる[1]．危険因子が複数存在するメタボリックシンドロームは糖尿病発症，心血管病のハイリスク病態であることから，境界型高血糖からのメタボリックシンドロームの管理が重要となる．境界型の段階より食事療法や運動療法を開始するべきである．さらに境界域の高血糖であっても，メタボリックシンドロームの場合には薬物療法の適応を模索する時期に来ている．これは高脂血症や高血圧の薬物療法の適応が広い範囲で可能であることや，メタボリックシンドロームや糖尿病が高脂血症や高血圧に比較してもハイリスクであることによる．

高脂血症や高血圧の治療において，糖尿病患者は未発症にもかかわらず，

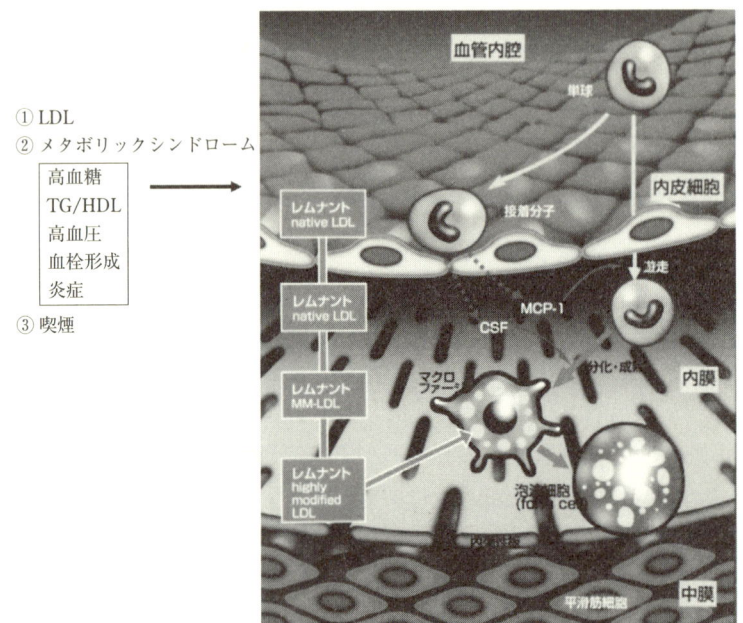

図 1.4　動脈硬化の 3 つの主要危険因子

すでに虚血性心疾患や脳血管障害を発症した場合に準じて取り扱われる．米国では急増する糖尿病に対して，その最大の死因である心血管イベントを中心にすえた予防戦略が注目されている．すなわち，心血管イベント抑制のEBMのはっきりした高脂血症，高血圧管理を厳格に行うべきとする戦略である．血糖管理とともに，欧米のガイドラインではLDL-コレステロールの目標値は 100mg/dL 未満，高血圧の目標値は 130/80mmHg 未満となっている．

Finnish study では糖尿病での虚血性心疾患や脳血管障害の初発発症率は，すでに虚血性心疾患や脳血管障害を発症した非糖尿病の再発率と同等であることを報告して，2 つの重大な警告を発している[7]．1) 糖尿病での虚血性心疾患の発症を抑制するためには血糖コントロールのみならず，より徹底した高脂血症，高血圧，肥満，喫煙などのリスク管理を必要とする．2) 糖尿病における虚血性心疾患や脳血管障害の発症を抑制するためには，糖尿病と診断されてからでは不十分であることから，糖尿病の前段階である境界型を含

めて予防の対象を広げる必要がある．

1.4.2 血糖管理の意義

Steno-2 study では，2型糖尿病患者を対象に，行動療法と高血糖および高血圧，脂質代謝異常，微量アルブミン尿に対する薬物療法，心血管疾患既往者に対するアスピリンの投与を行い，平均7.8年間の追跡期間中において心血管疾患発症のリスクを半減させることが報告され，トータルケアの重要性が示された（図1.5）[8]．

1型糖尿病を対象とした Diabetes Control and Complications Trial（DCCT）と2型糖尿病患者を対象とした United Kingdom Prospective Diabetes Study（UKPDS）では，通常の治療よりも厳格な血糖コントロールを目指すことによって心筋梗塞発症に減少傾向が認められたが，有意ではなかった．UKPDSにおける肥満2型糖尿病患者を対象とした検討では，メトホルミンによる大血管症の発症抑制が報告された．血糖是正による心血管イベントの抑制効果に関しては，今後のエビデンスの充実が期待される．α-グルコシダーゼ阻害薬（α-GI）による食後高血糖の是正は大血管症の発症を抑制することが示されている．チアゾリジン系薬剤の効果についてのエビデンスも報告されている．

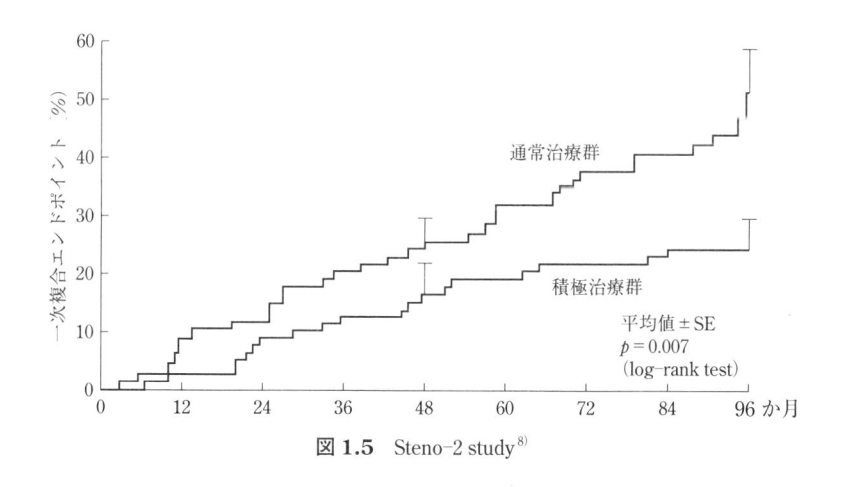

図 1.5 Steno-2 study[8]

1.4.3　Japan Diabetes Complication Study（JDCS）の中間結果

　JDCSは日本人の2型糖尿病の合併症の発症要因を明らかにするために実施されている大規模前向き研究であり，現在約2,000例（平均59歳，平均罹病期間11年）が追跡調査されている．開始後8年の間で，175人が大血管合併症を発症した．一方，単純性網膜症の発症が342例，腎症の発症が102例であることを考慮すると，動脈硬化性疾患は中年以後の糖尿病患者の生命予後を規定する重大な合併症であることが明らかである．

　1,000人・年当たりの発症率を計算すると，虚血性心疾患8.8/1 000人・年，脳血管障害7.9/1 000人・年となった．約10年前に行われた久山町研究の2型糖尿病患者の大血管合併症発症率と比較すると，虚血性心疾患がやや増加している．わが国では従来から，冠動脈疾患より脳血管障害の発症が多いと言われていたが，少なくとも2型糖尿病患者では，冠動脈疾患と脳血管障害の発症頻度は大体同程度になっており，認識を改めなければならない．英国の2型糖尿病患者を前向きに調査検討したUKPDSの結果と比較すると，脳血管障害の発症頻度は同等であったが，虚血性心疾患の頻度は1/2に近づいている．英国は先進国でも虚血性心疾患の多い国であることから，本結果は今後の予防に対して重大な警告を発している．またJDCS登録患者における脳血管障害の発症率には，ほとんど男女差が認められなかったのに対して，虚血性心疾患の発症率は，男性が女性の2倍であった．

　JDCS研究におけるメタボリックシンドロームは，男性において31％，女性において8％，男女合わせて21％に認められた[9]．大血管症の危険因子としては高脂血症，高血糖，高血圧があげられたが，腹囲や新診断基準によるメタボリックシンドロームは有意な危険因子とはならなかった．これはわが国においては，内臓肥満型の糖尿病患者が少ないことを示すとともに，内臓肥満のみならず内臓肥満のない患者に対するリスク評価も重要であることを示している．特に女性において内臓肥満を上流因子あるいは必須因子とすることの妥当性については今後議論される必要がある．

1.4.4　糖尿病対策

　わが国では700万人以上が糖尿病と診断され，糖尿病は成人の失明および

腎透析の最も重大な原因であるのみならず，心筋梗塞や脳卒中の原因でもあることから，健康的な社会環境を増進させるために本格的な糖尿病対策が世界的に求められている．糖尿病では症状がほとんどなく，仕事も出来，食事も美味しくとれることから，元気だと思っていた人が気がついた時には合併症により時すでに遅しという残念なことをしばしば経験する．従来の病気にみられる疼痛，発熱，動悸などの苦痛を緩和するという疾病へのアプローチは通用しにくいことから，疾病に対する診療上のパラダイムチェンジ（根本的転換）が求められる．

現代社会では糖尿病の主要因である生活習慣の是正はしばしば困難であり，是正の努力を行うことが糖尿病患者ではむしろ大きな苦痛となっている．一方で生活習慣の是正に無関心な場合もしばしば問題である．糖尿病管理においては，生活習慣が患者の置かれた生活・家庭環境，経済・職業環境などの社会環境に大きく左右されることから，その生活習慣の是正は患者のみならず社会全体で意識しなければ解決できない場合も多い．糖尿病管理困難例と合併症の増加を抑制するためには，個々の患者へ具体的にアプローチすると同時に，社会全体の意識改革も含めた糖尿病診療全体の質の向上が求められている．現状の診療現場では，しばしば不当に軽症として扱われ，診療を中断する例も多く，そのことが合併症を増加させている所以かもしれない．

心血管障害の重要な危険因子の1つである糖尿病は，日本を始めとした先進工業国において増加し続けており，糖尿病の発症予防および合併症予防の困難さは"疫病の恐さ"として認識されつつある．それは予想以上に臓器障害を重症化させている難治例にしばしば遭遇するからであろう．しっかりとした糖尿病対策の確立が望まれ，境界型高血糖の時期からのメタボリックシンドロームの管理こそ重要である．

1.4.5 TG および HDL の扱い

糖尿病でよく見られる高 TG（中性脂肪）血症や低 HDL-C 血症については，他の項目と異なり，一定のガイドラインが示されていない．メタボリックシンドロームを呈する高 TG 血症・低 HDL-C 血症をハイリスク者として

扱うべきであるとともに，さらに種々の危険因子を評価しながら，高TG血症ハイリスク者をスクリーニングする必要が指摘されている．原発性高脂血症調査研究ではATP Ⅲ（Adult Treatment Panel Ⅲ）のガイドラインおよび日本動脈硬化学会ガイドラインに準拠した診療指針(案)を作成した．一般的に大規模介入試験などによるEBMから，高脂血症診療におけるTG（中性脂肪）の位置づけは，first goalであるLDL-コレステロールに次ぐsecondary goalの位置づけである．したがって，高LDL-C血症がない場合，あるいは高LDL-C血症の治療目標値を達成した場合に，高TG血症は治療ターゲットとなる．高TG血症における脂質代謝上の動脈硬化惹起性リポタンパク質はレムナント，IDL, small dense LDLであり，抗動脈硬化リポタンパク質はHDLであることから，高TG血症治療のターゲットとしてnonHDL-コレステロール（総コレステロール − HDL-コレステロール）が採用されている．nonHDL-コレステロールはLDL-コレステロールに加えて，レムナント，IDL, small dense LDL，HDLの要素を包含するのみならず，食事の影響も最小であることが大きなメリットである．内外の報告より，nonHDL-コレステロールの目安はLDL-コレステロール＋30mg/dLである．診療指針はリスク評価などの病態評価も含めて，現在のLDL-コレステロールの診療指針（動脈硬化性疾患診療ガイドライン）に準拠しながら，nonHDL-コレステロールの是正を目標とする（表1.3）．

1.4.6 管　　理

メタボリックシンドロームの背景として，生活習慣の欧米化（高カロリー，高脂肪，高単純糖質，運動不足）が重要な役割を果たすことから，生活習慣の改善が基本的な治療である．適切な指導により全ての因子の改善が期待される．また，高脂血症，高血圧，糖尿病などの薬物療法の開始にあたっても薬剤のみに依存するのではなく，適正な食事療法や運動療法を継続して，肥満やインスリン抵抗性を是正すべきである．インスリン抵抗性の是正には，肥満の解消と運動療法による筋肉の維持，育成が重要である．薬物療法が必要な場合には，高脂血症，高血圧，糖尿病の診療基準に準拠することになるが，インスリン抵抗性の改善を意識した薬物選択を考慮すべきである．

表 1.3 高中性脂肪血症診療ガイドライン

・高中性脂肪血症では，原則として LDL-C の管理を第 1 目標とする．動脈硬化性疾患診療ガイドラインに基づく LDL-C の管理目標を達成している場合は，次に nonHDL-C の管理を目標とする．
・500mg/dL 以上の高中性脂肪血症の治療の目的は，動脈硬化性疾患に加えて，急性膵炎の予防である．

患者カテゴリー		脂質管理目標値（mg/dL）			その他の冠危険因子の管理		
冠動脈疾患*	LDL-C 以外の主要冠危険因子**	第 1 目標 LDL-C	第 2 目標 nonHDL-C	HDL-C	高血圧	糖尿病	喫 煙
A	なし	0	<160	<190	≥40	高血圧学会のガイドラインによる	糖尿病学会のガイドラインによる	禁煙
B1	なし	1	<140	<170				
B2		2						
B3		3	<120	<150				
B4		≥4						
C	あり		<100	<130				

* 冠動脈疾患とは，確定診断された心筋梗塞，狭心症とする．
** LDL-C 以外の主要冠危険因子．
　加齢（男性≥45 歳，女性≥55 歳），高血圧，糖尿病（耐糖能異常を含む），喫煙，冠動脈疾患の家族歴，低 HDL-C 血症（<40mg/dL）
・原則として LDL-C 値および nonHDL-C 値で評価する．
・脂質管理はまずライフスタイルの改善から始める．
・脳梗塞，閉塞性動脈硬化症の合併は B4 扱いとする．
・糖尿病があれば他に危険因子がなくとも B3 とする．
・家族性高コレステロール血症は別に考慮する．
LDL-C：LDL-コレステロール
nonHDL-C：nonHDL-コレステロール
HDL-C：HDL-コレステロール
原発性高脂血症調査研究班（案）

1.4.7 課　題

　メタボリックシンドロームの診断基準は病態を反映するのみならず，実用的であるべきだが，診断基準のみが一人歩きして，基本的な病態概念を見失わないように留意すべきである．病態概念に基づいて診断基準が提案され，その有用性が今後評価されることになるが，肥満にしろインスリン抵抗性にしろ，過食，高脂肪食，運動不足を上流とするエネルギー代謝異常を中心にした病態を考えた場合，いずれも上流にある現代の生活習慣によるエネルギー代謝破綻の下流の 1 つの臨床的表現形に過ぎない．一方，診断基準において議論の対象であるインスリン抵抗性はエネルギー代謝異常をよく反映するように思われるが，その簡便な評価法は残念ながら十分に確立していない．

現状では空腹時インスリン値やHOMA指数が用いられている．一方，肥満は増加し続けており，啓蒙的見地，実用的見地（簡便性，患者負担など）から内臓肥満を診断基準に用いることは国際的に妥当と考えられている．特にウエスト周囲径は内臓肥満を反映する簡便な指標として国際的に採用されている．今後，ウエスト周囲径に対して，リスクの重積や心血管イベントに対しての感受性および特異性の吟味が行われるべきである．また女性の肥満は皮下脂肪型であることに留意すべきである．

1.5　お わ り に

メタボリックシンドロームでは個々の危険因子を重積することにより，動脈硬化性疾患および糖尿病発症リスクの高いことが特徴である．メタボリックシンドロームの考え方を活用することにより，従来の高脂血症，高血圧，糖尿病などの縦割りのガイドラインではカバーしていない各々の因子が境界域にあるハイリスク者を，包括的な立場からスクリーニングすることが可能となる．

メタボリックシンドロームの病態を解明することは，先進国で増え続ける動脈硬化性疾患と糖尿病の予防と包括的治療の突破口になることが期待されている．メタボリックシンドロームはpolygenicな素因に基づく多様な病態であることから，1つの分子基盤で単純に理解することは困難であるが，食生活の欧米化や運動不足によって生じる複雑なエネルギー転写調節・遺伝子発現カスケードに基づく慢性病態としてのエネルギー代謝異常であり，その病態基盤に根ざした治療法の開発が期待されている．

参 考 文 献

1) N. Yamada et al. : Diabetes Care, **17**, 107（1994）
2) G. M. Reaven : Diabetes, **37**, 1595（1988）
3) N. M. Kaplan : Arch. Intern. Med., **149**(7), 1514（1989）
4) メタボリックシンドローム診断基準検討委員会：日本内科学会雑誌, **94**(4), 794（2005）
5) K. G. Alberti, P. Zimmet and J. Shaw : Lancet, **366**(9491), 1059（2005）

参 考 文 献

6) S.M. Grundy *et al.* : *Circulation*, **112**, 2735 (2005)
7) S. M. Haffner *et al.* : *N. Engl. J. Med.*, **339**, 229 (1998)
8) P. Gæde *et al.* : *N. Engl. J. Med.*, **348**, 383 (2003)
9) H. Sone *et al.* : *Diabetes Care*, **29**(1), 145 (2006)

〔山田信博〕

第2章　中高年の食生活とエネルギー代謝からみた脂肪蓄積

2.1　は じ め に

　エネルギー摂取量の評価は，基本的にはBMIを用いて行われる[1]．BMIが適切な範囲（18.5以上25未満）にあればエネルギー摂取量は概ね適切であると判断し，BMI 25以上になると，エネルギーバランスが正に傾いた結果，消費されないエネルギー基質が脂肪の形で脂肪細胞に蓄積され，肥満として顕在化した状態であると評価される．

　図2.1は，国民健康・栄養調査から見たわが国の肥満者（BMI≧25）の状況である．平成16年では，男性は30歳を過ぎると約3人に1人が肥満となり，その割合は60歳代まで横ばいであることから，いわゆる「男性の中年太り」の多くは若年期に端を発していることがうかがえる．一方，女性では60歳代までは，年齢とともに徐々に肥満者の割合が増えており，出産などの女性特有のライフサイクルや加齢に伴う生理学的要因の関与が考えられる．高齢者（60歳以上）では，男性と女性の肥満者の割合はほぼ同じとなるが，20年前，10年前と比較すると，女性の肥満者の割合は減少（20〜50歳代）または横ばい（60〜70歳代）であるのに対し，男性では全ての年代で肥満者の割合が増加しており性差が広がっている．

　肥満は原則的にエネルギーバランスの乱れにより起こる．本章では，メタボリック症候群と関連の深い肥満がなぜ中年期に顕現しやすいのかについて，食生活（エネルギー摂取）とエネルギー代謝（エネルギー消費）の両面よりその原因を探る．

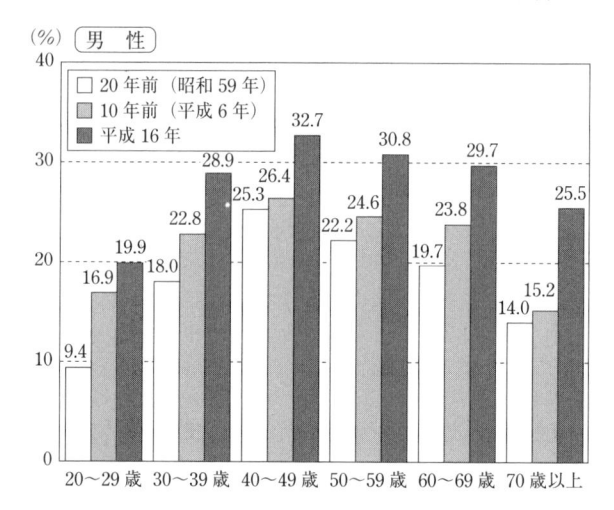

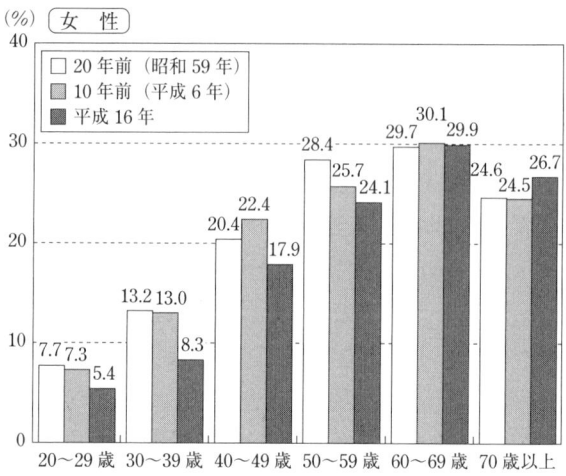

図 2.1 日本人における肥満者（BMI≧25）の割合[1]

2.2 中高年の食生活の特徴

2.2.1 栄養素摂取の特徴

1) エネルギー摂取量

日本人成人の1日の推定エネルギー必要量[2]は，基礎代謝量（kcal/日）に

身体活動レベル (1.3～2.0) を乗じて算定されており，加齢による基礎代謝量低下に伴い推定エネルギー必要量も低下する (表2.1)．したがって身体活動レベルが一定であれば，加齢とともにエネルギー摂取量は少なくて良いことになる．しかし実際には，男女ともに 20～30 歳代よりも 40～60 歳代のほうがエネルギーを多く摂取しており，特に男女ともに 50 歳以上では推定エネルギー必要量（身体活動レベルⅠ）を上回っている（表2.2）[1]．

表2.1 推定エネルギー必要量

年齢階級	男 性* (kcal/日)	女 性* (kcal/日)
18～29 歳	2,300	1,750
30～49 歳	2,250	1,700
50～69 歳	2,050	1,650
70 歳以上	1,600	1,350

* 身体活動レベルⅠ[2]で算定した値である．　　　（文献2)を改変）

2) 脂肪エネルギー比率

脂肪はエネルギー密度が高いため，脂肪エネルギー比率が高くなるとエネルギー摂取量が増加し，肥満，メタボリック症候群，さらに冠動脈性心疾患のリスクを増加させる．逆に脂肪エネルギー比率が低すぎると，必須脂肪酸の不足や，脂溶性ビタミンの吸収低下などの点で好ましくないため，目安量として下限と上限が示されている（表2.3）[2]．また，「健康日本21」では，20～40 歳代の目標値として，一律 25% 以下が推奨されている[3]．

脂肪エネルギー比率（脂肪由来のエネルギーが総摂取エネルギーに占める割合）は，加齢とともに低くなる（図2.2）[1]．しかし個別では，男性の 41.4%，女性の 50.6% が脂肪エネルギー比率 25% 以上であり，その中でも脂肪エネルギー比率 30% 以上の者は，男性で 18.9%，女性で 25.9% にのぼる[1]．脂肪

表2.2 平均エネルギー摂取量

年齢階級	男 性 (kcal/日)	女 性 (kcal/日)	総 数 (kcal/日)
20～29 歳	2,151	1,659	1,875
30～39 歳	2,164	1,697	1,915
40～49 歳	2,179	1,760	1,952
50～59 歳	2,212	1,811	2,001
60～69 歳	2,182	1,769	1,960
70 歳以上	1,934	1,619	1,756
20 歳以上平均	2,137	1,722	1,911

（文献1)を改変）

表 2.3 脂肪エネルギー比率目安量
(%エネルギー比)

年齢階級	下 限	上 限
20～29歳	20	30
30～69歳	20	25
70歳以上	15	25

(文献2)を改変)

と炭水化物の摂取量は互いに関連があり，食事摂取量がほぼ一定な場合，脂肪摂取量が増加（または減少）すると炭水化物摂取量は減少（または増加）することが知られている[2]．図2.2では全ての年齢階級で女性のほうが男性よりも脂肪エネルギー比率が高くなっているが，体重を気にする女性が食事量を減らすことによって，炭水化物摂取量が減少し，相対的に脂肪エネルギー比率が上昇している可能性も考えられる．

3) 食塩摂取量

成人の1日の食塩摂取量は経年的に減少しており，20歳以上の44.3%が1日10g未満となっている[1]．そのため2005年版の食事摂取基準による食塩

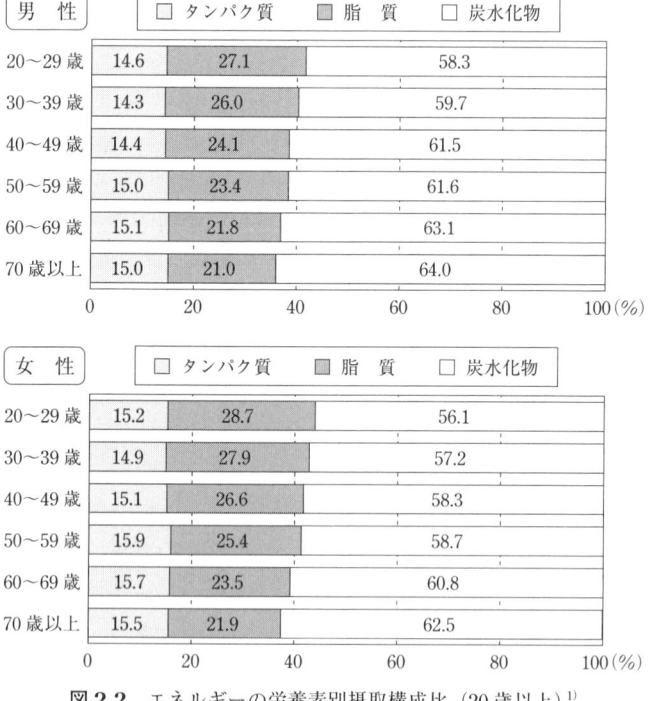

男性　□タンパク質　■脂質　□炭水化物

年齢	タンパク質	脂質	炭水化物
20～29歳	14.6	27.1	58.3
30～39歳	14.3	26.0	59.7
40～49歳	14.4	24.1	61.5
50～59歳	15.0	23.4	61.6
60～69歳	15.1	21.8	63.1
70歳以上	15.0	21.0	64.0

女性　□タンパク質　■脂質　□炭水化物

年齢	タンパク質	脂質	炭水化物
20～29歳	15.2	28.7	56.1
30～39歳	14.9	27.9	57.2
40～49歳	15.1	26.6	58.3
50～59歳	15.9	25.4	58.7
60～69歳	15.7	23.5	60.8
70歳以上	15.5	21.9	62.5

図2.2 エネルギーの栄養素別摂取構成比（20歳以上）[1]

図 2.3 食塩摂取量[1]

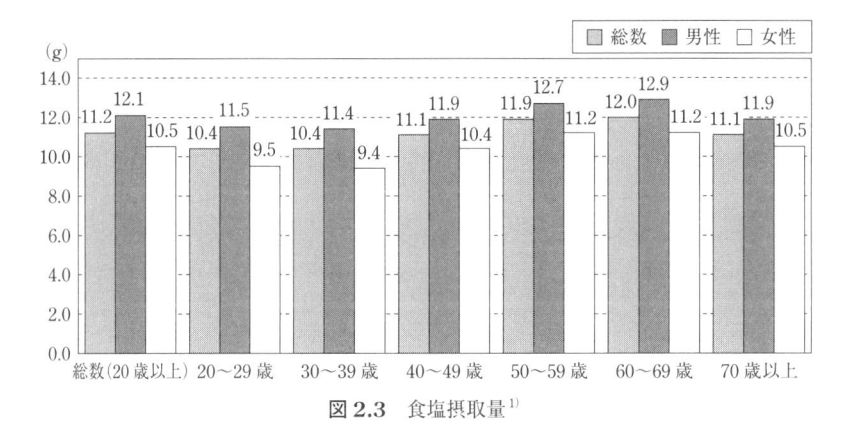

摂取量は，男性は1日10g未満，女性は1日8g未満が目標値とされた[2]．実際の摂取量をみると，男女ともに20～30歳代よりも40～60歳代のほうが食塩を多く摂取しており，食事量が減少する70歳代を除き，年齢とともに増加する傾向がみられる（図2.3）[1]．

2.2.2 食品摂取の特徴

1) 野菜摂取量

野菜摂取量は，全体では20～30歳代で少なく，40歳以降に増加し60歳代で最も摂取量が多くなる（図2.4）．男性では20～40歳代までは「健康日本21」の目標値（1日350g，うち緑黄色野菜120g）[3] より約100g少ない250g台が続き，50歳以降に摂取量が多くなる．女性では，20～30歳代までは約220gと少なく，40歳以降に増加し60歳代で摂取量が最大となる[1]．男女ともに目標値の350gに達している年齢階級は皆無である．

2) 果実の摂取

果実を摂取している者の割合は，全体では20～30歳代で低く，40歳以降に増加し60歳代で最も摂取者の割合が高くなっている（表2.4）．男性の摂取者の割合は，全ての年齢階級で女性よりも低い[1]．

3) 飲酒頻度および飲酒日の1日当たり飲酒量

飲酒頻度および飲酒日の1日当たり飲酒量を表2.5，2.6に示した[1]．男性は，60歳までは年齢とともに毎日飲酒する者の割合が高くなり，どの年齢

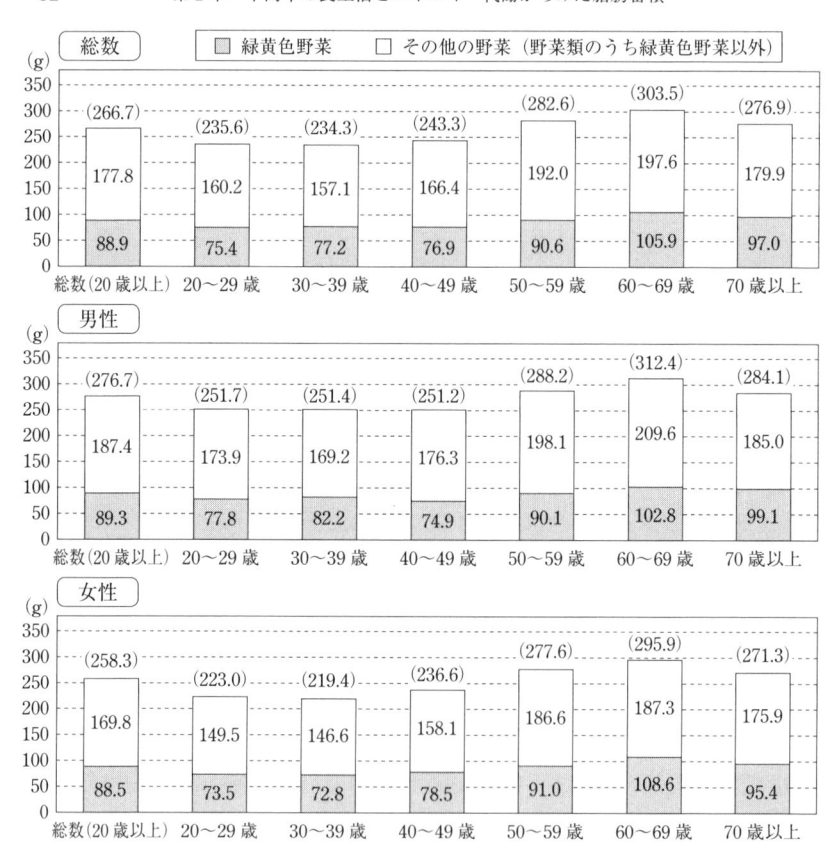

第2章 中高年の食生活とエネルギー代謝からみた脂肪蓄積

総数

年齢区分	緑黄色野菜	その他の野菜	合計
総数(20歳以上)	88.9	177.8	(266.7)
20～29歳	75.4	160.2	(235.6)
30～39歳	77.2	157.1	(234.3)
40～49歳	76.9	166.4	(243.3)
50～59歳	90.6	192.0	(282.6)
60～69歳	105.9	197.6	(303.5)
70歳以上	97.0	179.9	(276.9)

男性

年齢区分	緑黄色野菜	その他の野菜	合計
総数(20歳以上)	89.3	187.4	(276.7)
20～29歳	77.8	173.9	(251.7)
30～39歳	82.2	169.2	(251.4)
40～49歳	74.9	176.3	(251.2)
50～59歳	90.1	198.1	(288.2)
60～69歳	102.8	209.6	(312.4)
70歳以上	99.1	185.0	(284.1)

女性

年齢区分	緑黄色野菜	その他の野菜	合計
総数(20歳以上)	88.5	169.8	(258.3)
20～29歳	73.5	149.5	(223.0)
30～39歳	72.8	146.6	(219.4)
40～49歳	78.5	158.1	(236.6)
50～59歳	91.0	186.6	(277.6)
60～69歳	108.6	187.3	(295.9)
70歳以上	95.4	175.9	(271.3)

図 2.4　野菜摂取量（20歳以上）[1]

表 2.4　果実摂取者の割合（20歳以上）

年齢階級	男性（％）	女性（％）	総数（％）
20～29歳	37.1	54.0	46.6
30～39歳	36.4	51.4	44.4
40～49歳	48.5	62.5	56.1
50～59歳	60.6	77.2	69.4
60～69歳	71.8	80.9	76.7
70歳以上	75.2	76.6	76.0
20歳以上平均	57.1	68.8	63.5

（文献1）を改変）

2.2 中高年の食生活の特徴

表2.5 飲酒の頻度：毎日飲酒する者（20歳以上）

年齢階級	男性 (%)	女性 (%)
20～29歳	7.3	2.1
30～39歳	30.7	10.1
40～49歳	40.2	10.7
50～59歳	45.3	8.1
60～69歳	45.6	7.2
70歳以上	32.7	3.6
20歳以上平均	35.7	7.0

（文献1）を改変）

表2.6 飲酒日の1日当たり飲酒量が3合以上の者（20歳以上）

年齢階級	男性 (%)	女性 (%)
20～29歳	14.9	14.1
30～39歳	23.1	7.1
40～49歳	14.3	5.0
50～59歳	12.2	3.9
60～69歳	8.9	3.1
70歳以上	2.7	1.0
20歳以上平均	12.3	5.5

（文献1）を改変）

> 多量飲酒者とされた人（平成16年国民健康・栄養調査による）
> (1) 飲酒日1日当たりの飲酒量が5合以上
> (2) 飲酒日1日当たりの飲酒量が4合以上5合未満で，飲酒の頻度が週5日以上
> (3) 飲酒日1日当たりの飲酒量が3合以上4合未満で，飲酒の頻度が毎日

階級でも女性よりも高率である．また飲酒日の1日当たり飲酒量が3合以上の者は，どの年齢階級でも男性のほうが高率であるが，20歳代では男女差はそれほど大きくない．また，多量飲酒者（表2.5, 2.6参照）の割合は，男性の5.4%，女性の0.7%にみられ，男性に多い．

2.2.3 食習慣・食行動の特徴

1） 朝食の欠食率

朝食の欠食率（図2.5参照）は，男女ともに20歳代で最も高率であり，その後年齢とともに低くなる．また一人世帯では，朝食欠食がその他の世帯よりも起こりやすいことが報告されており（図2.5），単身赴任者や高齢者の一人暮らしでは注意が必要である．

2） 栄養成分表示の利用

ふだん外食する時や食品を購入する時に，栄養成分表示を参考にしている人の割合は，女性が49.4%であるのに対し，男性は22.5%と低率である（表2.7)[1]．

栄養成分表示には，エネルギーをはじめとして，タンパク質，脂質，炭水化物，ナトリウムの5つの基本項目が記載されており，適正な栄養摂取のためにも男性の利用を促す必要がある．

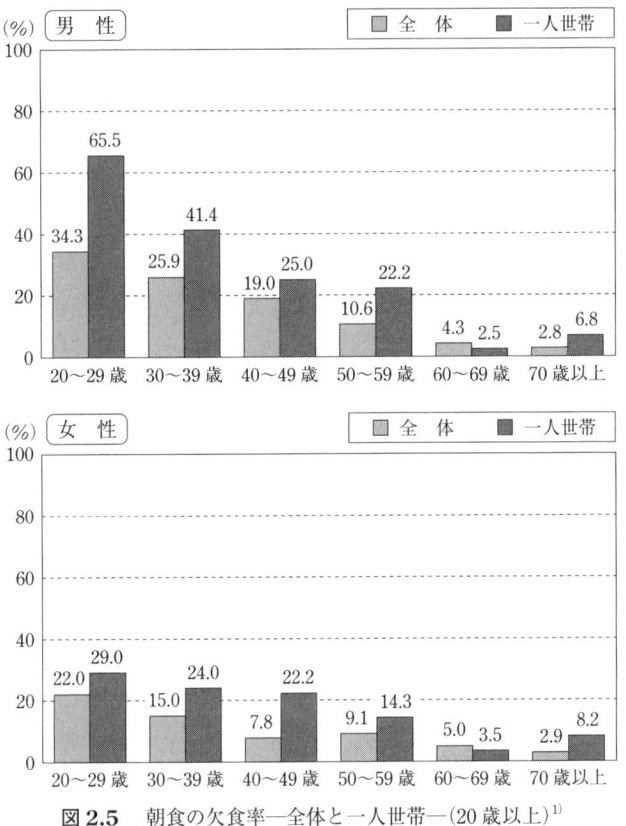

図 2.5 朝食の欠食率―全体と一人世帯―(20歳以上)[1]

朝食欠食とされたもの(平成16年国民健康・栄養調査による)
(1) 何も食べない場合
(2) 菓子,果物,乳製品,し好飲料などの食品のみ食べた場合
(3) 錠剤・カプセル・顆粒状のビタミン・ミネラル,栄養ドリンク剤のみの場合

2.2.4 メタボリック症候群と中年期の食生活

　国民健康・栄養調査結果から,メタボリック症候群に関連が深いと思われる中高年の食生活について,本章前半ではいくつかの可能性を示すデータを呈示した.全般的に,中高年期は若い時と比べて基礎代謝量が減少しているにもかかわらず摂取エネルギーは減少していないことや,脂肪エネルギー比率の高い人がいることなどが,中年期以降の内臓脂肪蓄積の要因となってい

ると考えられた．また，メタボリック症候群が男性に多いのは，女性に比べて「野菜，果実が少ない」，「酒を飲む頻度・量とも多い」，「朝食欠食が多い」，「栄養表示への関心が薄い」などの食習慣，食行動にもよるものと考えられ，男性をターゲットとした栄養教育の必要性が高まっている．

表 2.7 栄養成分表示を参考にする人（20歳以上）

年齢階級	男性（%）	女性（%）
20～29歳	22.6	48.2
30～39歳	23.6	50.9
40～49歳	22.3	47.6
50～59歳	22.2	51.9
60～69歳	22.5	52.1
70歳以上	21.9	37.2
20歳以上平均	22.5	49.4

「いつもしている」と「時々している」人の合計　　　　　（文献1）を改変）

2.3 中高年のエネルギー代謝の特徴

2.3.1 エネルギー代謝

　食物などから摂取したエネルギー基質（糖質，脂質，タンパク質）が体内で酸化分解されて供給されたエネルギーを，体成分の合成・分解，神経の伝達，体温の維持，臓器の活動，および身体活動時の筋活動などで消費する過程をエネルギー代謝という[3]．体温や最低限の臓器の活動を維持するためのエネルギー代謝量を基礎代謝といい，性，年齢，除脂肪体重，習慣的な身体活動や栄養状態によって異なる[2-4]．

　表 2.8 は，性・年齢階層別基礎代謝基準値と基礎代謝量を示したものである[2]．体重当たりの基礎代謝（基礎代謝基準値）は年齢とともに低下し，18～29歳の時と比べると，男性では30～49歳で約7％，50歳以降では約10％低い水準に，女性では30～49歳で約8％，50歳以降では約12％低い水準になっている．計算すると，20歳男性（体重65kgと仮定）の1日の基礎代謝量は1,560kcalであるが，同じ体重のまま30歳代になると基礎代謝量は1,450kcalとなり1日110kcalの減少となる．わずかな差のように思われるが，食事量と運動量が変わらなければ，エネルギー消費量は1年間で40,150kcalの減少となり，体脂肪が5.7kg蓄積する計算になる．

2.3.2 なぜ年齢とともに基礎代謝が低下するのか

　体重から脂肪組織量を除いた，骨格筋，内臓諸器官，骨などのいわゆる活

表 2.8　基礎代謝量[2]

年齢(歳)	男性			女性		
	基礎代謝基準値 (kcal/kg 体重/日)	基準体重 (kg)	基礎代謝量 (kcal/日)	基礎代謝基準値 (kcal/kg 体重/日)	基準体重 (kg)	基礎代謝量 (kcal/日)
1～2	61.0	11.9	730	59.7	11.0	660
3～5	54.8	16.7	920	52.2	16.0	840
6～7	44.3	23.0	1,020	41.9	21.6	910
8～9	40.8	28.0	1,140	38.3	27.2	1,040
10～11	37.4	35.5	1,330	34.8	35.7	1,240
12～14	31.0	50.0	1,550	29.6	45.6	1,350
15～17	27.0	58.3	1,570	25.3	50.0	1,270
18～29	24.0	63.5	1,520	23.6	50.0	1,180
30～49	22.3	68.0	1,520	21.7	52.7	1,140
50～69	21.5	64.0	1,380	20.7	53.2	1,100
70以上	21.5	57.2	1,230	20.7	49.7	1,030

厚生労働省：日本人の食事摂取基準（2005 年版）

性組織の重量を除脂肪体重（lean body mass ; LBM，あるいは fat free mass ; FFM）といい，活動性が高くエネルギー代謝に及ぼす影響が大きい[3,4]．表 2.9 は，安静時における主な臓器・組織のエネルギー代謝量を示したものである[3,5]．脂肪組織の重量は体重の 20%であるが，エネルギー代謝量はわずか 4%を占めるにすぎず，全身のエネルギー代謝の 96%は骨格筋や内臓など脂肪組織以外で行われている．中でも，骨格筋は活動時のみでなく安静時もエネルギー代謝量が多いため，加齢に伴う筋肉量の減少[6]によって基礎代謝も低下する．実際に，日本人の除脂肪量／体脂肪量比は，男女ともに 10

表 2.9　全身，および主な臓器・組織のエネルギー代謝[3,5]

臓器・組織	重量 (kg)	エネルギー代謝量		比率 (%)
		(kcal/kg 日)	(kcal/日)	
全身	70	24	1,700	100
脂肪組織	15	4.5	70	4
骨格筋	28	13	370	22
肝臓	1.8	200	360	21
脳	1.4	240	340	20
心臓	0.33	440	145	9
腎臓	0.31	440	137	8
その他	23.16	12	277	16

体重 70kg で体脂肪率約 20%の男性を想定したもの．

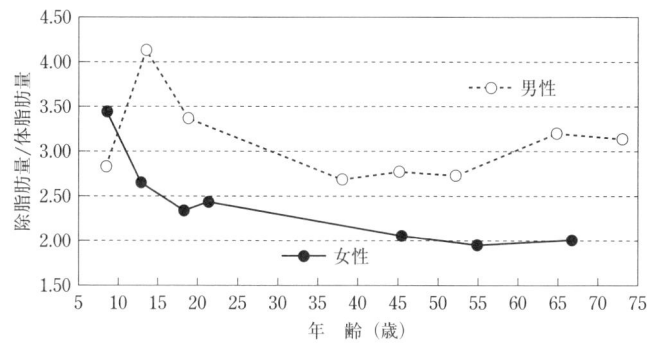

図 2.6 除脂肪量/体脂肪量比の年齢変化[4]

歳代後半から中年期にかけて低下しており（図 2.6）[4]，加齢に伴う体脂肪量の相対的増加が中高年の脂肪蓄積に影響していることがうかがえる．

2.3.3 エネルギー消費の自律的調節機能の低下

生体のエネルギー出納は，体内のエネルギーの過不足に基づく信号が中枢に伝わり，摂食行動と消費が連動して自動調節されることによって維持されている[7]．このエネルギー消費の自律的調節に関与する機構として考えられているのが，視床下部-交感神経-ノルアドレナリン-β受容体系による，白色脂肪での脂肪分解と褐色脂肪，筋肉でのエネルギー消費である（図 2.7）[7]．

この自律的機構は，エネルギー摂取量の増減に応じて，余剰エネルギーを熱として散逸し，結果として肥満を防ぐ方向に働くが，その働きや機能が不十分であると体脂肪蓄積が誘発されることになる．高齢者では食事摂取[8]やβ受容体作動薬[9]に対する交感神経の応答性が減弱していることや，βアドレナリン受容体（β-AR）についても，加齢に伴う密集度の減少[10]や刺激感応性の低下[9]が報告されている．

2.3.4 高脂肪食摂取後の食事誘発性熱産生

食事誘発性熱産生（diet induced thermogenesis；DIT）または食事産熱効果（thermic effect of meal；TEM）は，食事摂取後のエネルギー代謝亢進によって熱エネルギーが生じる現象である．DIT は，食物の消化吸収および栄養素の

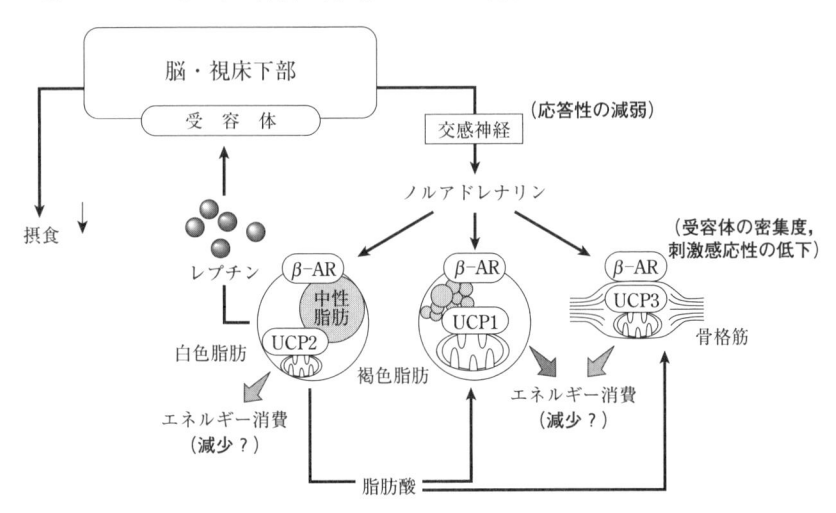

図 2.7 視床下部-交感神経-β受容体系による脂肪分解と UCP（脱共役タンパク質）によるエネルギー消費（文献7）を改変）

代謝に関わる不可避体熱産生と，交感神経系により調節される任意的体熱産生から構成されるが[11]，後者は，交感神経活動の低下（食事摂取に対する応答性の低下）[11]や高脂肪食摂取（三大栄養素の DIT は，タンパク質約 30％，糖質約 8％，脂質は約 4％で最も低い[3]）により低下する．DIT は 1 日のエネルギー消費量の約 1 割程度であるが，その低下は長期的にエネルギーバランスを正に傾け，体脂肪蓄積の要因となり得る．

筆者らは，年代の異なる小学生男児，男子大学生，中年男性の 3 グループの被験者に，脂肪エネルギー比率 70％の高脂肪食を朝食として供与し，食前および食後 3 時間までエネルギー消費量と心拍変動パワースペクトルより求める交感・副交感神経活動指標（図 2.8）を経時的に測定した[12]．男児では，EE_{LBM}（除脂肪体重当たり安静時エネルギー消費量），TEM（摂取した試験食のエネルギー量に対する食事誘発性熱産生の比率）がともに高く，VLF（パワースペクトルの超低周波数成分で熱産生に関与する交感神経活動を反映すると考えられる）[12,13]も高値を示しており，成人にくらべて活発なエネルギー代謝が行われていることが示唆された（図 2.9）．中年男性と男子大学生は，食事前の EE_{LBM} と VLF は差がなかったが，中年男性では高脂肪食摂取後の

2.3 中高年のエネルギー代謝の特徴

小学生男児

男子大学生

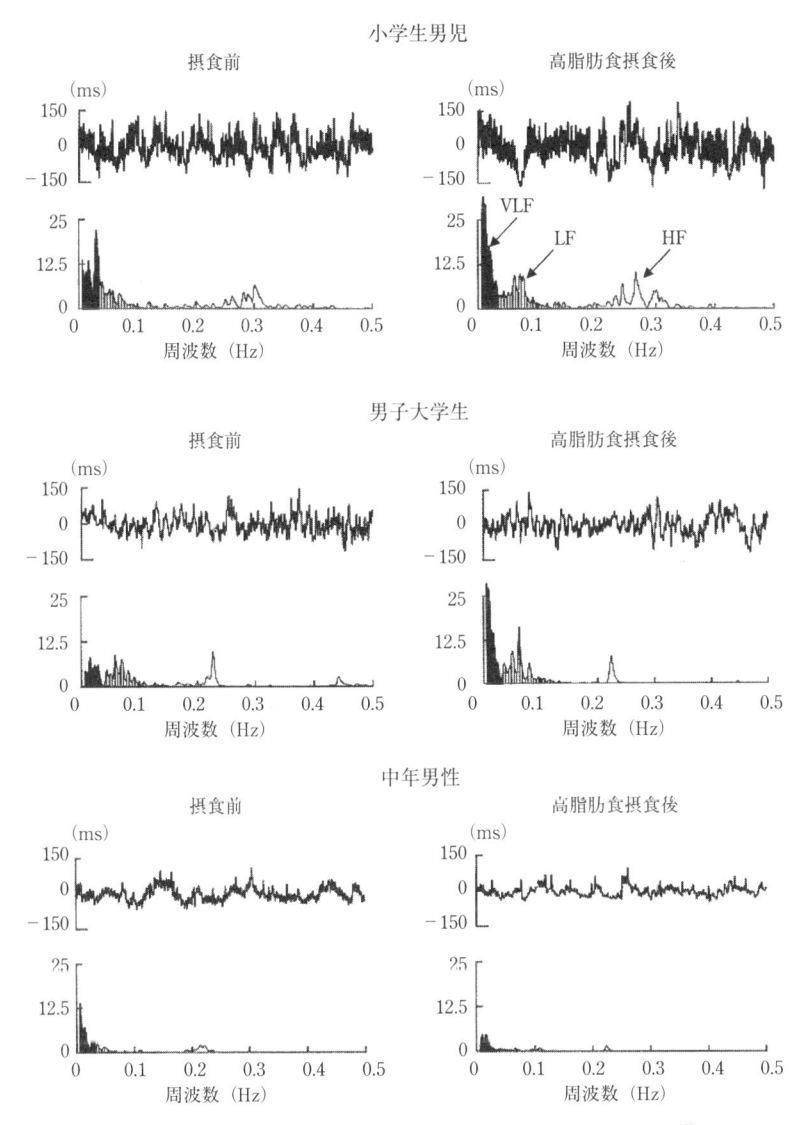

中年男性

図 2.8 高脂肪食摂取前後の心拍変動パワースペクトル典型例[12]
VLF：熱産生に関与すると考えられている交感神経活動成分を含む超低周波数成分[13]，LF：交感，副交感神経活動両成分を含む低周波数成分，HF：副交感神経活動を反映する高周波数成分．

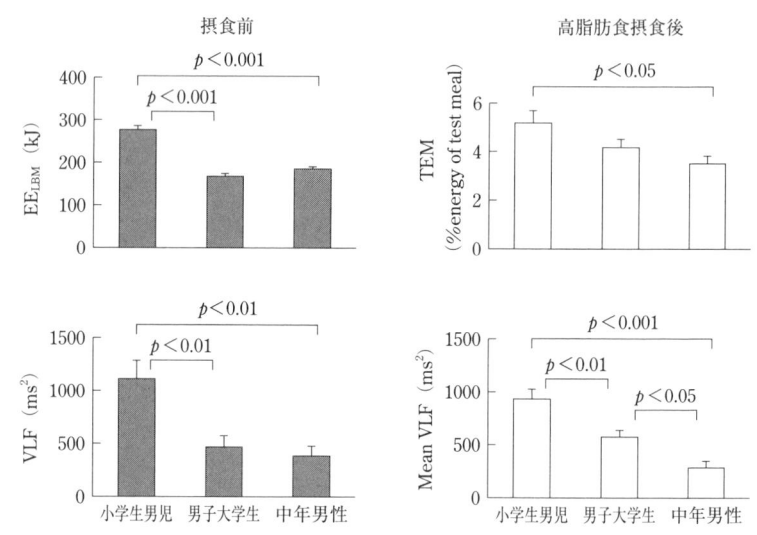

図 2.9 高脂肪食摂取前後のエネルギー消費量および交感神経活動[12]
EE_{LBM}：除脂肪体重当たりエネルギー消費量，TEM：試験食のエネルギー量に食事誘発性熱産生が占める割合，VLF：熱産生に関与すると考えられている交感神経活動成分を含む超低周波数成分[13]，mean VLF：VLFの食後180分の平均値．

TEM，VLFは低値傾向または低値を示し，若い世代と比べて高脂肪食摂取後の交感神経の応答性や食事誘発性熱産生が低い可能性が示唆された[12]．

2.4 おわりに

　エネルギー代謝からみると，中高年では加齢に伴う筋肉量の減少などから基礎代謝が低下し，若い頃よりも肥満しやすい．さらに食事の摂取と消費エネルギーのアンバランスや，食事誘発性熱産生の低い食事組成（高脂肪食摂取），飲酒などが加わることにより，脂肪蓄積が起こりやすくなると考えられる．筋肉量の減少は加齢による不可避なものではなく，トレーニングや運動による予防が可能であり，高齢者であっても筋力トレーニング後に除脂肪体重と安静時エネルギー代謝の増加が認められたとの報告もある[14]．活発な身体活動によって除脂肪体重をできる限り維持し，食事と運動でエネルギー収支のバランスをとることが，中高年期の体脂肪蓄積を予防，改善する鍵で

あろう.

参 考 文 献

1) 健康・栄養情報研究会編:厚生労働省平成16年国民健康・栄養調査報告, 第一出版 (2007)
2) 第一出版編集部編:厚生労働省策定 日本人の食事摂取基準, 第一出版 (2005)
3) 樋口 満:エネルギー代謝, 基礎栄養学, 奥 恒行, 柴田克己編, 改訂第2版, p.231, 南江堂 (2005)
4) 小宮秀一, 中尾武平:身体組成学, p.69, 技報堂 (2002)
5) D. Gallagher et al.: *Am. J. Physiol.*, **75**, E249 (1998)
6) J. Lexell: *J. Gerontol. A. Biol. Sci. Med. Sci.*, **50**, 11 (1995)
7) 斉藤昌之:エネルギー代謝調節機構―UCPを中心に, 第124回日本医学会シンポジウム記録集, 肥満の科学, p.62 (2003)
8) R. S. Schwartz, L. F. Jaeger and R.C. Veith: *Metabolism*, **39**, 733 (1990)
9) D. A. Kerckhoffs et al.: *Am. J. Physiol.*, **274**, E1075 (1998)
10) J. A. Heinsimer and R. J. Lefkowitz: *J. Am. Geriatr. Soc.*, **33**, 184 (1985)
11) K. J. Acheson et al.: *J. Clin. Invest.*, **74**, 1572 (1984)
12) N. Nagai, N. Sakane and T. Moritani: *J. Nutr. Sci. Vitaminol.*, **52**, 352 (2006)
13) T. Matsumoto: *Obes. Res.*, **9**, 78 (2001)
14) J. T. Lemmer et al.: *Med. Sci. Sports Exerc.*, **33**, 532 (2001)

〔永井成美〕

第3章　肥満症とメタボリック症候群

3.1　わが国における肥満の疫学

3.1.1　成人における肥満の現状

　戦後の経済的発展に伴う食生活の欧米化と，省力化に伴う身体活動状況の変化によってエネルギーバランスの不均衡が生じ肥満人口が増加している．2004年の国民健康・栄養調査[1]によれば，BMI (body mass index：体重(kg)/身長$(m)^2$) が $25kg/m^2$ 以上の男性肥満者は20歳代で19.9%であるのに対し，30歳代で28.9%，40歳代で32.7%，50歳代で30.8%，60歳代で29.7%と，30歳代以上では各年代の約3割を占めている（第2章，図2.1参照）．また，年代別におけるBMIの平均値を見てみると，20歳代で $22.52kg/m^2$ を示し，30歳代で $23.42kg/m^2$，40歳代 $24.07kg/m^2$ へと上昇するが，その後，50歳代 $23.69kg/m^2$，60歳代 $23.81kg/m^2$ と大きくは変わらない．このように体全体の脂肪量を反映するBMIから評価した場合，男性は30～40歳代に肥満化が大きく進み，その後，頭打ちとなっているようにみえる．一方で，ウエスト径が85cm以上となる頻度を年代別に見てみると，20歳代で25.0%であるのに対し，30歳代で37.3%，40歳代で53.2%，50歳代で55.1%，60歳代で59.7と上昇し，男性における腹部型肥満の頻度は加齢とともに増え，BMIでは評価できない内臓脂肪の蓄積が進んでいることがわかる（図3.1）．

　女性における肥満者（BMI$\geq 25kg/m^2$）の頻度は20歳代では5.4%と低いが，30歳代8.3%，40歳代17.9%，50歳代24.1%と加齢とともに頻度は上昇し，60歳代では29.9%と男性とほぼ同頻度になる（図2.1）．各年代におけるBMIの平均値においても，20歳代で $20.28kg/m^2$，30歳代で $20.95kg/m^2$，40歳代で $22.64kg/m^2$，50歳代で $22.97kg/m^2$，60歳代で $23.37kg/m^2$ と年代とともに上昇する．一方，ウエスト径90cm以上の腹部型肥満の頻度を見て

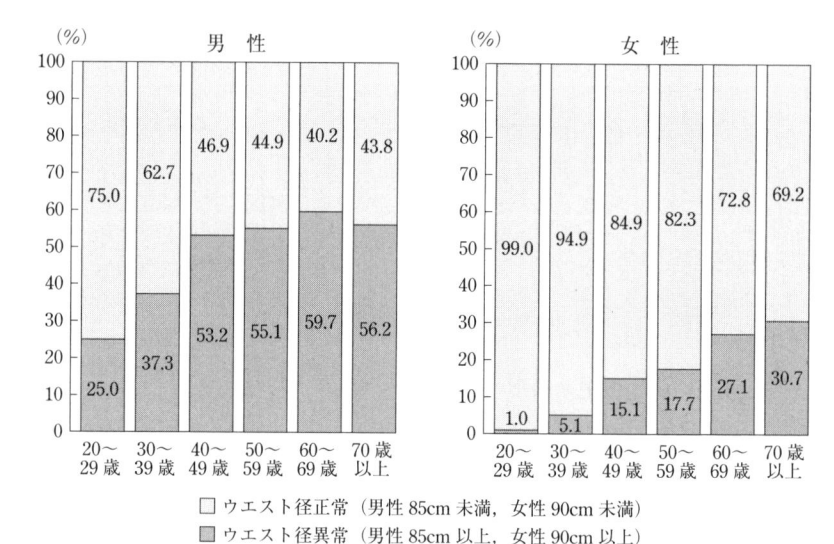

図 3.1 ウエスト径で異常値を示す者の割合（文献1）を改変）

男性のウエスト径異常（85cm以上）：20～29歳 25.0%、30～39歳 37.3%、40～49歳 53.2%、50～59歳 55.1%、60～69歳 59.7%、70歳以上 56.2%

女性のウエスト径異常（90cm以上）：20～29歳 1.0%、30～39歳 5.1%、40～49歳 15.1%、50～59歳 17.7%、60～69歳 27.1%、70歳以上 30.7%

みると，20歳代1.0%，30歳代5.1%，40歳代15.1%，50歳代17.7%，60歳代27.1%と，50歳代から60歳代にかけて大きく上昇する（図3.1）．このように，女性においては若年層に肥満者は少なく，また，男性のように30歳代で大きく肥満化が進むということはないが，加齢とともに徐々に肥満化が進み，特に50歳代後半（閉経後）から内臓脂肪の蓄積が顕著になっていると考えられる．

3.1.2　肥満人口の推移

20年前の国民栄養調査を用いて肥満人口の推移を比較すると，30歳代の男性では1984年に18.0%であったものが，2004年では28.9%へと増加しており，男性ではどの年代においてもBMIで$25 kg/m^2$以上を示す者の割合が10%程度上昇している（図2.1）．国民健康づくり運動である「健康日本21」では，生活習慣病やその原因となる生活習慣の改善に関する課題について目標値を設定し，肥満に関連しても2010年までに20～60歳代男性でBMI $25 kg/m^2$以上の者の頻度を15%以下（2000年時24.3%）に，40～60歳代女性で20%以下（2000年時25.2%）にするといった目標や，歩数においても

2000年時(男性 8,202歩,女性 7,282歩)より 1,000歩多くするといった目標値が設定された.その後,多くの関係者により目標値を達成する努力がなされたが,2005年における「健康日本21」の中間評価[2]では,歩数においては減少しており,40～60歳代女性の肥満者頻度において大きな変化はないが(25.2%→24.6%),20～60歳代男性においては肥満者の頻度が 2000年時の 24.3%から 29.0%へと逆に上昇し,より肥満化が進んだという結果が得られている(表 3.1).このように国をあげての取り組みにおいても肥満者を減らすことの難しさが表れており,今後メタボリック症候群といった概念の普及,「食事バランスガイド」[3]や「健康づくりのための運動指針 2006」[4]などを利用した実践により肥満人口減少への期待がかけられている.

成人男性の肥満化とともに,若年女性のスリム化も顕在化してきている.2004年の国民健康・栄養調査[1]で 20歳代女性の低体重者(BMI 18.5kg/m^{2}未満)の割合は 21.4%を示し,20年前の 14.8%から大きく増加するなど,女性の 20～50歳代では集団全体としてやせの方向へ動いている.それに伴い,出生児の平均体重が低下していること(1980年 3,200g→2004年 3,030g)や,体重が 2,500g未満で生まれた低出生体重児の出現率も増加してきていること(1980年 5.8%→2002年 9.1%)が示されている[5].20年ほど前,イギリスのBarker らは,母体の状況により胎児が低栄養環境に暴露されると,胎児は生き残るために少しでも脳などの重要器官に栄養(ブドウ糖)を供給しようと代謝適応を生じさせ,その結果,低体重で生まれた子どもほど末梢でのイ

表 3.1 「健康日本 21」の目標値と中間評価時の実績値[2]

	策定時の値(2000)	目標値(2010)	中間評価時(2005)
適正体重を維持している人の増加			
20～60歳代男性肥満	24.3%	15%以下	29.4%
40～60歳代女性肥満	25.2%	20%以下	26.4%
20歳代女性のやせ	23.3%	15%以下	26.9%
日常生活における歩数の増加			
男性	8,202歩	9,200歩以上	7,676歩
女性	7,282歩	8,300歩以上	7,084歩
男性(70歳以上)	5,436歩	6,700歩以上	4,787歩
女性(70歳以上)	4,604歩	5,900歩以上	4,328歩

ンスリン抵抗性が高くなり，将来肥満や高血圧，2型糖尿病などに罹るリスクが高くなるといった「fetal origins of adult disease；FOAD」(生活習慣病胎児期発症説) を発表した[6]．その後，第二次世界大戦前後の飢餓を妊娠中に経験した母親から出生した子宮内発育遅延児が，成人後に生活習慣病を高率に引き起こすといったことが明らかとなり，developmental origins of health and diseases (DOHaD：成長過程における栄養障害や環境因子の作用に起因する疾患の発生) という概念も提唱されている[7]．やせ志向が進み低出生体重児が増える一方で，合計特殊出生率が1.26 (2005年) である現状を考えると，将来的にはますますメタボリック症候群の危険因子を有した子どもが増える可能性が高い．次世代の子どもたちにおける健康を考える上でも，過度なスリム志向に対して警鐘を鳴らすとともに，適正な体型維持に関する食育を推進していくことが必要であろう．

3.1.3 肥満の地域特性

1995～1999年の国民栄養調査のデータを用い，20～60歳男女のBMIを地域別に検討した報告[8]によれば，BMIが最も高かったのは沖縄 ($24.3 kg/m^2$) であり，次いで青森，大分 ($23.4 kg/m^2$)，秋田，徳島，長崎 ($23.3 kg/m^2$) と九州，沖縄や東北，北海道など地方で高い傾向を示した (図3.2)．特に沖縄では男性の平均BMIが$25.1 kg/m^2$を示し，また摂取している食物中の脂質エネルギー比も28.8%と他県に比べ高かった．沖縄県の平均寿命は1985年において男女とも日本一であったが，2000年に男性は26位まで急落している (26ショック)．米軍基地の存在に伴う安価な肉製品の流通が，脂質のエネルギー比率を高め，肥満化を促進し，内臓脂肪の蓄積やメタボリック症候群によって心血管系疾患が増加したことが平均寿命の低下と関連していると考えられ，さらに今後若年化することが懸念されている[9]．東北地方や北海道においてもBMIは高値を示していたが，脂質エネルギー比や総エネルギー摂取量は他県と比べてそれほど高くはなく，一方で，1日当たりの平均歩数は秋田で6,727歩，北海道で6,940歩と低値を示した (全国平均7,896歩)[8]．東北地方や北海道では雪に閉ざされる期間が長いため身体活動量が少なくなり，結果としてエネルギーバランスがプラスに傾いて肥満化が進みや

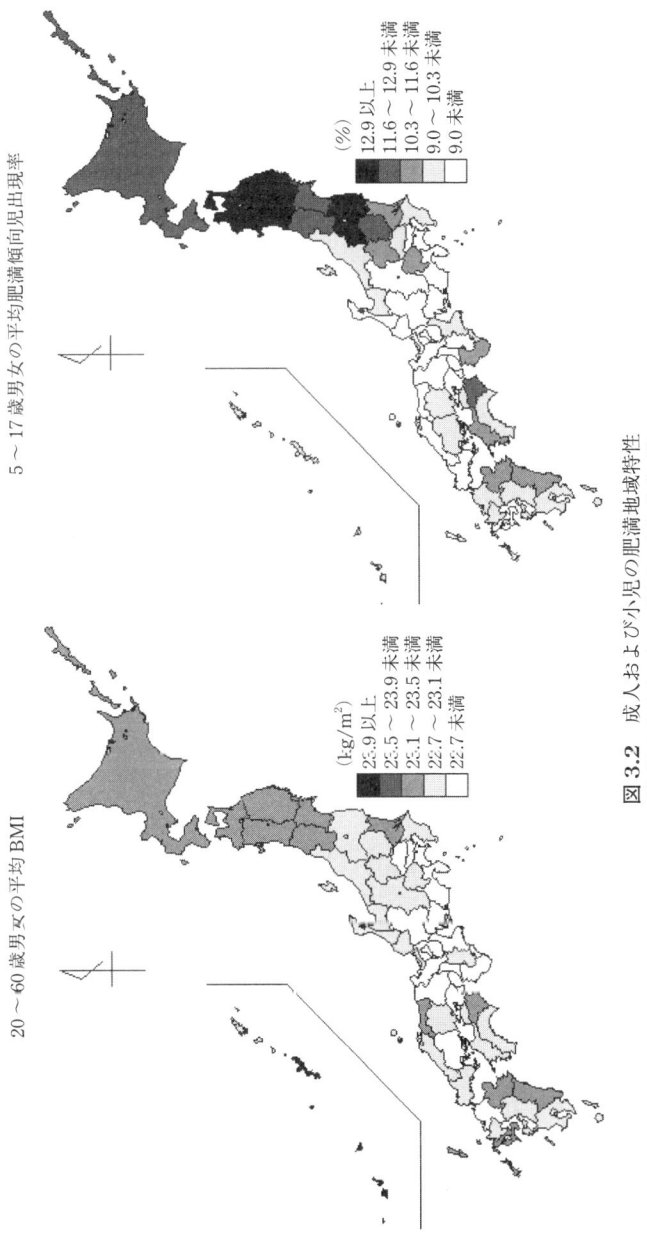

20〜60歳男女の平均BMI　　　　　　　　　5〜17歳男女の平均肥満傾向児出現率

(kg/m²)
25.9以上
25.5〜23.9未満
23.1〜23.5未満
22.7〜23.1未満
22.7未満

(%)
12.9以上
11.6〜12.9未満
10.3〜11.6未満
9.0〜10.3未満
9.0未満

図3.2 成人および小児の肥満地域特性（文献8）を改変，および文献10）から作成）

すいのであろう．また，徳島県の糖尿病死亡率は1993年以降13年連続で日本一となっており，BMIも全国で3番目に高い．2005年度の徳島におけるコメ消費量は全国1位であり，相手を食によって満足させる「接待の精神」や，出されたものは残さず食べる「まんぷく文化」と呼ばれる地域性が肥満や糖尿病を招いていると考えられている．このように個人の注意もさることながら，気候や文化，地域特性なども考慮した肥満対策が重要であると考えられる．さらに，注意すべき点はこうした地域特性は成人だけでなく，子どもにおいても同様な傾向を示していることにある．2006年度の学校保健統計調査結果[10]では初めて都道府県別に肥満傾向児の出現頻度が計算された．その結果，徳島や東北，北海道で肥満傾向児が多いことが明らかとなり，成人における肥満者の地域特性と似通っている（図3.2）．小児期の肥満が成人期へ移行しやすいことを考えると，こうした地域においては小児期からの肥満対策が必要であると考えられる．

3.2 肥満症とは

3.2.1 肥満から肥満症へ

　肥満は2型糖尿病や脂質代謝異常，高血圧に代表されるような合併症を引き起こし，動脈硬化の形成によって脳・血管系疾患といった，わが国でも死因の3割を占める病態の基盤となる．肥満とは，「脂肪組織が過剰に蓄積した状態」と定義されており，過食や運動不足，他の環境因子や遺伝的素因が複雑に絡む「単純性肥満」と，原因となる病態が明白な「症候性肥満」とに分けられる（図3.3）．従来，治療を必要とする肥満は単純性肥満の中でも高度なものや，症候性肥満が対象と考えられていた．しかしながら，「日本人のBMIに関する研究」[11]では，BMIが$24.0 \sim 25.9 \mathrm{kg/m^2}$（中央値$25\mathrm{kg/m^2}$）といった欧米の基準ではpre obese（前肥満）という範囲であっても，循環器疾患の危険因子出現頻度が上昇することや，BMIが$26.0 \sim 27.9 \mathrm{kg/m^2}$という軽度の肥満であっても，高血圧，低HDLコレステロール（HDL-C）血症，高トリグリセリド（中性脂肪）血症が発症する危険率は標準体型（BMI $20.0 \sim 24.0 \mathrm{kg/m^2}$）の者に比べて2倍を示すことなど，従来の単純性肥満の概

3.2 肥満症とは

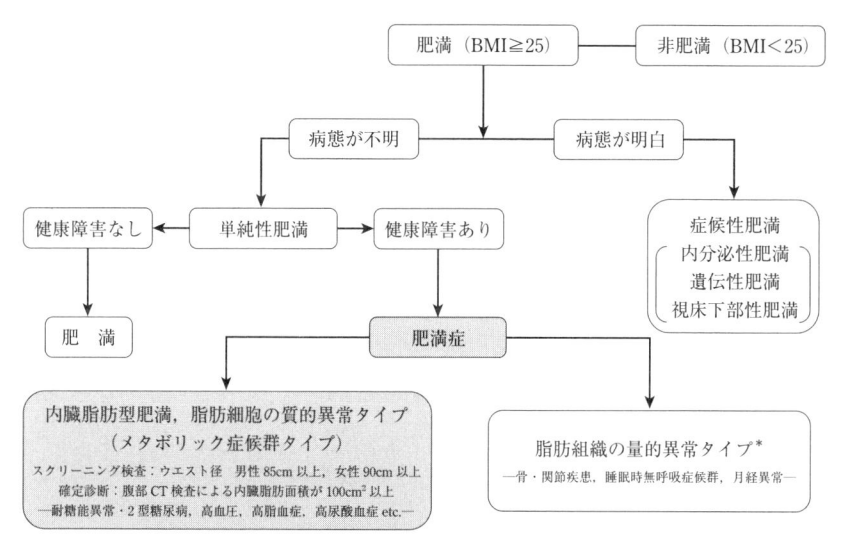

```
                    肥満（BMI≧25）─────非肥満（BMI＜25）
                          │
              ┌───────────┴───────────┐
         病態が不明                病態が明白
              │                       │
    ┌─────────┼─────────┐             │
健康障害なし ← 単純性肥満   健康障害あり   症候性肥満
    │                   │           （内分泌性肥満
    ↓                   ↓             遺伝性肥満
   肥 満               肥満症           視床下部性肥満）
                        │
            ┌───────────┴───────────┐
  内臓脂肪型肥満，脂肪細胞の質的異常タイプ    脂肪組織の量的異常タイプ*
     （メタボリック症候群タイプ）          ─骨・関節疾患，睡眠時無呼吸症候群，月経異常─
  スクリーニング検査：ウエスト径 男性85cm以上，女性90cm以上
  確定診断：腹部CT検査による内臓脂肪面積が100cm²以上
  ─耐糖能異常・2型糖尿病，高血圧，高脂血症，高尿酸血症 etc.─
```

図 3.3 肥満症診断のフローチャート（文献13)を改変)
＊皮下脂肪の過剰蓄積が主因であるが，一部内臓脂肪の蓄積を伴う．

念では対応できなくなってきた．また，肥満に伴う疾患の合併は必ずしも肥満の程度とは相関せず，むしろ，体のどの部位に脂肪の蓄積があるのか，つまり脂肪分布や内臓脂肪といった概念がより重要な意味を持つことが示され，肥満を疾病発症の単なる危険因子としてとらえるのではなく，1つの疾患単位とみなす必要がでてきた．そこで，日本肥満学会では健康上の問題が少ない身体状況としての「肥満」と，医学的な見地からみて治療を必要とする疾患単位としての「肥満症」を区別するため，2000年に「新しい肥満の判定と肥満症の診断基準」[12]（表3.2）を作成し，そして2006年には科学的な肥満症の治療法を普及させることを目的とした「肥満症治療ガイドライン」[13]を発表した．

3.2.2 肥満症の診断基準

肥満症とは「肥満に起因ないし関連する健康障害を合併するか，その合併が予測される場合で，医学的に減量を必要とする病態」と定義されている．肥満症の診断は，図3.3に示したとおり，まず国際的に体脂肪量との関係性が確認されているBMIを用いて肥満の判定を行う．欧米（WHO基準）では

表 3.2 肥満の判定と肥満症の診断基準[12]

肥満の定義：脂肪組織が過剰に蓄積した状態
肥満の判定：身長あたりの体重指数；BMI (body mass index)：体重(kg)÷身長(m)^2 をもとに下表のごとく判定する．

表 肥満度分類

BMI	判定	WHO 基準
<18.5	低体重	Under weight
18.5≦〜<25	普通体重	Normal range
25≦〜<30	肥満（1度）	Preobese
30≦〜<35	肥満（2度）	Obese class I
35≦〜<40	肥満（3度）	Obese class II
40≦	肥満（4度）	Obese class III

ただし，肥満（BMI≧25）は，医学的に減量を要する状態とは限らない．
なお，標準体重（理想体重）は最も疾病の少ないBMI 22を基準として，標準体重(kg)＝身長(m)^2×22で計算された値とする．

肥満症の定義：
肥満症とは肥満に起因ないし関連する健康障害を合併するか，その合併が予測される場合で，医学的に減量を必要とする病態をいい，疾患単位として取り扱う．

肥満症の診断：
　肥満と判定されたもの（BMI 25以上）のうち，以下のいずれかの条件を満たすもの
　1）肥満に起因ないし関連し，減量を要する（減量により改善する，または進展が防止される）健康障害を有するもの
　2）健康障害をともないやすいハイリクス肥満
　　　身体計測のスクリーニングにより上半身肥満を疑われ，腹部CT検査によって確定された内臓脂肪型肥満

肥満に起因ないし関連し，減量を要する健康障害：
1) 2型糖尿病・耐糖能障害
2) 脂質代謝異常
3) 高血圧
4) 高尿酸血症・痛風
5) 冠動脈疾患：心筋梗塞・狭心症
6) 脳梗塞：脳血栓症・一過性脳虚血発作
7) 睡眠時無呼吸症候群・Pickwick症候群
8) 脂肪肝
9) 整形外科的疾患：変形性関節症・腰椎症
10) 月経異常

参考：肥満に関連する健康障害として考慮するが，診断基準に含めない項目
1) 扁桃肥大
2) 気管支喘息
3) 胆石
4) 膵炎
5) 蛋白尿，腎機能障害
6) 子宮筋腫
7) 悪性腫瘍
　①乳癌
　②胆嚢癌
　③大腸癌
　④子宮内膜癌（子宮体癌）
　⑤前立腺癌
8) 偽性黒色表皮腫
9) 摩擦疹，汗疹などの皮膚炎

BMI 30kg/m^2 以上を肥満（Obese class I）と定義しているが，日本ではBMI 30kg/m^2 以上の者が2〜3％程度しかいないことや，軽度の肥満で疾病を発症しやすいことからBMI 25kg/m^2 以上を「肥満」と判定する．次に1）肥満にともなう健康障害を有する者，もしくは2）健康障害を有していなくても

内臓脂肪の蓄積が過剰なハイリスク肥満であると判定された場合,「肥満症」と診断される.肥満にともなう健康障害は表3.2に示したとおり,2型糖尿病や脂質代謝異常,高血圧,痛風など減量することによって明らかな改善,または進展が防止される病態10項目が選定されている.

一方,内臓脂肪蓄積の判定はフローチャート(図3.3)に示したとおり,スクリーニングとしてウエスト周囲径が男性85cm,女性が90cm以上あれば腹部CT検査を実施し,内臓脂肪面積が$100cm^2$以上の者を内臓脂肪型肥満とすることが定められた.内臓脂肪面積のカットオフ値を$100cm^2$とした根拠としては,CTで撮影された臍高部横断面中の内臓脂肪面積が$100cm^2$を越えると,耐糖能異常や高血圧,高脂血症,高尿酸血症など健康障害の合併数が一段と増加するといった報告[12]や,冠動脈疾患患者において内臓脂肪面積が$100cm^2$以上である割合は約70%であり,これらの例では複数の生活習慣病リスクを有しているといった報告[14,15]などによっており,男女とも内臓脂肪面積が$100cm^2$に相当するウエスト径,それぞれ85cm,90cmがスクリーニング値として設定された(図3.4).このように本診断基準では,脂肪組織の量的な増大(BMIによる判定)のみならず,日本人特有の脂肪細胞の質的異常(内臓脂肪蓄積を表すウエスト径)の観点を入れて肥満症を判定していることが特徴である.

3.2.3 隠れ肥満(MONW)

先に述べた肥満症の診断においてはBMIが$25kg/m^2$を越えることが肥満判定の必須条件となっており,この値以下では肥満症とは診断されない.しかしながら,筆者らの検討では,男性でBMIが$25kg/m^2$未満であってもウエスト径では85cmを越える者,いわゆる隠れ肥満者は18.8%存在した(女性では1.0%)(表3.3).Rudermanら[16]は,こうした身長と体重から得られた肥満の判定では正常範囲内にあるのに,既に代謝異常を起こしている者をmetabolically obese, normal-weight(MONW)と定義している.日本人におけるMONWに関してはBMIが$25kg/m^2$未満かつウエスト径が85cm未満の者に比べ,BMIは$25kg/m^2$未満であるがウエスト径が85cm以上の者(MONW)では血圧,空腹時血糖,トリグリセリド(中性脂肪),尿酸値が有

男性

$y = 4.865x - 310.696$　$r = 0.68$

内臓脂肪面積 (cm^2)

ウエスト径 (cm)

84.4cm

女性

$y = 2.606x - 140.952$　$r = 0.65$

内臓脂肪面積 (cm^2)

ウエスト径 (cm)

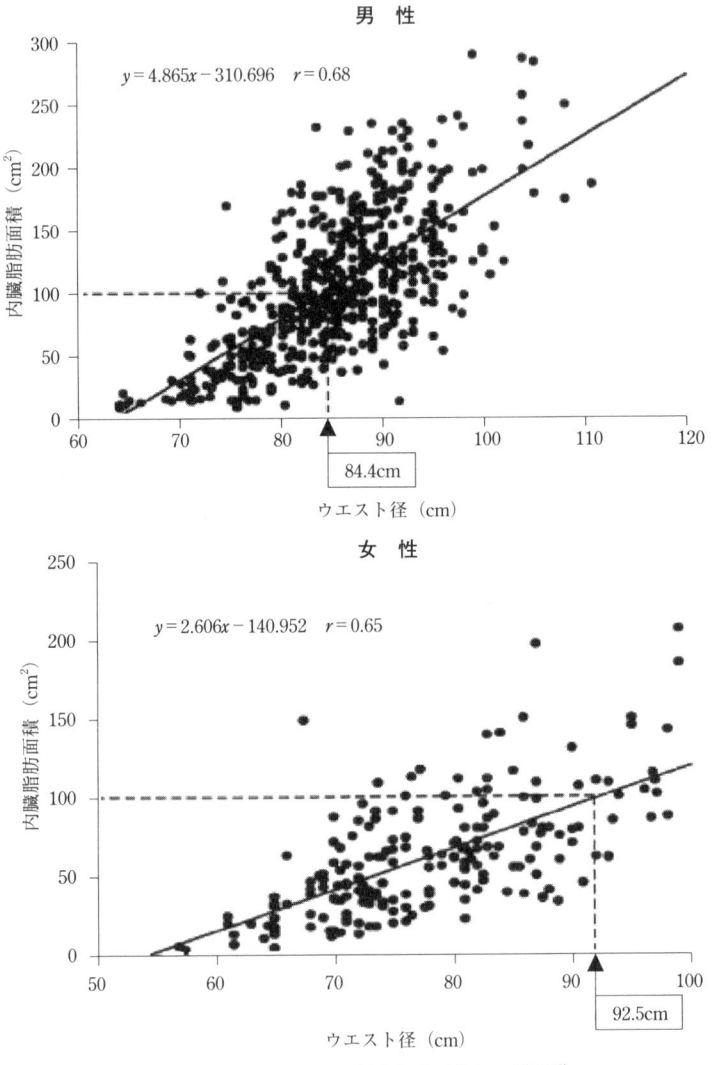

92.5cm

図 3.4 ウエスト径と内臓脂肪面積との関係[15]
内臓脂肪面積で，100cm^2 に相当するウエスト径は男性で 85cm，女性で 90cm．

意に高く，HDL-コレステロールは有意に低いなど，肥満症と診断されなくても代謝異常が存在すること[17]や，BMI が 25kg/m^2 未満で内臓脂肪面積が 100cm^2 以上の群（MONW）と 100cm^2 未満の群とでインスリン抵抗性や酸化

表 3.3 BMI とウエスト径からみた肥満の判定

男 性

	BMI 25kg/m² 未満	BMI 25kg/m² 以上	計
ウエスト径 85cm 未満	121/250 (48.4%)	5/250 (2.0%)	126/250 (50.4%)
ウエスト径 85cm 以上	47/250 (18.8%)	77/250 (30.8%)	124/250 (49.6%)
計	168/250 (67.2%)	82/250 (32.8%)	

女 性

	BMI 25kg/m² 未満	BMI 25kg/m² 以上	計
ウエスト径 90cm 未満	86/102 (84.3%)	10/102 (9.8%)	96/102 (94.1%)
ウエスト径 90cm 以上	1/102 (1.0%)	5/102 (4.9%)	6/102 (5.9%)
計	87/102 (85.3%)	15/102 (14.7%)	

ストレス，動脈硬化と結びつく高分子量アディポネクチン値と総アディポネクチン値との比率などを比較した結果，MONW 群では有意にこれらの値が高値を示すこと[18]が報告されている．このように BMI では肥満と判定されなくても，内臓脂肪の蓄積量に応じて代謝異常が引き起こされていることが予想される．また，腹部 CT 画像から求めた内臓脂肪の蓄積量を日本人と白人とで比較した研究[19]では，年齢，ウエスト径に差がないようにグループ分けをしても，日本人の方が多くの内臓脂肪を蓄積していることが明らかとなっており，欧米人に比べ日本人では体全体の脂肪量は少なくても内臓周辺に脂肪を蓄積しやすいといった人種的特徴を有していることも考慮に入れる必要がある．60 歳代男性で BMI が 25kg/m² を越えていない者は約 7 割いるのに対し，ウエスト径が 85cm を越えている者は約 6 割いる（図 2.1，図 3.1）ことからも，BMI のみの判定では肥満症からはずれてしまうような隠れ肥満者に対しても，ウエスト径（内臓脂肪蓄積）からの評価を取り入れながら，心血管系疾患の予防を進めることが望ましい．

3.3 肥満症とメタボリック症候群

3.3.1 肥満症とメタボリック症候群の相違点

メタボリック症候群とは,「内臓脂肪蓄積を基盤とし,インスリン抵抗性＋耐糖能異常,動脈硬化惹起性リポ蛋白異常,血圧高値が個人に合併する心血管病易発症状態」と定義され,診断基準としてはウエスト径測定による腹部肥満(ウエスト径男性85cm以上,女性90cm以上:内臓脂肪蓄積100cm^{2}に相当)を必須項目とし,血圧高値(130/85mmHg以上),血糖高値(空腹時血糖110mg/dL),脂質代謝異常(150mg/dL以上の高トリグリセリド血症,40mg/dL未満の低HDL-C血症)の3つのうち2項目以上該当する者とされた[20]. 肥満症の診断基準との最も大きな違いはBMI,ウエスト径のどちらを必須項目としているかである.肥満症の診断基準ではBMI≧25kg/m^{2}が必須項目であるため,ウエスト径が85cmを越えていても,BMIが25kg/m^{2}未満であれば肥満症とは判定されない.一方,メタボリック症候群の判定基準ではBMIが25kg/m^{2}未満であってもウエスト径が85cmを越えていれば必須条件を満たし,次の判定へと進む.日本人男性ではBMIが25kg/m^{2}以上でウエスト径が85cm以下の男性は5％未満であること,逆にBMIが25kg/m^{2}未満でウエスト径が85cm以上の男性は20％程度存在することからも,ウエスト径を判定基準とした方が代謝異常からくる心血管系疾患を予防する上で好ましいと考えられる(表3.3). また,肥満症の判定ではBMI≧25kg/m^{2}に加え,内臓脂肪の蓄積,もしくは2型糖尿病・耐糖能障害,脂質代謝異常,高血圧,睡眠時無呼吸症候群,整形外科的疾患などの健康障害のうち1つを満たせば肥満症と判定されるが,メタボリック症候群ではウエスト径男性85cm,女性90cm以上に加え,血圧高値,血糖高値,脂質代謝異常の3つのうち2つ以上を満たしていないとメタボリック症候群とは判定されない(図3.5). このように,肥満症においても病態を規定する因子として内臓脂肪蓄積が重要視されるため,両者の混同が生じていることが多い.

合併するリスクの数以外に肥満症では内臓脂肪蓄積が問題となる多くの内科的疾患のみならず,体脂肪絶対量が問題となる関節障害などの整形外科的

3.3 肥満症とメタボリック症候群

```
┌─────────┐     ┌──────────────┐     ┌──────────────────┐
│ 肥満症  │ ──▶ │メタボリック症候群│ ──▶ │   死の四重奏     │
└─────────┘     └──────────────┘     │(労災保険二次健診給付事業)│
                                      └──────────────────┘
```

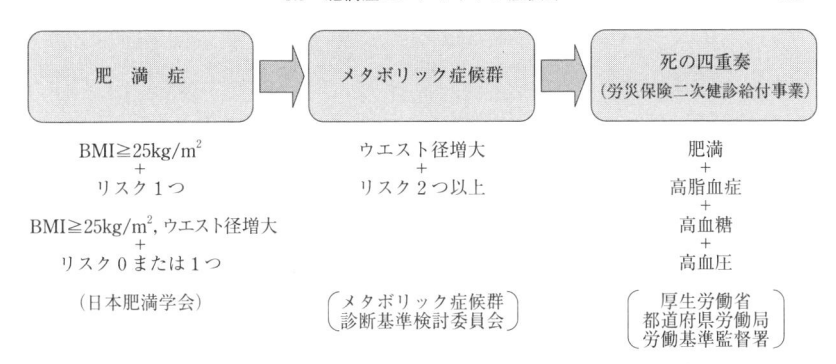

BMI≧25kg/m² 　　　　ウエスト径増大 　　　　 肥満
　　＋　　　　　　　　　　＋　　　　　　　　　　＋
　リスク1つ　　　　　リスク2つ以上　　　　　高脂血症
　　　　　　　　　　　　　　　　　　　　　　　　＋
BMI≧25kg/m², ウエスト径増大　　　　　　　　高血糖
　　＋　　　　　　　　　　　　　　　　　　　　　＋
リスク0または1つ　　　　　　　　　　　　　　高血圧

（日本肥満学会）　　（メタボリック症候群　　（厚生労働省
　　　　　　　　　　 診断基準検討委員会）　　都道府県労働局
　　　　　　　　　　　　　　　　　　　　　　　労働基準監督署）

図 3.5 肥満症，メタボリック症候群，死の四重奏の関係[13]

疾患も位置づけているのに対し（図3.3），メタボリック症候群は肥満症という大きな範疇の中で内臓脂肪蓄積に加え複数の動脈硬化危険因子を既に発症している状態としても区別できる．そして，さらにリスク要因が1つ増えると，労災保険二次健診給付事業としても位置づけられている「死の四重奏」に相当するようになり，動脈硬化性疾患の発症リスクがより高くなる．比較の具体例として人間ドックを受診した成人男性250名（31～63歳，平均年齢49.3歳）を肥満症の診断基準とメタボリック症候群の診断基準を用いて判定した[21]（図3.6）．肥満症の判定基準であるBMI≧25kg/m²を満たした者は82名であり，そのうち，脂質代謝異常，高血圧，空腹時高血糖のいずれかを有していた者は59名（肥満症：23.6%）であった．一方，メタボリック症候群の判定基準であるウエスト径≧85cmを満たしていたのは124名で，さらに脂質代謝異常，高血糖，空腹時血糖のうちから2つ以上有していたのは37名（メタボリック症候群：14.8%）であった．このように同じ対象者を用いても発症頻度としてはメタボリック症候群と判定される者の方が肥満症と判定される者より少なくなるが，2つ以上のリスクを有している者はメタボリック症候群の診断基準を用いた方が多くなる（14.8% vs 10.0%）ため，両者の概念の違いを理解しながら利用することが大切である．

3.3.2 わが国におけるメタボリック症候群の発症頻度

従来，メタボリック症候群の発症頻度算出にはWHO[22]やNCEP[23]の基準が多く使われ，結果も基準により大きく異なったり，比較が困難な場合が

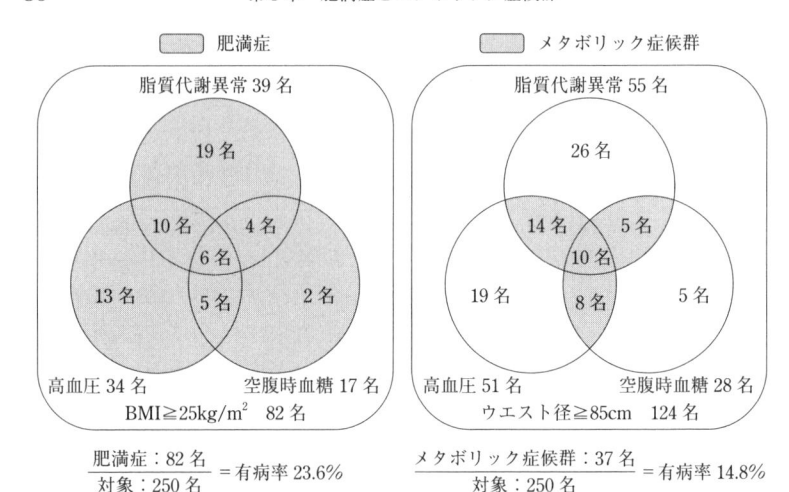

図 3.6 男性人間ドック受診者の肥満症およびメタボリック症候群の有病率
（文献 21）を改変）

あった．2005 年 4 月にメタボリック症候群の診断基準[20]）が定められたことに伴い，2006 年 5 月に発表された国民健康・栄養調査の結果（2004 年）[1]）では，国民におけるメタボリック症候群の状況も加えて解析が行われた．メタボリック症候群が強く疑われる者（ウエスト径が基準以上でかつ血中脂質，血圧，血糖の基準のうち 2 項目以上が該当）は，男性 20 歳代で 5.1％，30 歳代 7.4％，40 歳代 16.5％，50 歳代 22.1％，60 歳代 27.4％，70 歳以上 34.4％（男性全体で 23.0％），一方，女性で 20 歳代は 0％，30 歳代 0.6％，40 歳代 4.0％，50 歳代 6.2％，60 歳代 14.1％，70 歳以上 18.8％（女性全体で 8.9％）と男女とも加齢とともに上昇し，特に男性では 40 歳代以降，女性では 50 歳代以降で高くなる傾向を示した（図 3.7）．また，40 歳以上でメタボリック症候群の予備群（ウエスト径が基準以上でかつ血中脂質，血圧，血糖の基準のうち 1 項目が該当）を加えると，男性では 51.7％（2 人に 1 人），女性では 19.6％（5 人に 1 人）と男性は女性に比べ発症頻度が高く，メタボリック症候群が強く疑われる，もしくは予備群であると考えられる者は男女合わせて 1,960 万人と推定された．しかしながら，国民健康・栄養調査では空腹時採血が不可能であるため，摂取した食物に値が左右されるトリグリセリドおよび空腹時血糖を判定に用いておらず，血中脂質では HDL-コレステロール ＜40

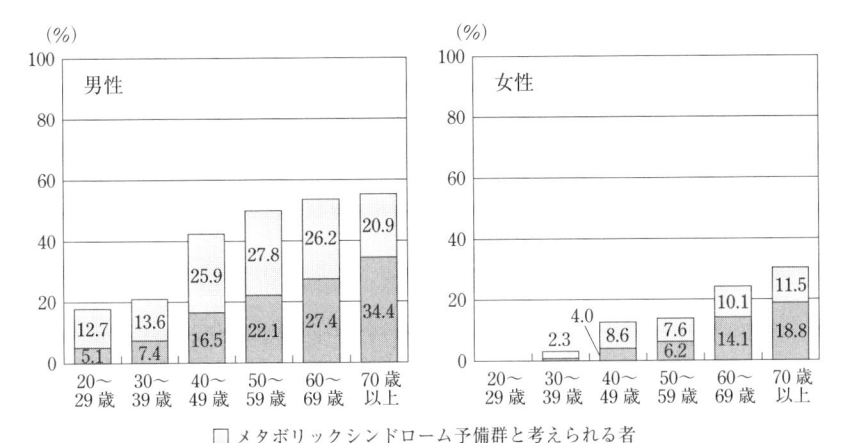

図 3.7　メタボリック症候群の状況[1]

予備群：ウエスト径が男性 85cm，女性 90cm 以上で血中脂質，血圧，血糖の基準のうち1項目が該当．
強く疑われる者：ウエスト径が男性 85cm，女性 90cm 以上で血中脂質，血圧，血糖の基準のうち2項目以上が該当．

mg/dL の基準のみ，糖代謝に関しては空腹時血糖の代わりにヘモグロビン A1$_c$（HbA1$_c$）≧ 5.5% といった基準を用いており，厳密な意味で診断基準に準じていないことに注意が必要である．

　福岡県の久山町研究において，ウエスト径計測および空腹時採血の行えた 40 歳以上の住民 2,530 人を対象とし，今回策定されたメタボリック症候群の診断基準で発症頻度を計算したところ，男性で 21.5%，女性で 8.2% と国民健康・栄養調査による同年代の頻度（それぞれ 25.7%，10.0%）に比べやや低値を示した[24]．筆者らも 250 名の 30～60 代男性を対象に，人間ドックの結果から今回の診断基準を用いて年代別にメタボリック症候群の頻度を計算したところ，30 代で 5.0%，40 代 14.0%，50 代 14.3% と国民健康・栄養調査の年代別頻度（それぞれ 7.4%，16.5%，22.1%）に比べ低値を示していた．メタボリック症候群は新しい概念であり，ウエスト径の計測が健診の場などで行われていないため，現在のところ疫学的情報は限られている．2008 年からはメタボリック症候群に着目した健診・保健指導が義務化されることに伴い，多くの施設においてウエスト径が計測されるようになり，エビデンスが

集積されていくと思われる．いずれにせよ，わが国におけるメタボリック症候群の頻度は中高齢者を中心に男性で20～30％，女性で5～20％と推定され，女性に比べ内臓脂肪が蓄積しやすい男性に多く，内臓脂肪の蓄積が加速する男性では40歳代，女性では50歳代（閉経後）により注意が必要である．

3.3.3 小児肥満とメタボリック症候群

小児期の肥満はある日突然，高度な肥満が形成されるわけではなく，エネルギーバランスの不均衡が積み重なり軽度肥満の状態から徐々に高度肥満へと進展していく．わが国において肥満小児の存在が社会的問題となり始めたのは高度経済成長も終わりに差しかかった1970年代である．その後，食の欧米化に伴う高エネルギー食品摂取の増加やテレビゲームの普及，外遊びの減少などに伴う身体活動量の減少によって肥満小児は増加し続き，現在では30年前の2～3倍を示し，年齢にもよるがおよそ10人に1人の子どもが肥満傾向であるとされている[25]．小児期における肥満の判定は，性別・年齢別・身長別標準体重[26]に対して，その子どもの体重が20％以上30％未満増加している場合は「軽度肥満」，30％以上50％未満の増加で「中等度肥満」，50％以上の増加で「高度肥満」と判定される．

小児においても肥満に伴う脂肪の過剰蓄積は脂肪肝や高脂血症，インスリン抵抗性，高血圧など代謝異常をもたらしQOL（生活の質）を下げるが，これらは成人肥満者と同じように，肥満の程度が増すほど重複的に合併し，特に内臓脂肪蓄積と関わりが深い[27,28]．肥満小児（$n=290$，平均年齢9.7歳，肥満度46.3％）の腹部脂肪分布を見てみると，内臓脂肪面積（40cm^{2}程度）は皮下脂肪面積（200cm^{2}程度）のおよそ5分の1であり，成人肥満者に比べ全体として皮下脂肪型を呈している．一方，肥満小児の内臓脂肪面積は小学校低学年では性差はないものの，高学年になってくると女児に比べ男児で蓄積量が多くなり，成人と同じような内臓脂肪蓄積の性差を示すようになる[29]．また，内臓脂肪の蓄積が多い子どもほどインスリン抵抗性が高いことや，TNFα，アディポネクチン，IL-6などのアディポサイトカインが異常をきたしているなど，肥満小児においても成人同様の反応性を示している[30]．こう

表 3.4 小児のメタボリック症候群診断基準（暫定案）[32]

腹腔内脂肪蓄積		
ウエスト径	かつ/または	≧80cm
ウエスト身長比		≧0.5
上記に加え以下のいずれか2項目以上		
高中性脂肪血症	かつ/または	≧120mg/dL
低HDL-C血症		<40mg/dL
収縮期血圧	かつ/または	≧125mmHg
拡張期血圧		≧70mmHg
空腹時血糖		≧100mg/dL

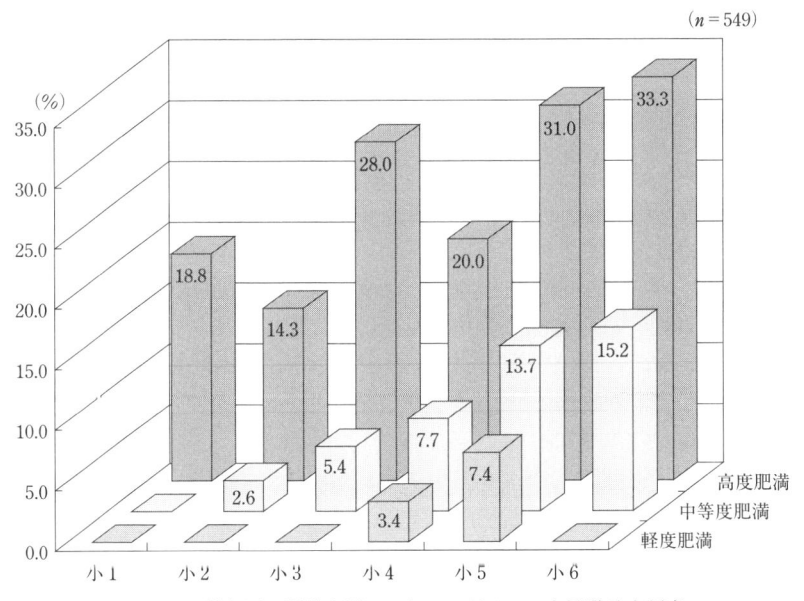

図 3.8 学年別，肥満度別にみたメタボリック症候群発症頻度

した状況から小児適正体格検討委員会は2002年に「小児肥満症の判定基準」[31]を発表し，小児においてもリスクとしての肥満と疾患単位としての肥満の区別を試みた．そして，2005年には厚生労働省の研究班によって成人と同様，内臓脂肪の蓄積を必須条件とし，血圧高値，脂質代謝異常，空腹時高血糖を複数有する「小児のメタボリック症候群診断基準（暫定値）」（表3.4）[32]が策定された．

この暫定値を用いて平均年齢9.4歳，肥満度42.7％の肥満小児549名（男児338名，女児211名）におけるメタボリック症候群発症頻度を検討した結果，全体で11.5％（肥満男児10.1％，肥満女児13.7％）がメタボリック症候群と判定された．また，学年別，肥満度別に発症頻度を検討すると，学年が上がれば上がるほど，そして肥満度が上がれば上がるほどメタボリック症候群の発症頻度は上昇し，小学校6年生の高度肥満グループでは33.3％がメタボリック症候群と判定された（図3.8）．評価方法が異なるので直接的な比較はできないものの，標準体重児におけるメタボリック症候群の頻度は0.9〜1.4％と報告されていることから[33]，小児においても肥満に伴いメタボリック症候群のリスクは上昇していると考えられ，食や運動を通した早期の対応が期待される．

参 考 文 献

1) 健康・栄養情報研究会編：厚生労働省平成16年国民健康・栄養調査報告，第一出版（2006）
2) 「健康日本21」中間評価報告書案，http://www.kenkounippon21.gr.jp/kenkounippon21/ugoki/kaigi/061017_index.html
3) 食事バランスガイド，http://www.maff.go.jp/food_guide/balance.html
4) 健康づくりのための運動指針2006，http://www.mhlw.go.jp/bunya/kenkou/undou01/pdf/data.pdf
5) 母子衛生研究会編：母子保健の主なる統計 平成17年度，母子保健事業団（2005）
6) D. J. Barker and C. Osmond : *Lancet*, **1**(8489), 1077 (1986)
7) P. D. Gluckman and M. A. Hanson : *Science*, **305**(5691), 1733 (2004)
8) 中村美詠子他：『健康日本21』における栄養・食生活プログラムの評価手法に関する研究，平成14年度 厚生労働科学研究費補助金・健康科学総合研究事業（2003）
9) H. Tanaka et al. : *J. Atheroscler. Thromb.*, **12**(5), 284 (2005)
10) 平成18年度 学校保健統計調査（速報），http://www.toukei.metro.tokyo.jp/ghoken/2006/gh06index.htm
11) 吉池信男他：肥満研究，**6**(1), 4 (2000)
12) 松澤佑次他：肥満研究，**6**(1), 18 (2000)

13) 松澤佑次他：肥満研究，**12**(臨時増刊), 1 (2006)
14) T. Nakamura *et al.*: *Atherosclerosis*, **107**(2), 239 (1994)
15) The Examination Comittee of Criteria for 'Obesity Disease' in Japan, *Circ. J.*, **66**(11), 987 (2002)
16) N. Ruderman *et al.*: *Diabetes*, **47**(5), 699 (1998)
17) 佐藤秀昭他：共済医報，**55**(1)，9 (2006)
18) A. Katsuki *et al.*: *Diabetes Res. Clin. Pract.*, **73**(3), 310 (2006)
19) T. Kadowaki *et al.*: *Int. J. Obes. (Lond.)*, **30**(7), 1163 (2006)
20) メタボリックシンドローム診断基準検討委員会：日本内科学会雑誌，**94**(4), 794 (2005)
21) 高橋和男, 斎藤 康：医学のあゆみ，**213**(6), 549 (2005)
22) K. G. Alberti and P. Z. Zimmet: *Diabet. Med.*, **15**(7), 539 (1998)
23) *JAMA*, **285**(19), 2486 (2001)
24) 清原 裕：日本臨床，**64**(臨時増刊9), 64 (2006)
25) Y. Matsushita *et al.*: *Obes. Res.*, **12**(2), 205 (2004)
26) 日本肥満学会編：小児の肥満症マニュアル, p.124, 医歯薬出版 (2004)
27) B. A. Gower *et al.*: *Diabetes*, **48**(8), 1515 (1999)
28) K. Togashi *et al.*: *Clin. Paediatr. Endocrinol.*, **12**(Suppl. 19), 41 (2003)
29) 冨樫健二他：バイオメカニクス研究，**5**(2), 31 (2001)
30) D. Nemet *et al.*: *Pediatr. Res.*, **53**(1), 148 (2003)
31) K. Asayama *et al.*: *Pediatr. Int.*, **45**(5), 642 (2003)
32) 原 光彦：小児内科，**38**(9), 1569 (2006)
33) 原 光彦他：肥満研究，**11**(1), 38 (2005)

〔冨樫健二〕

第4章　脂肪蓄積のメカニズムと内臓脂肪

4.1　はじめに─脂肪細胞の分類─

　脂肪細胞は間葉系幹細胞から前駆脂肪細胞を経て分化すると考えられ，成熟した脂肪細胞は余剰エネルギーをトリグリセリド（中性脂肪）として貯蔵できる．また，脂肪組織は単なる成熟脂肪細胞の集合体ではなく，前駆脂肪細胞や内皮細胞，マクロファージなどからなるストローマ画分と呼ばれる多様な細胞集団を含む組織である．

　脂肪細胞は，その色調から白色脂肪細胞と褐色脂肪細胞とに，またそのサイズから小型脂肪細胞と大型脂肪細胞とに，そしてその存在部位から内臓脂肪細胞と皮下脂肪細胞とに，各々分類して捉えることもできる．近年，脂肪細胞に関する研究が非常に盛んになり，色調・サイズ・存在部位といった差異は，単なる「見た目」の違いだけではなく，機能的な違いを示すものであることが明らかとなってきた．

　例えば，白色脂肪細胞は一般にはエネルギー貯蔵庫として機能しているが，褐色脂肪細胞は逆に蓄積した脂肪を酸化・分解して，その結果得られたエネルギーを熱として放散している「熱産生組織」である[1]．白色脂肪細胞は腹腔内や皮下にまたがって全身に幅広く分布しているが，褐色脂肪細胞は肩甲間や腎臓周囲などに限局して存在する．白色脂肪細胞は通常直径が70～90μmの細胞であり，細胞質が単房性の大きな脂肪滴で占められるため，白色に見える．対照的に，褐色脂肪細胞は直径が20～50μmと比較的小型の細胞でミトコンドリアを多く含有し，しかも多くの毛細血管が周囲に存在するため，褐色に見える．褐色脂肪細胞の脂肪滴は小さく，多房性である．グルコースの利用速度や脂肪合成・脂肪分解でみた代謝活性は，褐色脂肪細胞の方が白色脂肪細胞に比較して圧倒的に高い．特徴的なことは，褐色脂肪細

胞のミトコンドリアには UCP-1（uncoupling protein-1）が発現していることである．UCP-1 は基質である脂肪酸の酸化と ATP 合成とを脱共役させることで，熱の発生を促進する．この熱産生は主に交感神経の作用により制御されており，褐色脂肪組織には交感神経終末やノルアドレナリンが大量に存在する．したがって，褐色脂肪組織は，寒冷下における体温の維持や過剰に摂取したエネルギーを熱として放散・消費する機能を有するものと考えられる．

肥満とは通常，白色脂肪細胞からなる白色脂肪組織が増大し，トリグリセリドが過剰に蓄積した状態をさす．理論的に脂肪量は，個々の脂肪細胞の肥大化と脂肪細胞数の増加という2つのファクターにより規定されるが，成体における肥満の過程では，まず個々の脂肪細胞の肥大化が生じ，さらにエネルギー摂取過剰の状態が続くと脂肪細胞の増殖や分化が起こるものと想定されている．というのも，BMI（body mass index）20～23 の通常体重者では成熟白色脂肪細胞の大きさは直径 70～90μm で，肥満の進行とともに脂肪細胞は直径 130～140μm まで肥大化するが，それより大きいものは観察されないからである．脂肪細胞数が増加しないとすると，脂肪細胞の肥大化だけでは計算上，高々 BMI 27～28 の肥満までしか説明できないため，高度肥満では脂肪細胞数そのものが増加していると考えられる[2]．したがって，脂肪蓄積のメカニズムを解明することは，脂肪細胞の肥大化と増殖，そして分化のメカニズムを解明することにほかならない．

また，脂肪細胞は単なる余剰エネルギーの貯蔵機能だけでなく，内分泌器官としての機能も有することが 1990 年代後半から明確に認識されるようになってきた．脂肪細胞から分泌される生理活性物質を総称してアディポカイン/アディポサイトカインと呼ぶ．このアディポカインには，いわゆる「善玉」と「悪玉」とが複数存在することが明らかとなっており，それらの分泌量や分泌パターンがメタボリック症候群の病態形成と密接に絡んでいる．そして興味深いことに，アディポカインの一部もストローマ画分の細胞から分泌されている．同じ白色脂肪組織でも内臓脂肪と皮下脂肪とではこのストローマ画分の量や細胞構成が異なり，しかも肥満やメタボリック症候群においては，それがさらに変容するということが病態形成に関与しているものと考えられる．

4.2 PPARとは

　脂肪細胞の分化においては，各段階で特異的な遺伝子群の発現が認められ，マスターレギュレーターとなる転写因子が存在する．代表的なものとして，リガンド依存性受容体型転写因子であるペルオキシソーム増殖因子活性化受容体PPARγ（peroxisome proliferator activated receptor γ）やロイシンジッパー型転写因子のC/EBPs（CCAAT/enhancer binding proteins）が挙げられる．また，これらの転写因子と相互作用して転写活性化能を制御する因子に，コアクチベーターやコリプレッサーがある．脂肪細胞の分化においては，コアクチベーターとしてCBP（CREB binding protein）/p300が，コリプレッサーとしてNcoR（nuclear receptor corepressor）やSMRT（silencing mediator of retinoid and thyroid hormone receptor）が重要であると報告されている．

　脂肪細胞の肥大化は，単にエネルギーの過剰摂取に伴うトリグリセリドの蓄積の結果として生じるのか，あるいは何らかの質的変換を伴うものなのか，これまで議論があったが，筆者らは脂肪細胞分化のマスターレギュレーターとして知られていたPPARγのヘテロ欠損マウスが，高脂肪食を負荷しても脂肪細胞の肥大化をきたさず肥満になりにくいことや，インスリン感受性が良好であることを見出した[3]．すなわち，PPARγは脂肪細胞の分化のみならず肥大化にも重要な役割を果たしていることが明らかとなり，しかも転写レベルでの調節により，肥大化した脂肪細胞は小型の脂肪細胞とは質的に異なるものである可能性が示唆された．

　PPARは，マウスなどの肝細胞でペルオキシソーム増殖作用を示す化合物により転写活性化能を有する核内レセプター型転写因子である（図4.1）．cDNAクローニングにより3種類のサブタイプ遺伝子が単離され，α，β/δ，γに分類される[4]．これらのサブタイプのうちαとγには発現に臓器特異性があり，PPARαは肝臓や骨格筋，褐色脂肪細胞に多く発現し，脂肪燃焼を調節している．それに対してPPARγは白色脂肪細胞や胎盤・骨髄に強く発現している．さらに，PPARγにはN末端の配列が異なるγ1，γ2の2つのアイソフォームが存在する．PPARγ1，γ2はともに同一の遺伝子にコードされているが，異なった部位から転写，翻訳が開始されるために，PPARγ2

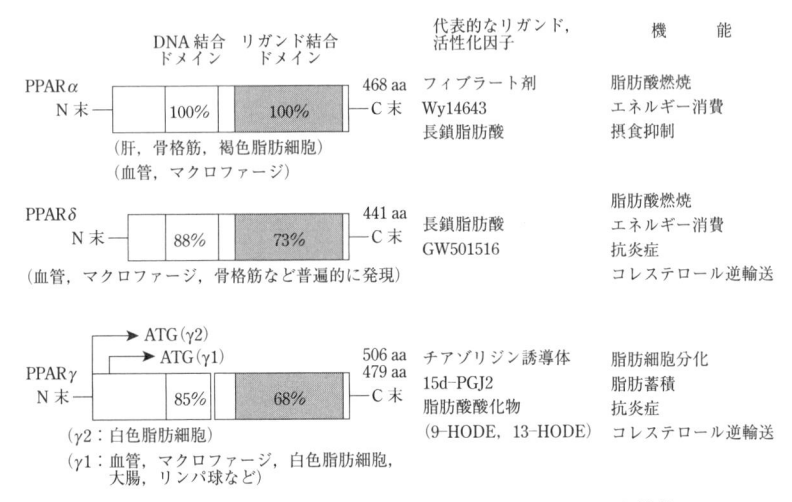

図 4.1 PPAR サブタイプの構造，発現部位，リガンドと機能

の N 末端は PPARγ1 よりも 30 アミノ酸長く，その発現は白色脂肪細胞で特に高いことが特徴である．PPAR の構造は一般に，アイソフォームごとに異なる N 末端の AF1 領域，アイソフォーム間でほぼ共通で zinc finger モチーフ（亜鉛要求性）を有する DNA 結合領域，核移行シグナルが存在する D 領域，C 末端のリガンド結合領域（AF2 領域）からなる．

PPAR の遺伝子転写活性調節には二通りの経路が知られている（図 4.2）．1 つは DNA 依存性であり，レチノイド X レセプター（RXR）とヘテロ 2 量体を形成して，標的遺伝子のプロモーター配列に結合することで，転写活性を

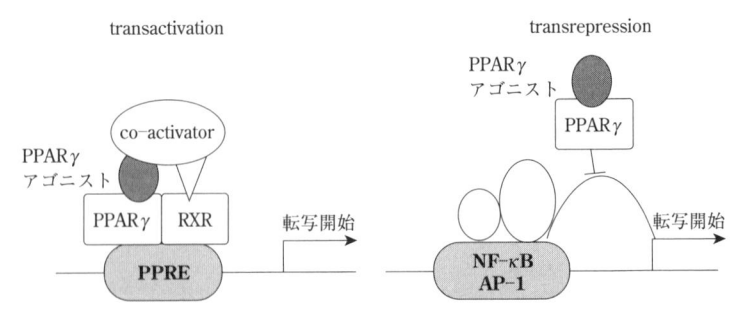

図 4.2 PPAR の遺伝子転写活性調節のメカニズム

上げる（transactivation）．その認識塩基配列はAGGTCA様のコア配列が同方向に並んだダイレクトリピート型でありPPRE（PPAR response element）と総称される．PPAR/RXRのヘテロダイマーにPPARアゴニストやRXRアゴニストが結合すると，コリプレッサーが解離するとともにコアクチベーターが結合して，標的遺伝子の転写を活性化できるようになる．PPARは複数のコアクチベーターと結合し得るが，その結合能はリガンド依存性と考えられ，このことがPPARの多彩な作用を生み出しているものと考えられる．PPARの内因性リガンドとして，アラキドン酸，リノレン酸などの脂肪酸やその関連物質がリガンド候補として報告されているが，強力な作用を有する物質は未だ同定されていない．活性の高い「真の」内因性リガンドが存在するのか，あるいは生理的には活性の弱い複数の内因性リガンドが複合的に作用するのか，さらなる検討が必要である[5]．なお，高トリグリセリド（中性脂肪）血症の治療薬として汎用されるフィブラート剤はPPARαの活性化薬であり，2型糖尿病の治療薬として近年注目を浴びているチアゾリジン誘導体はPPARγの活性化薬である．特にチアゾリジン誘導体はPPARγを強力に活性化して脂肪細胞分化を促進することで，生体においては小型の脂肪細胞を増やす作用を有する．

もう1つのPPARの遺伝子転写活性調節経路は，DNA非依存的な方法でNF-κBやAP-1などが担う他の転写因子系に干渉し，その標的遺伝子の転写を結果として抑制するものである（transrepression）．PPARγがリガンド依存性に炎症応答性遺伝子群の発現を抑制する抗炎症作用のメカニズムとして，近年注目されている．後述のように，肥満を「脂肪組織の慢性炎症」という概念で捉えた場合，PPARγアゴニストが有する抗炎症作用は一層興味を引くものである．また最近，PPARγのtransrepressionにおいては，PPARγのリガンド結合領域がリガンド依存性にSUMO（small ubiquitin-like modifier）化されることが重要であると報告されている[6]．

4.3　脂肪細胞におけるPPARγの役割

PPARγは脂肪細胞分化において重要な役割を果たしていると考えられ，

*in vitro*の系では，脂肪細胞への分化能を持たない線維芽細胞に対して，人工的にPPARγを強制発現させた上でPPARγアゴニストを加えると，脂肪細胞分化の一連の遺伝子カスケードが誘導され，脂肪細胞への分化が認められることが報告されていた[7]．

　そこで筆者らは，生体におけるPPARγの役割を詳細に解明するためにPPARγ欠損マウスの作製を試みた[3]．PPARγホモ欠損マウスは胎盤の形成異常により胎生致死であったので，PPARγヘテロ欠損マウスを用いて解析を行った．PPARγヘテロ欠損マウスは高脂肪食を負荷しても肥満になりにくく脂肪細胞の肥大化は抑制され，高脂肪食負荷野生型マウスと比較して良好なインスリン感受性を維持した．肥満に伴う骨格筋や肝臓でのトリグリセリド含量増加は，様々な分子メカニズムを介してインスリン抵抗性を惹起することが知られているが，高脂肪食負荷PPARγヘテロ欠損マウスでは，骨格筋や肝臓でのトリグリセリド含量が減少しており，このことが本マウスの良好なインスリン感受性をもたらしているものと考えられた．さらに，脂肪細胞由来のインスリン感受性ホルモンであるアディポネクチンの血中濃度は，PPARγヘテロ欠損マウスでは野生型マウスに比較して高値であった．アディポネクチンは肥大化した大型脂肪細胞よりも小型の脂肪細胞から多く分泌され，その生理的作用には骨格筋や肝臓におけるAMPK（AMP活性化プロテインキナーゼ）やPPARαの活性化を介した脂肪酸燃焼促進作用，インスリン抵抗性改善作用がある[8]．したがって，PPARγヘテロ欠損マウスでは，アディポネクチン作用の亢進により骨格筋や肝臓において脂肪酸燃焼が促進されトリグリセリド含量が減少したことが，インスリン感受性の維持に寄与したものと考えられた．

　さらに，このPPARγ欠損マウスの胎児線維芽細胞を用いて，脂肪細胞分化におけるPPARγの役割を詳細に検討した．脂肪細胞への分化誘導実験において，PPARγヘテロ欠損マウス由来の線維芽細胞の脂肪細胞分化能は野生型マウス由来の線維芽細胞と比較して約半分に低下しており，しかもPPARγホモ欠損マウス由来の線維芽細胞は脂肪細胞分化能を全く示さなかった．また，PPARγアゴニストであるチアゾリジン誘導体を添加したところ，PPARγヘテロ欠損マウス由来の線維芽細胞では野生型の約80％まで脂

肪細胞分化能が回復したが，PPARγ ホモ欠損マウス由来の線維芽細胞では，やはり脂肪細胞分化能が認められなかった．このことから，チアゾリジン誘導体の脂肪細胞分化促進作用は，PPARγ を介するものであることが明らかとなった．そこで，PPRAγ ホモ欠損マウス由来の線維芽細胞に PPARγ 遺伝子を人工的に導入したところ，脂肪細胞分化能が野生型マウス由来の線維芽細胞とほぼ同程度に回復した．以上から，PPARγ は脂肪細胞分化のマスターレギュレーターであり，極めて重要な役割を果たしていることが明らかとなった．

また，全身の PPARγ ホモ欠損マウスは胎盤形成異常により胎生致死となるため，脂肪細胞特異的な PPARγ ホモ欠損マウスが複数作製され，その表現型が報告されている．脂肪細胞特異的なプロモーターとして aP2 プロモーターを利用した脂肪細胞特異的 Cre（酵素）発現トランスジェニックマウスと PPARγ *flox/flox* マウスとを交配して得られた脂肪細胞特異的 PPARγ ホモ欠損マウスでは，白色脂肪組織量・褐色脂肪組織量がともに減少し，特に褐色脂肪組織量は激減した．そして，血中遊離脂肪酸（FFA）値・トリグリセリド値の上昇を認め高脂血症を呈するとともに，血中のアディポネクチンやレプチン値は低下していた[9]．

さらに，aP2 プロモーターを利用したタモキシフェン誘導性の脂肪細胞特異的 Cre 発現トランスジェニックマウスと PPARγ *flox/flox* マウスとを交配して得られる後天的な脂肪細胞特異的 PPARγ ホモ欠損マウスの報告によれば，成体にタモキシフェンを投与し成熟脂肪細胞で PPARγ を急性に欠損させた場合，驚くべきことに，PPARγ を発現していると思われる成熟した白色脂肪細胞・褐色脂肪細胞はともに数日で死滅した．そしてその後は，新たに分化して PPARγ を発現するようになった脂肪細胞に置き換わったという[10]．このことは *in vivo* において PPARγ は脂肪細胞の分化のみならず，成熟した脂肪細胞の生存にも必須であることを意味する．

4.4 脂肪細胞分化における転写因子カスケード

脂肪細胞の分化において，PPARγ と密接な関係を有する転写因子に

C/EBPs や KLFs（Krüppel-like factors）がある（図 4.3）[11]．

C/EBPs はファミリーを形成し，C/EBPα, β, γ, δ などが知られている．C/EBPβ と C/EBPδ は脂肪細胞の分化早期に発現し，両者はその後 C/EBPα や PPARγ の発現を誘導する．興味深いことに，PPARγ の非存在下では，C/EBPβ と C/EBPδ は C/EBPα を十分に誘導できない．PPARγ は C/EBPα のプロモーターに結合している HDAC-1（histone deacetylase-1）を DNA からはずし，C/EBPα の転写活性を上げているものと考えられる．

KLFs は zinc finger モチーフを有する転写因子群で，血球系細胞・平滑筋細胞・心筋細胞などの分化や増殖，アポトーシス，形質転換に関与する．脂肪細胞においても KLF 2, 5, 6, 7, 15 など複数の KLFs が発現しており，脂肪細胞分化において重要な役割を果たしている．大石らは，KLF5 に注目し遺伝子欠損マウスを作製しその表現型を解析した[12]．KLF5 ホモ欠損マウスは胎生早期に致死であった．KLF5 ヘテロ欠損マウスは生存し一見正常に発育する．しかしながら，興味深いことに，褐色脂肪組織には異常を認めなかったものの，白色脂肪組織量が減少していた．そのメカニズムを追求すると，KLF5 は脂肪細胞の分化早期に C/EBPβ と C/EBPδ により発現誘導され，その後 C/EBPβ，C/EBPδ と協調しながら，白色脂肪細胞で重要な PPARγ2 のプロモーター領域に結合して PPARγ2 の発現を亢進させること

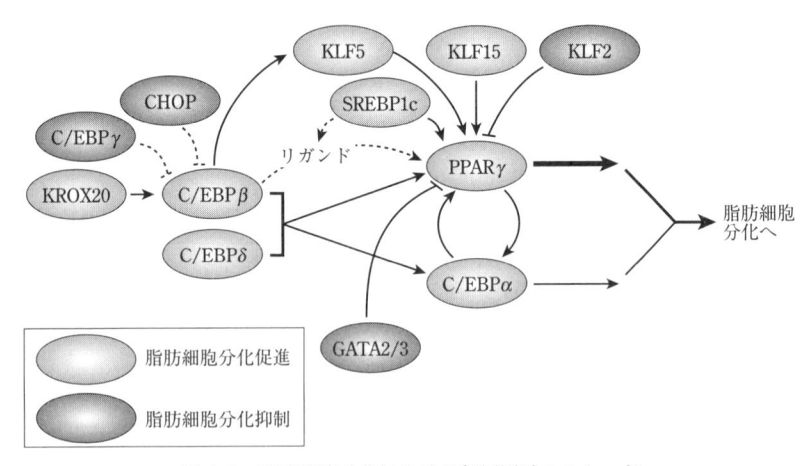

図 4.3　脂肪細胞分化における転写因子カスケード

が明らかとなった．一方でKLFsには，KLF2やKLF7のように脂肪細胞分化を抑制するものも知られている．KLF2は脂肪細胞の分化早期に発現し，PPARγ2のプロモーターに結合してその転写活性を抑制している．KLF5が発現誘導されるとKLF2はDNAからはずれ，その代わりにKLF5がDNAに結合することでPPARγ2の転写活性が亢進するものと考えられた．

また，KLF5ヘテロ欠損マウスは外的ストレスに対する血管内膜肥厚の程度が軽く，血管平滑筋の形質転換が抑制されていたことから，KLF5は脂肪細胞の分化のみならず，心血管病変の病態形成においても重要な役割を果たしていると考えられる．メタボリック症候群においてはしばしば肥満，インスリン抵抗性の増悪と動脈硬化の進行が同時に起こり得るが，KLF5は両者に共通したストレス応答性分子として位置付けることが可能である．したがってKLF5はメタボリック症候群に対する根本的な治療法の開発につながる有力なターゲットであるといえよう．

4.5 PPARγ活性とメタボリック症候群

高脂肪食負荷PPARγヘテロ欠損マウスの「太りにくい」という表現型から，PPARγ遺伝子は高脂肪食下ではエネルギー貯蔵の方向に作用し，節約遺伝子（thrifty gene）として働いているものと解釈できる．すなわち，飢餓の時代においては2対のPPARγ遺伝子は個体の生存に有利に作用していたが，現代の飽食の時代においては2対のPPARγ遺伝子はむしろ肥満やインスリン抵抗性を惹起しやすく，メタボリック症候群の原因となり，個体の生存に不利に作用している可能性があると考えられる．

実際，ヒトにおいてPPARγ活性とインスリン抵抗性・糖尿病の間には重要な関連性が見出されている．筆者らは，白色脂肪細胞に特に多く発現しているPPARγ2の遺伝子に着目し，コドン12のプロリンがアラニンに置換されているPro12Ala遺伝子多型を同定した．本多型を有する肥満者は，非保持者に比較してインスリン感受性が良好であった．また，糖尿病患者での本多型のアリル頻度（特定の遺伝子多型が出現する頻度）は1.8%と，非糖尿病患者の4.3%に比較して有意に低値で，このPro12Ala遺伝子多型は抗糖尿病

因子であると考えられた[13].

　プロリンがアラニンに置換されている変異体では，チアゾリジン誘導体によるPPARγ活性上昇作用が約3/4に低下しているという報告と，高脂肪食負荷PPARγヘテロ欠損マウスが高脂肪食負荷野生型マウスに比較してインスリン感受性であることを考え合わせると，Pro12Ala遺伝子多型はPPARγ活性が中程度に低下している状態であり，糖尿病やメタボリック症候群になりにくい体質を示すものであるといえよう．

　また，2型糖尿病治療薬として汎用されているチアゾリジン誘導体は，PPARγを強力に活性化し脂肪細胞の分化を促進することで小型の脂肪細胞を増やし，全身のインスリン抵抗性を改善させる．したがって，脂肪細胞の分化という枠を超えて，メタボリック症候群の制御においても，PPARγは極めて重要な分子であり，脂肪細胞のPPARγ活性を亢進させること，あるいは中程度低下させることにより，脂肪細胞の小型化とアディポネクチンに代表されるインスリン感受性アディポカインの分泌量増加を介して，インスリン抵抗性を改善させることが可能である（図4.4）．今後は，PPARγに加えPPARαやPPARδに関しても，その作用を脂肪細胞のみならず各組織において詳細に検討し，組織特異的なPPARのアゴニスト/アンタゴニストを開発することが，メタボリック症候群におけるテーラーメード医療の実現につながるものと期待される．

4.6　脂肪蓄積とアディポカイン

　脂肪細胞は余剰エネルギーの貯蔵機能だけでなく，内分泌器官としての機能も有する（図4.5）．脂肪細胞から分泌される生理活性物質を総称してアディポカイン/アディポサイトカインと呼ぶ．いわゆる「善玉」と「悪玉」とに大別され，その分泌量や分泌パターンがメタボリック症候群の病態形成と密接に絡んでいる．また，アディポカインの一部はストローマ画分の細胞（マクロファージ）から分泌されていることにも留意する必要がある．そして，肥満の状態で認められるアディポカインの発現パターンや量の変化は，「脂肪組織の慢性炎症」という概念に包括して理解することが可能である．

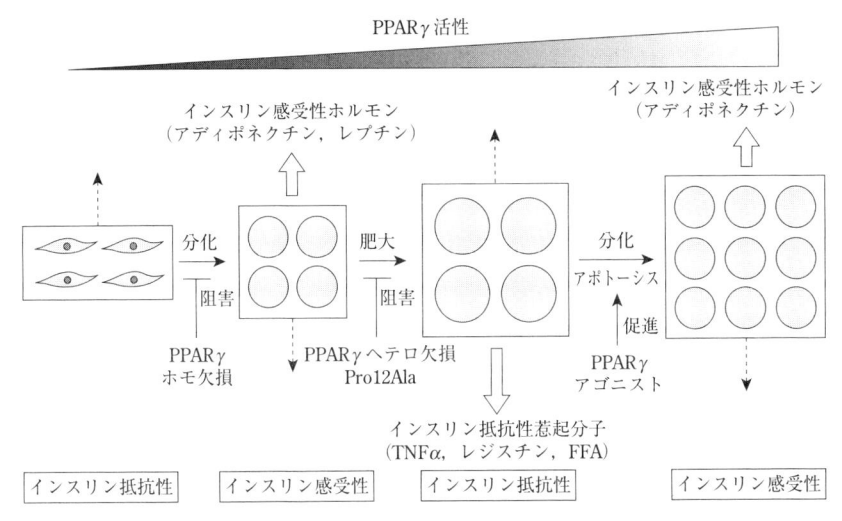

図 4.4 脂肪細胞の PPARγ 活性とメタボリック症候群

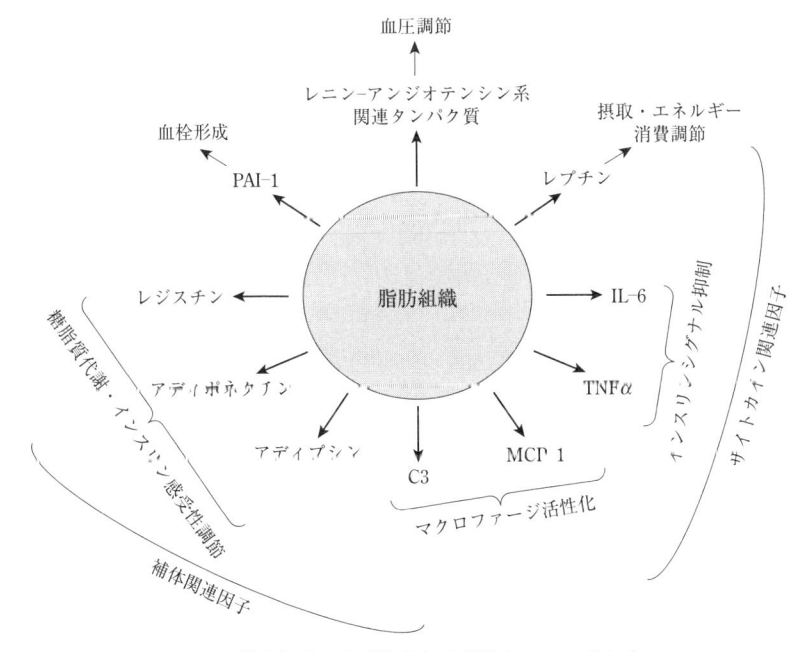

図 4.5 脂肪細胞から分泌される多彩なアディポカイン

「肥満＝脂肪蓄積→悪」という図式のみからでは，脂肪細胞が悪玉アディポカインだけでなく，善玉アディポカインも分泌していることは意外であるかもしれない．しかしながら，例えば，脂肪細胞量が著しく低下・欠如した糖尿病である「脂肪萎縮性糖尿病」は，著明なるい痩（やせていること）が認められるにもかかわらず高度のインスリン抵抗性を呈する．このことからも，脂肪細胞はインスリンの感受性を高める善玉アディポカインを分泌していることが容易に了解できよう．

高脂肪食負荷 PPARγ ヘテロ欠損マウスの表現型で認められたように，小型の脂肪細胞は善玉アディポカインの代表格であるアディポネクチンを多く分泌する[14]．逆に大型の脂肪細胞は悪玉アディポカインの代表格であるTNFα や FFA，レジスチン，IL-6 を多く分泌する．そして，肥満の状態やメタボリック症候群では，脂肪細胞は肥大化するとともに形質転換し，善玉アディポカイン優位の分泌パターンが悪玉アディポカイン優位の分泌パターンに変化するものと考えられる．

個体においては，血糖値を決定するインスリン標的臓器として肝臓と骨格筋が重要である．脂肪組織から分泌されるアディポカインは，それらのインスリン感受性を調節している．肥満，特に内臓脂肪蓄積型肥満では，善玉アディポカインが減少するとともに，悪玉アディポカインが増加し，肝臓や骨格筋においてインスリン抵抗性が惹起される．例えば善玉アディポカインのアディポネクチンは，骨格筋・肝臓に作用し AMPK や PPARα の活性化を通じて脂肪酸の燃焼を促進するが，肥満とともにその分泌量は低下するため，結果としてインスリン抵抗性が増悪する．

また，脂肪細胞の形質転換のきっかけとして，脂肪組織に存在するマクロファージが重要である（図4.6）[15]．ごく初期の肥満においても，脂肪細胞が分泌する FFA や単球遊走化タンパク質 MCP-1 により脂肪組織にマクロファージが誘導され，浸潤するようになる．MCP-1 はもともと単球遊走化因子として同定されたケモカインであり，肥満した状態の脂肪組織から大量に分泌されることが知られていた．脂肪組織に浸潤したマクロファージは活性化して，TNFα や MCP-1 などの様々なサイトカインを分泌することで，今度は脂肪細胞の形質転換を促し，悪玉アディポカインの分泌を増加させるも

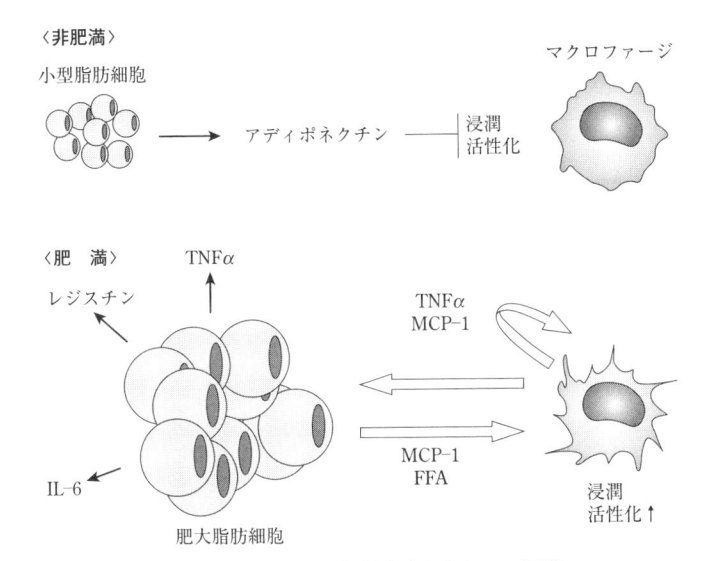

図 4.6 「脂肪組織の慢性炎症」としての肥満

のと考えられている．実際，筆者らは脂肪組織特異的な MCP-1 過剰発現マウスを作製し，このマウスに高脂肪食を負荷した．高脂肪食負荷野生型マウスに比較して，脂肪組織へのマクロファージの浸潤が増えており脂肪組織の炎症が惹起されていることと，血中 MCP-1 増加に伴う直接作用ならびに TNFα や IL-6 などの悪玉アディポカインの増加を介した間接作用により全身のインスリン抵抗性が悪化することを報告した[16]．反対に MCP-1 の受容体である CCR2 の欠損マウスでは，高脂肪食を負荷しても脂肪組織へのマクロファージの浸潤が少なくインスリン感受性も良好であったと報告されており，筆者らの検討と一致する結果であると考えられた[17]．

以上より，肥満を「脂肪組織の慢性炎症」という観点から包括的に理解することが可能であり，メタボリック症候群の制御においてはこの慢性炎症の悪循環を断ち切ることが重要であるといえる．筆者らの検討では，極めて興味深いことに，善玉アディポカインのアディポネクチンはその受容体である AdipoR1，AdipoR2 を介して，マクロファージの脂肪組織への浸潤・活性化を抑制していると考えられる（図 4.7）[18-20]．さらに筆者らは，野菜や果物の食品成分であるオスモチンが，AdipoR1，AdipoR2 に結合して，アディポネ

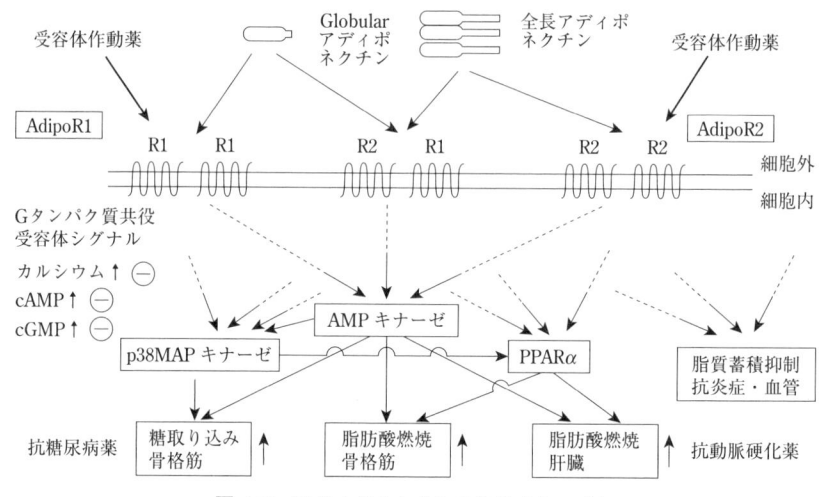

図 4.7 アディポネクチンの作用メカニズム

クチン様の作用を示すことを見出した[21].植物防御ペプチドファミリー pathogenesis related (PR) proteins(感染特異的タンパク質)の一種 PR-5 に属するオスモチンの立体構造は,アディポネクチンの重要なドメインの立体構造と相同であり,しかもオスモチン受容体は酵母におけるアディポネクチン受容体のホモログ(相同性をもつもの)であることが判明した.オスモチンをはじめ植物防御ペプチドファミリーに属するタンパク質は種々の野菜や果物(ピーマン,トマト,ジャガイモ,トウモロコシ,リンゴ,サクランボ,ブドウ,キウイフルーツなど)に豊富に存在し,消化・分解されにくい特徴をもつ.この発見は,野菜を多く摂取することが肥満,メタボリック症候群の予防・治療に有効であることに対して,1つの合理的な説明と根拠を与え得るものであるとともに,メタボリック症候群予防のための食品に関する応用研究や新たな創薬ターゲットとしての可能性を拓くものである.

4.7 内臓脂肪と皮下脂肪

以前から,肥満のタイプ・脂肪組織の分布と肥満に合併する疾患に関連があることが報告されており,わが国のメタボリック症候群の診断基準のコン

セプトにおいても，皮下脂肪の蓄積より内臓脂肪の蓄積が重視されている．

臀部から大腿にかけて脂肪がつく肥満は女性に多く，下半身肥満や女性型肥満とも呼ばれる．一方で，上腹部がせり出すように脂肪がつく肥満は男性に多く，上半身肥満や男性型肥満と呼ばれる．この上半身肥満は，耐糖能異常や糖尿病，高血圧，高脂血症を合併しやすく，その結果として動脈硬化，冠動脈疾患，脳血管障害を発症しやすいことが知られていた．すなわち，内臓脂肪蓄積を主とする肥満症では，糖尿病，高血圧，高脂血症を合併しやすく，脂肪細胞の機能異常を伴っていると考えられ，皮下脂肪蓄積を主とする肥満症では，脂肪組織重量そのものの過大な増加により，膝関節痛・腰関節痛などの整形外科学的疾患や睡眠時無呼吸症候群を合併しやすいものと考えられていた．そして，臍レベルでの腹部 CT 検査により，上半身肥満では腹腔内の内臓脂肪がより多く蓄積し，対照的に下半身肥満では皮下脂肪がより多く蓄積していることが，実際に確認できるようになった．

このことは，同じ白色脂肪組織でも内臓脂肪と皮下脂肪ではその性質や代謝特性に差があることを想定させるが，両者の差はどのようなメカニズムにより説明可能であろうか（表4.1）[22]．

まず解剖学的に，内臓脂肪から放出された FFA は門脈を経由して肝臓に直接流入する点が皮下脂肪とは異なる．肝臓への過剰な FFA 流入は肝臓における脂肪合成や糖新生の亢進を招き，インスリン抵抗性や耐糖能異常を惹起しやすい可能性が指摘されている．

表4.1 皮下脂肪との対比からみた内臓脂肪の特徴

- 過剰な蓄積は上半身肥満・男性型肥満を呈しやすい．
- メタボリック症候群との関連性が高い．
- 解剖学的に門脈を経由して肝臓に直接的な影響を及ぼす可能性がある．
- 脂質合成能が高い．
- インスリン非刺激時/インスリン刺激時ともにブドウ糖取り込み能が高い．
- カテコールアミンによる脂肪分解が高い．
- インスリン刺激による脂肪分解抑制能が低い．
- アディポネクチンの発現が高い．
- 11β-HSD1 の活性が高い．
- 脂肪細胞分化に関与する可能性がある遺伝子の発現パターンが独特である（*HoxA5* や *Tbx15* の発現が高く，*Gpc4* の発現が低い）．

また脂肪合成能に関して，ラットを用いた実験により内臓脂肪と皮下脂肪では差があることが報告されている．ラットの満腹中枢である視床下部腹内側核（VMH）を破壊すると，過食を呈し肥満をきたす．このモデルにおいて，脂肪合成に重要なアシル-CoA合成酵素やLPL（リポタンパク質リパーゼ），GLUT4（グルコース輸送担体）の発現量やその活性が，皮下脂肪よりも内臓脂肪でより大きく上昇していた．さらに，脂肪合成能のみならず脂肪分解能においても，内臓脂肪と皮下脂肪では差が認められる．内臓脂肪は皮下脂肪に比べて，カテコールアミンに対する脂肪分解活性が高く，その代謝産物であるFFAを放出しやすいことが報告されている．実際，脂肪分解において重要な役割を果たす$\beta 3$受容体の活性は内臓脂肪組織で亢進している．以上の知見などから，内臓脂肪は「増えやすいが，減らしやすい」脂肪であると考えられる．

　内臓脂肪とアディポカインの関係を考える上で興味深い動物モデルとして，11β-HSD1（11β-hydroxysteroid dehydrogenase type 1）過剰発現マウスが知られている．この酵素は，グルココルチコイドを細胞内で再活性化する酵素であり，皮下脂肪に比較して内臓脂肪での発現が高く，また脂肪組織における酵素活性が肥満度と正の相関を示す．これを脂肪組織で過剰に発現させたマウスは，内臓脂肪蓄積型肥満を呈し，脂肪細胞が肥大化して，耐糖能異常・高脂血症・高血圧，すなわちメタボリック症候群を発症した．皮下脂肪と比較して内臓脂肪では，グルココルチコイド受容体が多く発現しているため，このような内臓脂肪蓄積型肥満を呈したと考えられている．しかも本マウスでは，善玉アディポカインであるアディポネクチンは減少し，逆に悪玉アディポカインであるTNFαは増加していた．

　また，ヒトの内臓脂肪と皮下脂肪を採取して，DNAチップにより遺伝子発現の比較解析を行った最近の報告によれば，*HoxA5*，*Gpc4*，*Tbx15*など脂肪細胞分化に関与すると推察される複数の遺伝子の発現量に関して，両群間で顕著な差が認められたという[23]．しかも，そのうちのいくつかは内臓脂肪蓄積型肥満との有意な相関が認められたことから，脂肪細胞分化のプログラムが脂肪組織の分布，すなわち肥満のタイプに重要な役割を果たしている可能性が示唆され，非常に興味深い．

4.8 おわりに

　本章では,「脂肪蓄積のメカニズムと内臓脂肪」に関して, 最新の知見をまじえながら概説した. 脂肪蓄積のメカニズムを解明することは, 脂肪細胞の肥大化と増殖, そして分化のメカニズムを解明することにほかならない. そして, メタボリック症候群における内臓脂肪の意義はしばしば皮下脂肪と対比されて論じられるが, 両者の差異には代謝特性のみならず, 脂肪細胞分化が重要な役割を果たしている可能性がある.

　脂肪細胞は単なる余剰エネルギーの貯蔵庫ではない. 様々なアディポカインを分泌し, その分泌量や分泌パターンがメタボリック症候群の病態形成と密接な関係にある. 肥満の状態で観察される脂肪組織由来のアディポカインの発現パターンや量の変化は,「脂肪組織の慢性炎症」という概念に包括して理解することができ, メタボリック症候群の制御においてはこの慢性炎症の悪循環を断ち切ることが重要である.

　脂肪細胞分化においてPPARγは極めて重要な分子であるが, メタボリック症候群の制御においてもキーとなる転写因子であり, 脂肪細胞のPPARγ活性を亢進させることや中程度低下させることにより, 脂肪細胞の小型化と善玉アディポカインの分泌量増加を介して, インスリン抵抗性を改善させることが可能である.

　特に善玉アディポカインの代表であるアディポネクチンは, その受容体であるAdipoR1, AdipoR2を介して骨格筋・肝臓に作用し, AMPKやPPARαの活性化を通じて脂肪酸燃焼を促進するとともに, マクロファージの脂肪組織への浸潤・活性化を抑制して, 全身のインスリン抵抗性を改善させると考えられる.

　さらに, オスモチンをはじめ植物防御ペプチドファミリーに属するタンパク質は, 大変興味深いことに, アディポネクチン受容体を介してアディポネクチン様の作用を示す. これらのタンパク質は様々な野菜や果物に豊富に存在し, しかも消化・分解されにくいことから, メタボリック症候群予防のための食品に関する応用研究の展開が, 今後非常に期待される.

参 考 文 献

1) D. G. Nicholls : *Biochim. Biophys. Acta*, **1757**, 459 (2006)
2) 杉原　甫, 青木茂久, 江口有一郎：最新医学, **61** (3月増刊), 624 (2006)
3) N. Kubota *et al.* : *Mol. Cell.*, **4**, 597 (1999)
4) C. Dreyer *et al.* : *Cell*, **68**, 879 (1992)
5) M. Lehrke and M. A. Lazar : *Cell*, **123**, 993 (2005)
6) G. Pascual *et al.* : *Nature*, **437**, 759 (2005)
7) P. Tontonoz *et al.* : *Cell*, **79**, 1147 (1994)
8) T. Yamauchi *et al.* : *Nat. Med.*, **8**, 941 (2001)
9) W. He *et al.* : *Proc. Natl. Acad. Sci. USA*, **100**, 15712 (2003)
10) T. Imai *et al.* : *Proc. Natl. Acad. Sci. USA*, **101**, 4543 (2004)
11) E. D. Rosen *et al.* : *Nat. Rev. Mol. Cell. Biol.*, **7**, 885 (2006)
12) Y. Oishi *et al.* : *Cell Metab.*, **1**, 27 (2005)
13) K. Hara *et al.* : *Biochem. Biophys. Res. Commun.*, **271**, 212 (2000)
14) T. Yamauchi *et al.* : *J. Biol. Chem.*, **276**, 41245 (2001)
15) H. Xu *et al.* : *J. Clin. Invest.*, **112**, 1821 (2003)
16) N. Kamei *et al.* : *J. Biol. Chem.*, **281**, 26602 (2006)
17) S. P. Weisberg *et al.* : *J. Clin. Invest.*, **116**, 115 (2006)
18) T. Yamauchi *et al.* : *Nature*, **423**, 762 (2003)
19) T. Yamauchi *et al.* : *Nat. Med.*, (2007 Feb. 1) [Epub ahead of print]
20) T. Kadowaki *et al.* : *J. Clin. Invest.*, **116**, 1784 (2006)
21) M. L. Narasimhan *et al.* : *Mol. Cell.*, **17**, 171 (2005)
22) F. Giorgino *et al.* : *Acta Physiol. Scand.*, **183**, 13 (2005)
23) S. Gesta *et al.* : *Proc. Natl. Acad. Sci. USA*, **103**, 6676 (2006)

〈高本偉碩・門脇　孝〉

第5章　内臓脂肪の高蓄積がもたらす各種疾患のメカニズム

5.1 は じ め に

　日本人のエネルギー摂取量は1975年をピークに減少傾向にあるものの，動物性脂肪を中心とした脂肪摂取量が増加している．このような食事習慣の変化，運動不足は肥満を引き起こす．肥満とは「エネルギー余剰の結果，体内の脂肪組織が過剰に増加した状態」と定義できるが，脂肪蓄積の分布により内臓脂肪型肥満，皮下脂肪型肥満に分類できる（第4章参照）．

　皮下脂肪が長期的なエネルギーの備蓄・放出の役目を担い，内臓脂肪は摂取エネルギー・消費エネルギーのバランスに対応して速やかに変動する脂肪組織であると考えられている．

　内臓脂肪と皮下脂肪に蓄積される脂肪の質は基本的に変わらないと考えられているが，内臓脂肪は皮下脂肪と比較して脂肪が蓄積されやすいと同時に遊離脂肪酸を放出しやすいと言われている[1]．標的臓器における内臓脂肪が皮下脂肪に比べて肝臓，骨格筋などのインスリン感受性組織のインスリン抵抗性と強い相関を示すと考えられている．内臓脂肪が門脈系に位置するという解剖学的特性と，インスリン抵抗性の存在が内臓脂肪の蓄積による脂肪肝・脂質異常症・高血圧・高尿酸血症・糖代謝異常といった種々の疾患の病態生理に重要な役割を果たしている．インスリン抵抗性の分子機構については炎症反応，酸化ストレス，ホルモンやサイトカイン・神経を介した多臓器連関，細胞内情報伝達のクロストークといった様々な因子の重要性が示唆されている．さらにメタボリックシンドロームを形成する各疾患（高血圧・糖代謝異常・脂質異常症・肥満）は動脈硬化症の独立した危険因子であることから，これらの危険因子が長期間存在することによって虚血性心疾患，脳血管

疾患, 閉塞性動脈硬化症といった動脈硬化性疾患を促進すると考えられる.

このように, 内臓脂肪の蓄積は種々の疾患と関連している. 本章では内臓脂肪蓄積が影響を及ぼす各疾患のメカニズムについて概説する.

5.2 インスリン抵抗性と糖代謝異常

インスリン抵抗性は「インスリン標的臓器において一定のインスリン濃度に対するインスリン作用が低下した状態」と定義できる. インスリンは骨格筋, 脂肪組織, 肝臓のみならず心筋, 脳, 腎臓, 血管内皮など種々の臓器を標的とする上に, その生理作用も多岐に渡っている. インスリン抵抗性状態では一般には各臓器・各作用が平行して障害されると考えられるが, しばしばその程度に差異が生じる. インスリン抵抗性の分子機構はインスリン細胞内情報伝達の部分的な障害であると考えられるが, 臓器・作用により障害を受ける分子や感受性に差異があることがインスリン抵抗性の病態を複雑にしている原因であると考えられている. また, インスリン抵抗性により骨格筋でのグルコース（ブドウ糖）取り込みが低下し, 肝臓からの糖放出抑制が低下することにより, 血糖維持のために膵β細胞から代償性にインスリンが分泌され高インスリン血症を来たす. 高インスリン血症により代償されている間は高血糖を生じないが, 肝臓における脂肪合成のように感受性の保たれている臓器・作用はインスリン作用が逆に増強することによって病態を形成する. さらに, 膵β細胞の糖負荷後の急性インスリン分泌反応が低下すると, 食後高血糖と遷延型高インスリン血症を来たす. β細胞が代償不全に陥ることによりついには糖尿病に進行する.

5.2.1 脂肪組織とインスリン抵抗性

最近の研究により, 脂肪組織が種々の生理活性物質を分泌する最大の内分泌臓器であり, 脂肪細胞から分泌されるホルモン・サイトカインがメタボリックシンドロームの病態生理に深く関与していることが明らかとなってきた. 図 5.1 に脂肪細胞より分泌される生理活性物質（アディポサイトカイン）の代表例を示す. 肥満の過程において脂肪細胞の肥大化が起こることによ

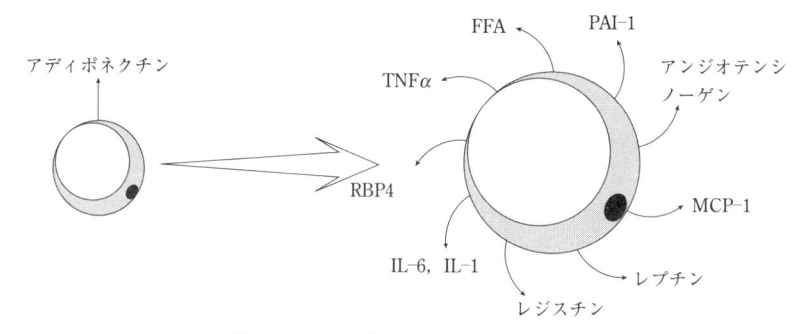

図 5.1 脂肪細胞より分泌されるホルモン・サイトカイン

り，非肥満の際の小型脂肪細胞とは異なったアディポサイトカインの分泌パターンを取る．一方で脂肪組織における酸化ストレスや炎症反応がインスリン抵抗性の根底に存在することも明らかとなってきた．Weisberg らの報告から肥満状態の脂肪組織はマクロファージによる炎症性細胞浸潤を伴っていることが明らかとなり，インスリン抵抗性発症の原因の機序解明に向けて活発な研究がなされている[2]．アディポサイトカインは腫瘍壊死因子 α (TNFα) のように直接的に肝臓・骨格筋などに作用しインスリン抵抗性を起こすものだけでなく，monocyte chemoattractant protein-1（MCP-1，単球遊化活性因子）のように脂肪組織内にマクロファージを遊走させて炎症を引き起こすサイトカインも存在する．この項では脂肪細胞肥大とインスリン抵抗性の関連について解説する．

1） 遊離脂肪酸（FFA），グリセロール

脂肪組織の中で蓄積されているトリグリセリド（中性脂肪）はホルモン感受性リパーゼ（HSL）の働きにより FFA とグリセロールに分解され血中に放出される．FFA は血中ではアルブミンに結合して末梢組織で利用されるが，内臓脂肪は門脈系に存在するため肝臓に直接流入し肝臓のインスリン抵抗性を生じる．その際，① 流入した FFA により細胞内脂肪代謝産物を変化させインスリン細胞内情報伝達を障害する，② FFA と同時に放出されるグリセロールは糖新生の基質となることが肝臓のインスリン抵抗性分子機構の一機序であると考えられる．

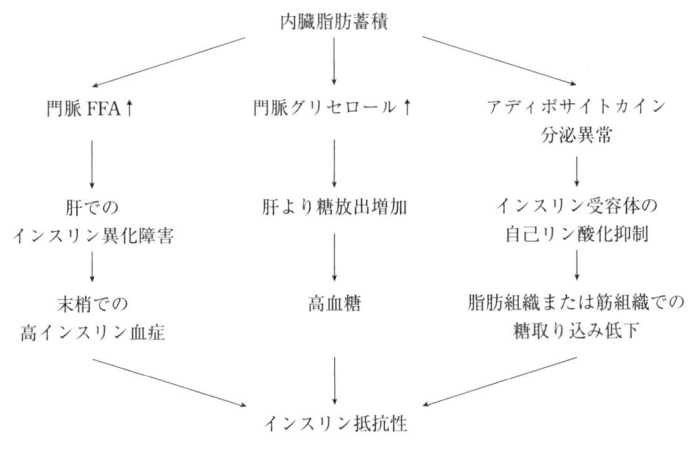

```
                          内臓脂肪蓄積
            ┌─────────────┼─────────────┐
            ↓             ↓             ↓
        門脈FFA↑     門脈グリセロール↑   アディポサイトカイン
                                        分泌異常
            ↓             ↓             ↓
        肝での        肝より糖放出増加   インスリン受容体の
      インスリン異化障害                  自己リン酸化抑制
            ↓             ↓             ↓
         末梢での         高血糖       脂肪組織または筋組織での
       高インスリン血症                   糖取り込み低下
            └─────────────┼─────────────┘
                          ↓
                      インスリン抵抗性
```

図 5.2　内臓脂肪蓄積によるインスリン抵抗性の成立機序

2) 腫瘍壊死因子α (TNFα)

　TNFα が免疫細胞のみならず脂肪細胞からも分泌され，肥満者のインスリン抵抗性に関与していることが種々の研究より明らかにされている．インスリン抵抗性を有する遺伝性肥満モデルマウス (*ob/ob*) の脂肪組織において，TNFα の遺伝子発現が約 10 倍に増加しており，TNFα の中和抗体の投与によりインスリン抵抗性が改善する．また TNFα ノックアウトマウスのインスリン感受性がコントロールに比して高いと報告されている[3]．ヒトにおいては肥満により脂肪組織の TNFα 発現が増加し，空腹時のインスリン値と強い相関が認められる．肥満2型糖尿病患者では血中 TNFα 濃度が高く，内臓脂肪量と相関すること，また食事・運動療法によって有意に減少し，治療後の TNFα のレベルとインスリン感受性が相関するとの報告もある．TNFα はインスリン細胞内情報伝達経路を途中で阻害することにより，インスリン抵抗性に関与していることが推測されている．また，TNFα は脂肪細胞のみならず，脂肪組織に浸潤したマクロファージからも分泌され，自然免疫のシグナルを伝える Toll-like receptor 4 (TLR4) を介して IKK (inhibitory κB kinase)/NF-κB (nuclear factor κB) を活性化させてサイトカインの産生とインスリン抵抗性の形成に貢献していると考えられている[4,5]．

3) アディポネクチン

アディポネクチンは脂肪組織特異的に産生されるアディポサイトカインであり，正常ヒト血中に 5〜20μg/mL という高濃度で存在している．この血中濃度は BMI と逆相関することが大きな特徴である[6]．また，血中アディポネクチン濃度は内臓脂肪蓄積に伴って低下することが明らかになっている．2 型糖尿病では血中アディポネクチン濃度が有意に低下し，インスリン感受性とは正相関する．インスリン感受性増強薬であるチアゾリジン誘導体はペルオキシソーム増殖因子活性化受容体γ（PPARγ）の活性化を介して脂肪細胞のアディポネクチン mRNA 発現を増強し，その分泌を促進することが報告されている[7]．最近，筆者らはマウスにおいて魚油も PPARγ を介してアディポネクチン分泌を促進することを報告した[8]．アディポネクチンは骨格筋や肝臓の PPARα・AMP キナーゼの活性化を介して脂肪酸酸化を促進し，骨格筋においては糖取り込みを増加し，肝臓では糖新生を抑制することによりインスリン抵抗性を改善すると考えられている．アディポネクチンは血管内皮に作用しマクロファージの接着内皮下への浸潤を抑制して，動脈硬化の進展を抑制すると考えられている[9]．アディポネクチンの生理作用については急速に研究が拡大している．

4) レチノール結合タンパク質 4（RBP4）

脂肪組織におけるグルコース輸送担体（GLUT4）の発現はヒト，マウスのいずれにおいても肥満や糖尿病状態で低下していることが知られている．脂肪組織特異的な GLUT4 ノックアウトマウスにおいて RBP4 の血中濃度が亢進していることが明らかとなった．血中 RBP4 値は肥満・耐糖能異常（IGT）患者，2 型糖尿病のインスリン抵抗性の程度と相関し，脂肪細胞 GLUT4 タンパク質と血中 RBP4 は逆相関することが報告された[10]．RBP4 がどのようなメカニズムによりインスリン抵抗性を引き起こすのかについては不明であるが，ホスホエノールピルビン酸カルボキシキナーゼ（PEPCK）の誘導を介した糖新生の亢進が報告されている．

5) インターロイキン 6（IL-6）

脂肪組織から分泌される IL-6 の役割については不明な点が多い．IL-6 はパラ分泌（paracrine）により脂肪組織自身で効果を発揮している可能性もあ

るが，IL-6の刺激により肝臓より分泌されるC反応性タンパク質（CRP）が肥満患者，インスリン抵抗性患者で上昇していることからインスリン抵抗性の病態に関与することが示唆されており，IL-6とCRPはインスリン抵抗性の臨床マーカーとなっている．

6) レジスチン（resistin）

マウスにおいては脂肪組織から分泌されるレジスチンがインスリン抵抗性を引き起こすと報告されているが，ヒトにおいては主にマクロファージから分泌され，ヒトにおけるレジスチンの意義付けについては結論が出ていない[11]．

7) レプチン

脂肪細胞から分泌されるホルモンとして発見されたレプチンは肥満モデルマウスとして知られていた *ob/ob* マウスの原因遺伝子であることが同定された[12]．レプチンの主作用は視床下部を介した食欲の抑制と交感神経を介した熱産生の亢進である．体脂肪量と極めてよい相関を取るが，肥満患者では高レプチン血症であるにもかかわらず食欲が落ちない原因としてレプチン抵抗性が存在すると考えられている．

8) Monocyte chemoattractant protein-1（MCP-1，単球走化活性因子）

肥満の極めて初期から脂肪組織でのMCP-1発現が亢進しており，脂肪組織内にマクロファージ（単球）を遊送させて炎症を形成することが分かっている[2,13]．MCP-1は脂肪細胞からだけでなくマクロファージ自身からも分泌されることから，脂肪細胞の肥大化が真のMCP-1誘導因子であるかは明らかではない．脂肪細胞から分泌されたFFAがTLR4に結合しIKK/NF-κBを活性化させてサイトカイン分泌のパターンを変化させるという説も提唱されている[5]．

5.2.2　骨格筋におけるインスリン抵抗性の分子機構

骨格筋におけるインスリン抵抗性は食後高血糖の一因となっていると考えられる．インスリンがインスリン受容体に結合するとインスリン受容体器質（IRS-1）のチロシンリン酸化を介してホスファチジルイノシトール3キナーゼ（PI3キナーゼ）を活性化する．その結果PI3キナーゼの下流分子であるAktが活性化されGLUT4の形質膜への移行が促進され，グルコース取り

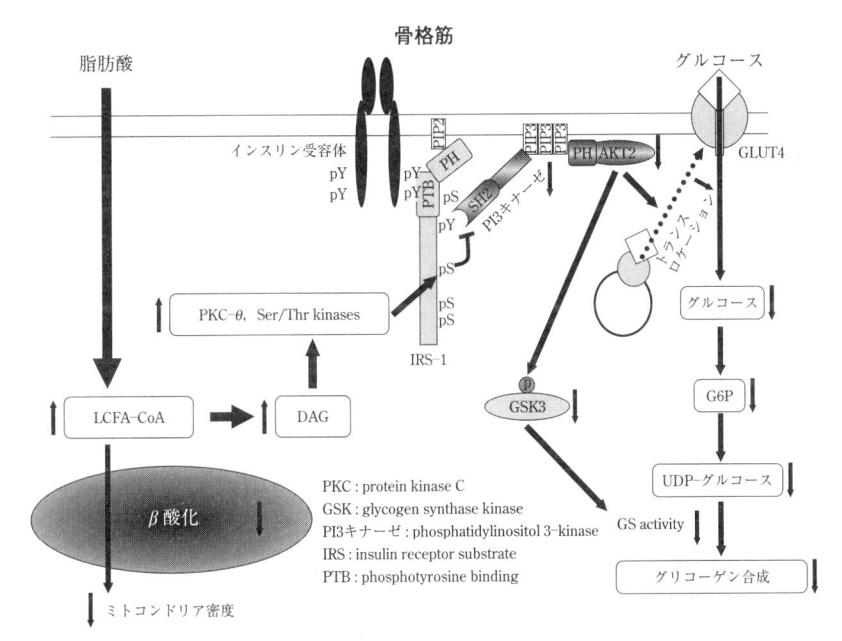

図 5.3 骨格筋におけるインスリン抵抗性の分子機構

込みが促進される（図 5.3）．インスリン抵抗性状態では，肥大化した脂肪細胞からの FFA 流入増加やミトコンドリア機能異常による β 酸化の低下により骨格筋内に脂肪代謝産物が蓄積する[14]．これらの脂肪代謝産物はセリン・スレオニンキナーゼを活性化させて IRS-1 のセリンリン酸化を亢進すると考えられている．一方，脂肪細胞から分泌された TNFα や IL-1，IL-8 といったアディポサイトカインはサイトカイン受容体とその下流にあるシグナル分子によるクロストークを介してセリン・スレオニンキナーゼを亢進させる．インスリンによる PI3 キナーゼの活性化は IRS-1 のセリンリン酸化によって抑制され，引き続いて Akt の活性化が妨げられ，結果として GLUT4 の形質膜への移行が妨げられてグルコースの取り込みが減弱する．グルコースの取り込みが低下することにより骨格筋におけるグリコーゲンの蓄積の低下がインスリン抵抗性患者・糖尿病患者に観察される．サイトカインはまた supressor of cytokine signaling（SOCS）タンパク質を誘導し，インスリン細胞内情報伝達を負に調節すると考えられている[15]．

5.2.3 肝臓とインスリン抵抗性

内臓脂肪の高蓄積によるインスリン抵抗性発症のメカニズムを考える上で，内臓脂肪が解剖学的に門脈系に位置している点は重要である．すなわち内臓脂肪からの代謝産物やアディポサイトカインは直接肝へ流入する．内臓肥満では内臓脂肪由来のFFAの割合が門脈内で増加する[1]．肝臓のインスリン抵抗性による糖代謝異常はPEPCKとグルコース6-リン酸（G6P）といった肝糖放出のkey enzyme（鍵酵素）の活性・発現亢進に特徴付けられる．これらを制御する転写因子であるforkhead transcription factor 1（FOXO1），peroxisome proliferator activator receptor gamma coactivator-1α（PGC-1α），hepatocyte nuclear factor 4（HNF4）の転写活性はinsulin-Akt-target of rapamicine complex（TORC）により調整されており，インスリン細胞内情報伝達が負に調節されることが肝インスリン抵抗性の分子機構であると考えられる[16]（図5.4）．

インスリン細胞内情報伝達を負に調節する機構として大きく3つの説が提

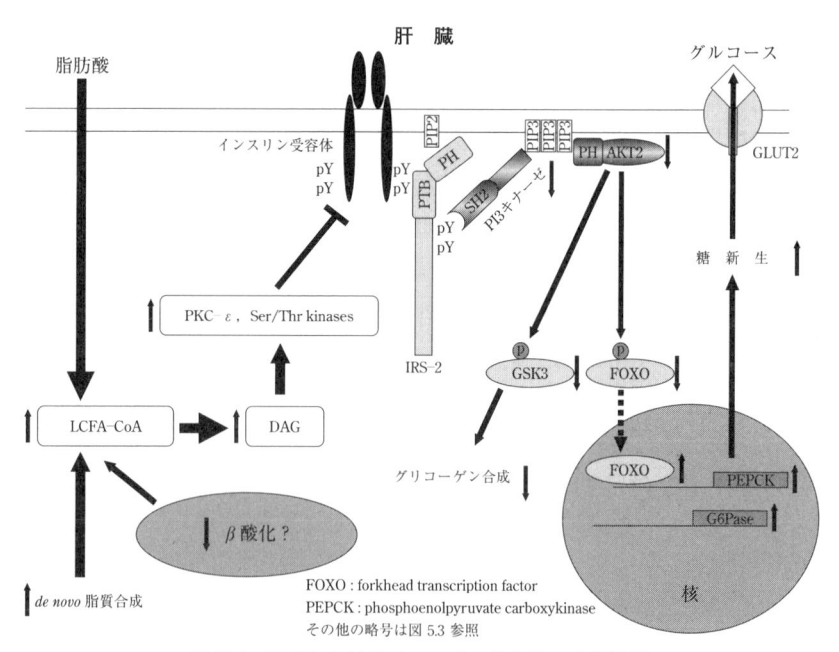

FOXO：forkhead transcription factor
PEPCK：phosphoenolpyruvate carboxykinase
その他の略号は図5.3参照

図5.4 肝臓におけるインスリン抵抗性の分子機構

唱されている．① 肝臓に流入した FFA や糖はトリグリセリド（TG）の合成を促進する．中間代謝産物であるジグリセリド（DG）が増加することによりプロテインキナーゼ Cε（PKCε）が活性化されインスリン細胞内情報伝達を負に制御するものと考えられる．② 肥満状態における肝臓においては酸化ストレス（ROS 産生）や ER（小胞体）ストレスが促進すると考えられている．このため炎症細胞浸潤やサイトカイン，酸化ストレスを介して inhibitory κB kinase（IKK）や c-Jun N-terminal kinase（JNK）の活性化によりインスリン細胞内情報伝達を負に調節している．③ 内臓脂肪から肝臓に流入したアディポサイトカインによってもインスリン細胞内情報伝達が障害されると考えられる．これらの分子機構により肝糖放出がインスリンによって抑制されないことが，空腹時高血糖や食後高血糖の成因となっている．

5.3 脂 肪 肝

肝細胞内に脂肪（TG）が過剰に蓄積した状態を脂肪肝（fatty liver または hepatic steatosis）という．

内臓脂肪型肥満における脂肪肝発症のメカニズムには次の2つが考えられる．

まず，内臓脂肪が蓄積した状態では，空腹時に TG の分解物質である FFA とグリセロールが過剰に放出される．内臓脂肪は門脈系脈管につながっているため，放出された FFA とグリセロールは直接肝臓に流入し，TG として再合成され蓄積される．

また，内臓脂肪の蓄積によりインスリン抵抗性が惹起され，これにともなう代償性高インスリン血症が sterol regulatory element binding protein 1c（SREBP1c）の転写活性を促進する．SREBP1c は肝臓において脂肪酸，TG の合成を転写レベルで調節する重要な転写因子であり，活性化されることで肝における脂肪酸，TG の生合成が亢進する．

高インスリン血症のほか，栄養素によって SREBP1c は調節されている．過食に伴い，門脈を介して肝臓に持続的に流入するグルコース・フルクトースは carbohydrate response element-binding protein（ChREBP），SREBP1c

を誘導し，脂肪酸，TG 合成が促進されると考えられている（図5.5）．

筆者らは，果糖（フルクトース）による脂肪肝，高脂血症発症のメカニズムを解明するために種々の系統のマウスに果糖を負荷し，系統間の脂肪肝，高トリグリセリド（TG）血症の程度は肝臓の SREBP1c 発現量とよく相関すること，SREBP1c 発現量にはそのプロモーター領域の SNP（一塩基多型）が関連することを報告した[17,18]（図5.6）．この SNP がヒトでどの程度重要であるのか，今後検討が必要である．

近年，NASH（非アルコール性脂肪肝炎）という病態が注目をあびている．アルコールの飲酒習慣が無いにもかかわらず脂肪肝を呈する上に，線維化により肝硬変に至る症例の存在が報告され，脂肪肝の段階で予防する重要性が増している．半数は明らかな進行性を示し，20％の症例が 10 年の経過で肝硬変に進展する[19]．NASH がどのようなメカニズムで起こるのかについては現在もなお活発な研究がなされているが，基本的には過栄養による大量の基質が肝に流入する上に，上述したような SREBP1c，ChREBP といった転写

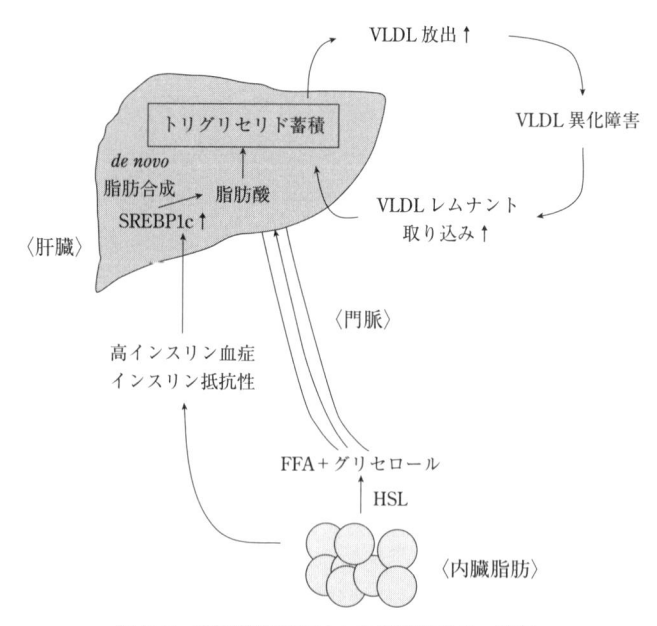

図 5.5　内臓脂肪蓄積による脂肪肝発症の機序

5.3 脂肪肝

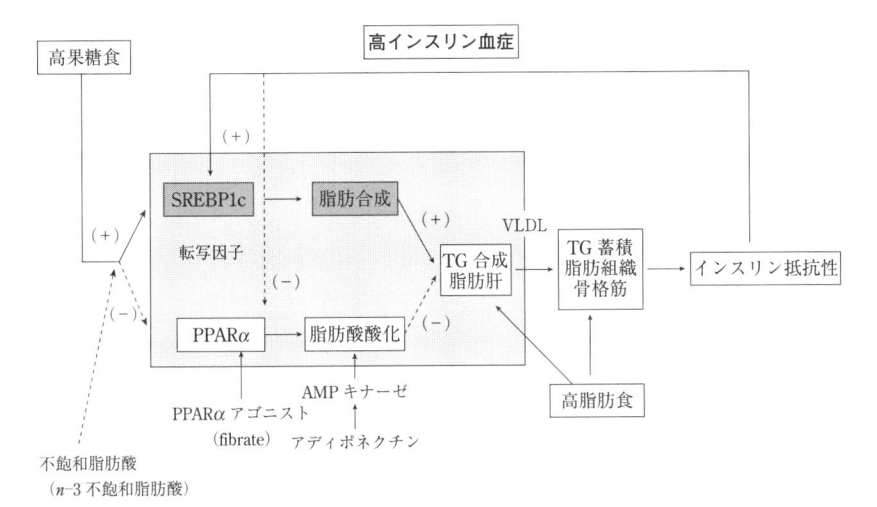

図 5.6 栄養素による脂肪合成・分解の調節と肝トリグリセリド合成，脂肪肝形成

因子の活性化を介した脂肪合成亢進と脂肪酸分解の低下による肝細胞への脂肪蓄積が本態と思われる．大量のFFAの流入は肝細胞のミトコンドリアでROS（活性酸素種）の産生を促進すると考えられている．ここに炎症性サイトカインが加わって，肝線維化といった病態を形成していくものと考えられる．これらの炎症性サイトカイン自身がインスリン抵抗性を引き起こすこと

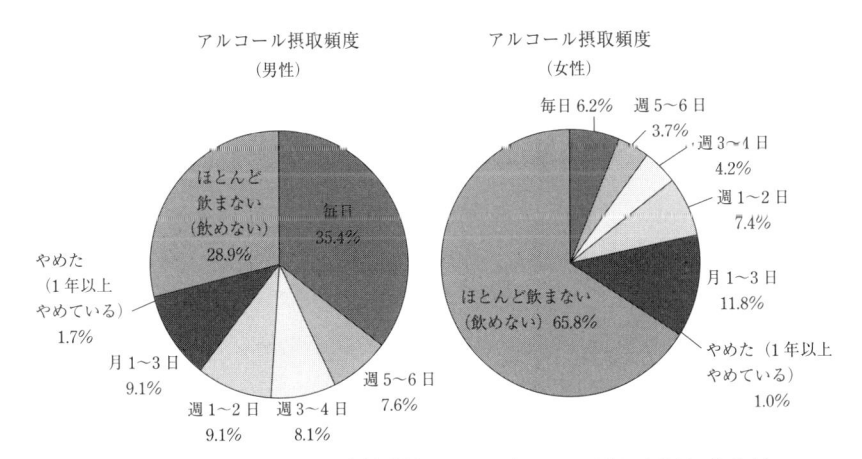

図 5.7 日本人のアルコール摂取頻度（平成15年度国民栄養調査結果より改変）

が知られており，悪循環を形成するものと思われる．
　一方，日本人におけるアルコール摂取頻度を見てみると，男性の50％以上，女性の14％が週に3回以上アルコールを摂取している（図5.7）．すなわち，アルコール習慣のあるメタボリックシンドローム症例は決して少なくないと考えられる．アルコールによる脂肪肝は常習飲酒により，肝臓の脂肪酸酸化が障害され，主に食事由来の脂肪酸から合成されたTGが代謝されないで肝細胞内に蓄積することにより起こると考えられている．

5.4　脂質異常症

　血中脂質の運搬経路は，食物由来の脂質を運ぶ外因性経路と肝臓で新生された脂質を運ぶ内因性経路に大別される．外因性経路はカイロミクロンを担体として小腸由来の脂質を末梢組織・肝臓へ輸送する．一方，内因性経路は肝臓の脂質をVLDLを担体として末梢組織へ運搬する．カイロミクロンとVLDLはコレステロールとともにTGを多く含む大型粒子であるが，LPL（リポタンパク質リパーゼ）の作用により前者はカイロミクロンレムナントに代謝され肝臓に回収される一方，後者はIDL，LDLへと代謝され末梢組織に分配されるか最終的に肝臓に回収される（図5.8）．
　内臓脂肪蓄積に伴うインスリン抵抗性は，このような代謝経路に影響を与え，高TG血症，低HDLコレステロール血症を主徴とする．

5.4.1　高TG血症

　増加した内臓脂肪から放出された多量のFFAは門脈を介し直接肝臓へ流入することにより，脂肪合成の基質が増加するとともに，合成過程で重要なアシル-CoA合成酵素やVLDLの構築・分泌に重要なミクロソームトリグリセリド輸送タンパク質（MTP）などの遺伝子発現調節を介して，肝臓でのTG，VLDLの合成を促進させる[20]．一方，内臓脂肪からのFFA流入増加やTNFαの分泌増加に起因するインスリン抵抗性の増悪により末梢でのインスリン作用不全が生じ，血糖維持のために代償性に膵臓からのインスリン分泌が亢進し高インスリン血症を起こす．肝でのインスリン抵抗性の結果として

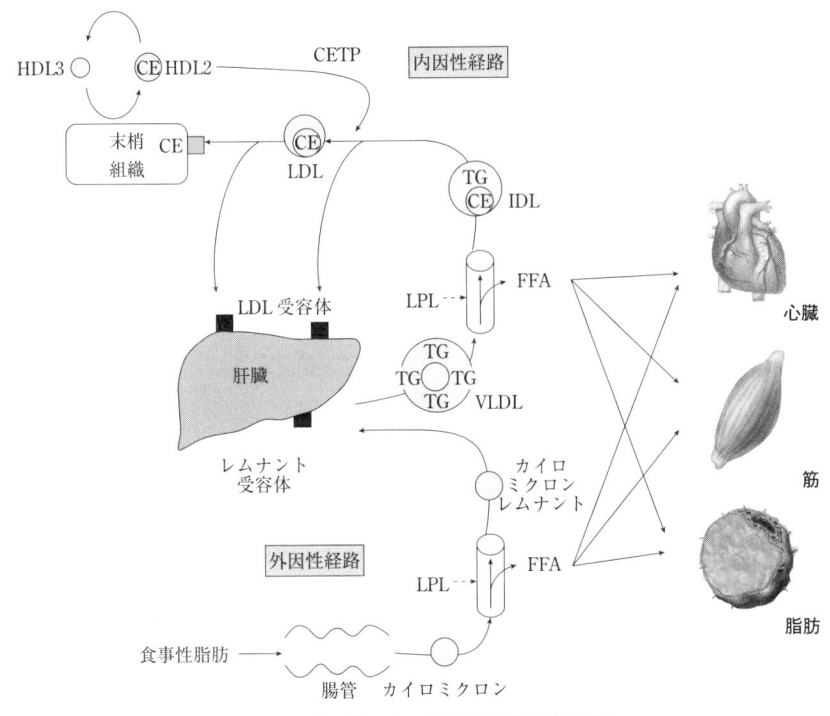

図 5.8　外因性および内因性脂質代謝経路

インスリンによる糖新生の抑制が障害されて糖放出が続く．一方でインスリンによる SREBP1c mRNA 発現が増加し，インスリンによる SREBP1c 転写は持続的に活性化される．このため *de novo* の脂肪合成上昇，脂肪基質の流入の両者が VLDL 形成を促進するものと考えられる．さらに，TG を加水分解する LPL 活性が低下し，カイロミクロン・VLDL の異化障害を引き起こす．

5.4.2　低 HDL コレステロール血症

リポタンパク質代謝においてカイロミクロン・VLDL が LPL により異化を受ける際，その表面組成物から HDL が生成され熟成する．内臓脂肪増加に伴うインスリン作用不全により LPL 活性が低下した状態では，カイロミクロン・VLDL の異化障害のために HDL の生成が減少する．

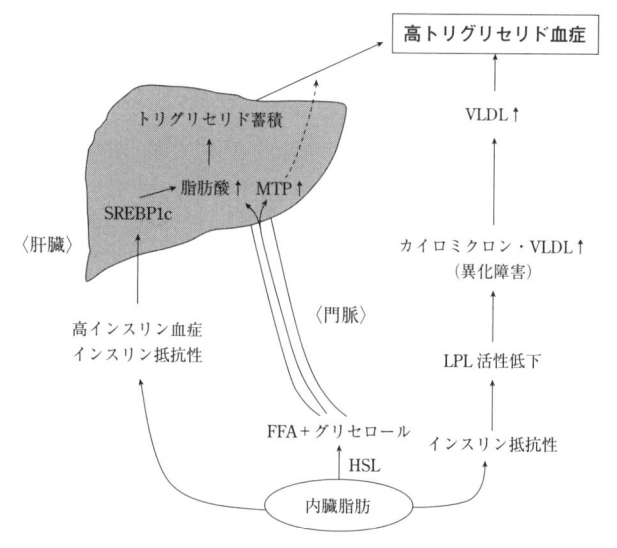

図 5.9 内臓脂肪蓄積による高 TG 血症発症の機序

また，内臓脂肪型肥満ではコレステロールエステル転送タンパク質（CETP ; cholesteryl ester transfer protein）の活性が亢進しており，VLDL・カイロミクロンからより多くの TG がコレステロールエステルとの交換で HDL 粒子の中に入り込み，HDL 粒子のコア成分に占めるコレステロールエステルの量が減少し，低 HDL コレステロール血症を来たすと考えられている．

5.4.3 高 LDL コレステロール血症

日本のメタボリックシンドローム基準に高コレステロール血症・高 LDL コレステロール血症は入っていないが，血清 TG 値と同様，血清コレステロール値も内臓脂肪蓄積の程度と正相関する[21]．インスリンは肝臓で HMG-CoA 還元酵素活性を亢進し，コレステロール合成を促進する．さらに，LDL 受容体活性が増加し，アシル-CoA トランスフェラーゼ（ACAT）活性を抑制する．したがって，内臓脂肪量増加に伴うインスリン抵抗性の増悪により，肝臓では代償性高インスリン血症の結果コレステロール合成の亢進が起こり，一方，末梢ではインスリン作用不足の結果，LDL 受容体活性が低

下して，LDLの血中濃度は増加してくると考えられる．

5.4.4 アルコールと脂質異常症

アルコールは，肝臓の細胞質，ミトコンドリアにおける代謝により$NADH+H^+$が産生され，NAD^+が減少するので，$NADH+H^+/NAD^+$の比は著しく増加する．ゆえに肝でのTCA回路は阻害され，脂肪酸がβ酸化されなくなるために脂肪酸の増加・蓄積が起こる．

TG合成に用いられるグリセロール3-リン酸はG3PDHにより生成されるが，この酵素が$NADH+H^+$を補酵素としていることから，$NADH+H^+/NAD^+$比の増加によりグリセロール3-リン酸合成が促進する．グリセロール3-リン酸合成の増加は，β酸化の減少による脂肪酸の増加と合わさって，TG合成を促進し，血中にVLDLとして放出するため高TG血症を引き起こす．

5.5 高　血　圧

内臓脂肪蓄積に伴い高血圧が高頻度に合併する．その分子機構として，1) レニン-アンジオテンシン系（RAS）の亢進，2) インスリン抵抗性による血管内皮機能の低下，3) 高インスリン血症によるナトリウム貯留，といった3つの経路が考えられる．

近年の報告から，腹腔内の脂肪細胞がアンジオテンシンIIの前駆物質であるアンジオテンシノーゲンや組織アンジオテンシン変換酵素（ACE）を産生しており，内臓脂肪型肥満がRASの活性化を介して血圧上昇に働いている可能性が示唆されている[22]．一方，インスリン抵抗性モデル動物で見られる血管壁アンジオテンシン反応性亢進はAT1受容体の発現増加によるものであり，活性酸素の過剰産生に関与していることが分かった[23]．内臓脂肪蓄積に伴ったインスリン抵抗性により血管内皮細胞の内皮型NO合成酵素活性の低下とNADPHオキシダーゼ活性化によりNO産生が低下し，血管の拡張能が低下することも高血圧の一因であると考えられる．さらに，インスリン抵抗性にともなう高インスリン血症は，腎臓のナトリウム再吸収増加から循

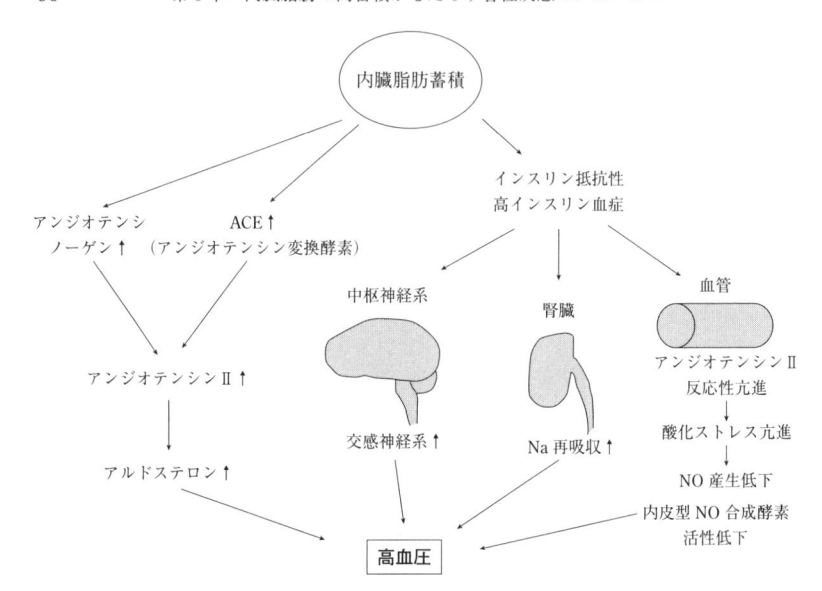

図 5.10 内臓脂肪蓄積による高血圧症発症の機序

環血漿量を増加させて血圧を上昇させる．また，インスリンは交感神経系の緊張を高めることにより血管を収縮させ，血圧上昇に働く．肥満者ではしばしば高レプチン血症が観察されるが，レプチンによる交感神経亢進作用により血圧上昇に関与しているとの報告もなされている[24]．アディポネクチンは肥満に伴い低下し，減量に伴い増加する脂肪細胞由来の物質である．アディポネクチンの血中濃度は高血圧患者で低下している．さらに，正常血圧者における血圧値とアディポネクチンとの相関を見たところ，インスリン抵抗性の有無に関係なく有意な負の相関を認めた[25]．インスリン抵抗性もなく，血圧上昇もない段階でアディポネクチン濃度が血圧値と相関したことから，アディポネクチンそのもの，あるいはアディポネクチンの分泌に影響を及ぼす脂肪細胞の状態が血圧調節に関与していると考えられる．また，アルコール摂取は高血圧の独立した危険因子である．飲酒歴のある中等度高血圧者が1日のアルコール摂取量をエタノールとして56mLから約半量にすると血圧が降下する[26]．このことからメタボリックシンドロームにおけるアルコール摂取は高血圧を相乗的に悪化させるため，指導が重要であると考えられる．

5.6 高尿酸血症

　内臓脂肪が蓄積されると多量の FFA が門脈中に放出され，これが直接肝臓に取り込まれることにより，アセチル–CoA 合成酵素の作用により TG 合成が亢進する．この際，$NADP^+$ を産生することにより尿酸の生成も亢進すると考えられている[27]（図 5.11）．血清中の尿酸と TG はよく相関するが，これは同時に肝での TG 合成系が亢進することを反映した結果といえる．

　血清 TG 値や BMI などが脂肪蓄積量を反映するが，血清尿酸値とアディポネクチン値は負の相関をすることから，血清尿酸値は内臓脂肪蓄積を反映する指標として心血管リスクを表現しているものと考えられる[28]．

　インスリン抵抗性を示す高血圧患者では腎臓における Na の再吸収が亢進している．このとき，同時にインスリンは尿酸排泄を低下させるために，尿酸クリアランスが低下する[29]．

　また，体脂肪分布から高尿酸血症のメカニズムを検討すると，皮下脂肪型肥満では尿酸排泄低下型が 80％ と圧倒的に多いが，内臓脂肪型肥満では排泄低下型が 31％ に対し，産生過剰型が 44％ と明らかな差がみられた[30]．以上のように内臓脂肪の高蓄積は高尿酸血症を引き起こしやすい．

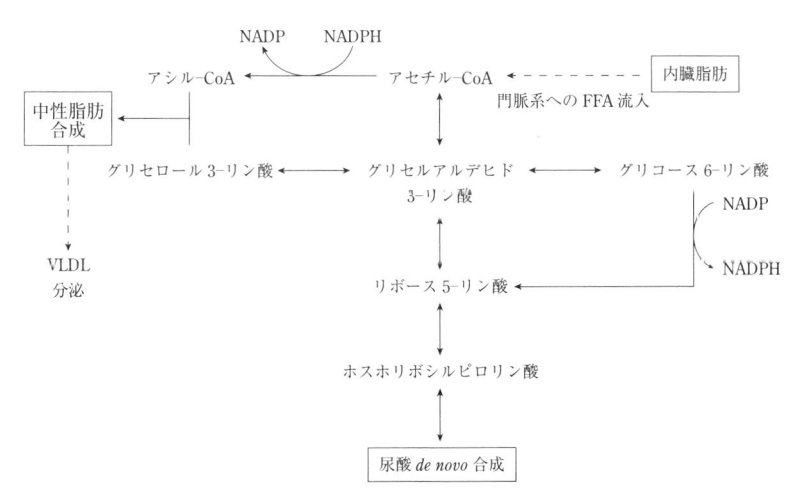

図 5.11 内臓脂肪蓄積に伴う高 TG 血症と高尿酸血症のリンク

一方で，アルコール摂取によっても血清尿酸値は上昇する．アルコール摂取よる血清尿酸値の増加には，① エタノール代謝に関連した肝プリンヌクレオチド分解による尿酸産生の増加，② 乳酸による腎臓での尿酸排泄の抑制，③ アルコール飲料中のプリン体による尿酸産生の増加，の3つが重要である．

5.6.1　プリンヌクレオチド分解による尿酸産生の亢進機序

アルコール飲料摂取によって吸収されたエタノールは肝臓でアルコール脱水素酵素（ADH）とアルデヒド脱水素酵素（ALDH）の働きで酢酸に代謝され，ATPを消費する反応でアセチル-AMPを経て，アセチル-CoAに変換される．この変換に伴ってAMPが産生されるが，細胞内のATP/AMP比は一定になるように制御されているため，ATP/AMP比の低下はAMPの分解を促進して尿酸の産生を増加させる．すなわち，アルコール摂取の過剰によりATPの分解亢進を介して大量の尿酸を生じる（図5.12）．

5.6.2　乳酸による腎臓での尿酸排泄の障害

エタノールがアセトアルデヒドを経て酢酸に酸化される過程において，NADからNADHの還元が起こり，NADH/NAD比が増加する．この結果

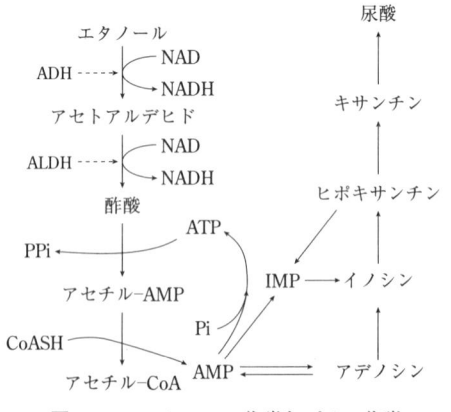

図 5.12　エタノール代謝とプリン代謝

NADH／NAD 比を低下させるためにピルビン酸から乳酸を生成させる．生成した乳酸は腎尿細管において競合的に尿酸排泄を抑制することにより血清尿酸値が増加する．

5.6.3 アルコール飲料中のプリン体による尿酸産生の増加

アルコール飲料の種類によりプリン体含有量が異なる．ビールには他のアルコール飲料に比べてプリン体が数十倍含まれているため，ウイスキーや日本酒を摂取した場合に比べて等量のアルコール当たりでは血清尿酸値が上昇しやすい．

5.7 動脈硬化症

脂肪組織は種々の生理活性物質を分泌する最大の内分泌臓器であり，脂肪細胞から分泌されるホルモン・サイトカインがメタボリックシンドロームの病態生理に深く関与している．これらの生理活性物質，アディポサイトカインによりインスリン抵抗性を発症し，糖尿病，高血圧，高脂血症などを引き起こし，これらの危険因子が長期間にわたって存在することが動脈硬化症を進展させると考えられる（図5.13）．同時にインスリン抵抗性自体が独立して動脈硬化進展に関与している．内臓脂肪蓄積に伴い IL-1，IL-6 が上昇し CRP を上昇させる．高感度 CRP レベルは心血管イベントの予測因子であると報告されている．またアンジオテンシノーゲン・アンジオテンシン変換酵素の産生を介した RAS（レニン-アンジオテンシン系）活性化は高血圧の誘引になるばかりでなく，血管内皮機能異常，平滑筋細胞攣縮から動脈硬化促進性に働くと示唆されている．また最近，筆者らはインスリン抵抗性に伴う高インスリン血症が血管壁細胞で PI3 キナーゼ-Akt 経路を介して MCP-1 の発現亢進を誘導することを報告した[31]．高インスリン血症が動脈硬化症の一因である可能性を示唆するものである．さらに，アディポネクチンと動脈硬化の関わりも注目されている．BMI，性別を一致させた冠動脈疾患患者で血中アディポネクチン濃度が低値を示した[32]．また，約2万人の6年間の観察により，新規の心筋梗塞発症の危険因子を検討したところ，血中アディポ

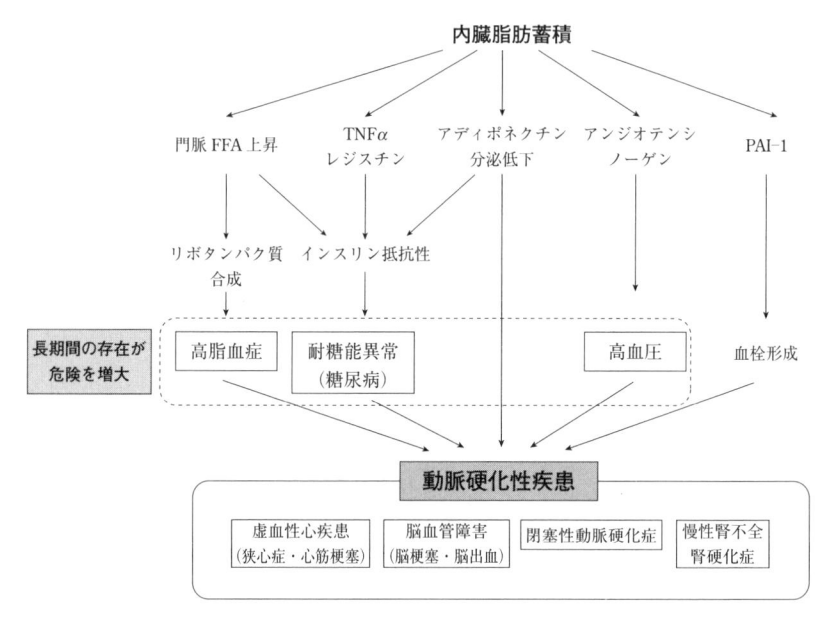

図 5.13 内臓脂肪蓄積と動脈硬化性疾患の関係

ネクチン濃度が高いと他の冠危険因子の影響を補正しても，心筋梗塞発症の危険度は有意に低いことが報告されており[33]，アディポネクチンが動脈硬化症に深く連関していることが推察される．

図 5.13 に示すような動脈硬化の危険因子である ① 高脂血症，② 高血圧，③ 耐糖能異常，④ アディポネクチンの分泌低下が，メタボリックシンドロームにおいて同時に引き起こされることにより相乗的にリスクが増大する．肥満の改善はこれらの総合的なリスクの軽減につながり，動脈硬化性疾患の予防に有効であると期待される．

参 考 文 献

1) S. Klein : *J. Clin. Invest.*, **113**, 1530（2004）
2) S. P. Weisberg : *J. Clin. Invest.*, **112**, 1796（2003）
3) K. T. Uysal *et al.* : *Nature*, **389**, 610（1997）
4) T. Suganami *et al.* : *Arterioscler. Thromb. Vasc. Biol.*, **25**, 2062（2005）

5) A. R. Weatherill : *J. Immunol.*, **174**, 5390 (2005)
6) Y. Arita *et al.* : *Biochem. Biophys. Res. Commun.*, **257**, 79 (1999)
7) N. Maeda *et al.* : *Diabetes*, **50**, 2094 (2001)
8) S. Neschen *et al.* : *Diabetes*, **55**, 924 (2006)
9) Y. Okamoto *et al.* : *Circulation*, **106**, 2767 (2002)
10) T. E. Graham *et al.* : *N. Engl. J. Med.*, **354**, 2552 (2006)
11) P. Arner : *Diabetologia*, **48**, 2203 (2005)
12) Y. Zhang *et al.* : *Nature*, **372**, 425 (1994)
13) H. Xu *et al.* : *J. Clin. Invest.*, **112**, 1821 (2003)
14) K. Morino, K. F. Petersen and G. I. Shulman : *Diabetes*, **55**(Suppl. 2), S9 (2006)
15) K. Ueki, T. Kondo and C. R. Kahn : *Mol. Cell Biol.*, **24**, 5434 (2004), Erratum in : *Mol. Cell Biol.*, **25**, 8762 (2005)
16) M. O. Weickert and A. F. Pfeiffer : *Diabetologia*, **49**, 1732 (2006), Epub 2006 May 23.
17) R. Nagata *et al.* : *J. Biol. Chem.*, **279**, 29031 (2004)
18) Y. Nagai *et al.* : *Am. J. Physiol.*, **282**, E1180 (2002)
19) Z. M. Younossi, A. M. Diehl and J. P. Ong : *Hepatology*, **35**, 746 (2002)
20) H. Kuriyama *et al.* : *Hepatology*, **27**, 557 (1998)
21) 竹村　芳：現代医療，**28**，1781（1996）
22) F. Massiera *et al.* : *FASEB J.*, **15**, 2727 (2001)
23) K. Shinozaki *et al* : *Hypertension*, **43**, 255 (2004)
24) K. Masuo *et al.* : *Hypertension*, **35**, 1135 (2000)
25) Y. Iwashima *et al.* : *Hypertension*, **43**, 1318 (2004)
26) H. Ueshima *et al.* : *Hypertension*, **21**, 248 (1993)
27) G. T. Sofia *et al.* : *Metabolism*, **55**, 1293 (2006)
28) Y. Yamamoto *et al.* : *Clin. Sci.* (*Lond.*), **103**, 137 (2002)
29) F. Facchini *et al.* : *JAMA*, **266**, 3008 (1991)
30) F. Matsuura *et al.* : *Metabolism*, **47**, 929 (1998)
31) O. Sekine *et al.* : *J. Biol. Chem.*, **277**, 36631 (2002)
32) N. Ouchi *et al.* : *Circulation*, **100**, 2473 (1999)
33) T. Pischon *et al.* : *JAMA*, **291**, 1730 (2004)

〔近藤慶子・森野勝太郎・柏木厚典〕

第6章 メタボリック症候群予防・改善のための栄養と運動

6.1 安静,過栄養の弊害

　生活の"文明化"に伴う身体運動量の減少と欧風化された食事(高脂肪・高タンパク食)は,内臓脂肪の蓄積を招き,メタボリックシンドローム/生活習慣病を増加させている.

　すなわち,過栄養と運動不足は,内臓脂肪を蓄積させるとともに,筋におけるインスリン抵抗性を招き,糖・脂質代謝異常を来す.インスリン抵抗性は代償性高インスリン血症をもたらし,肥満症,2型糖尿病,高血圧,高脂血症を引き起こし,「運動不足病(Kraus, Raab, 1996)」,「マルチプルリスクファクター症候群(Kannel, 1986)」,「シンドロームX(Reaven, 1988)」,「死の四重奏(Kaplan, 1989)」,「インスリン抵抗性症候群(DeFronzo, 1991)」,「メタボリックシンドローム(WHO, 1998;日本内科学会,2005)」などと呼称される病態を増加させ(表6.1),最終的に心筋梗塞,脳卒中など動脈硬化性心血管障害を誘発することが判明している(図6.1)[1].厚生労働省はこれらの病態に対し,「生活習慣病(lifestyle-related diseases)」の概念を導入した[2].

表6.1　安静と過栄養のもたらすもの

1961年	運動不足病(Kraus, Raab)
1986年	マルチプルリスクファクター症候群(Kannel)
1988年	X症候群(Reaven)
1989年	死の四重奏(Kaplan)
1991年	インスリン抵抗性症候群(DeFronzo)
1991年	内臓脂肪症候群(松澤)
1998年	メタボリックシンドローム(WHO)
2005年	メタボリックシンドローム(日本内科学会)

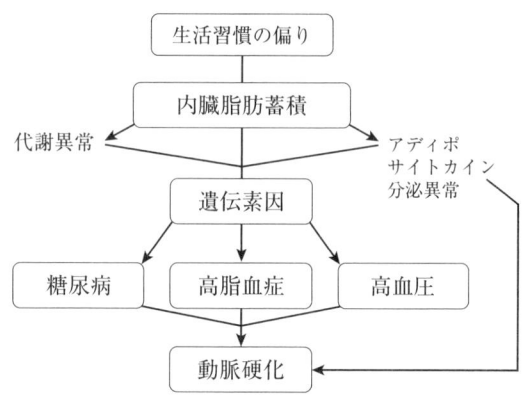

図 6.1 メタボリックシンドロームの概念
(メタボリックシンドローム診断基準検討委員会, 2005)

　2005年4月，日本内科学会などの合同委員会は「メタボリックシンドロームの診断基準」を公表した[3]．2005年9月には，厚生労働省厚生科学審議会地域保健健康増進栄養部会が「今後の生活習慣病対策の推進について」という中間とりまとめを行い，「メタボリックシンドローム（内臓脂肪症候群）」の考え方を取り入れた生活習慣病対策を推進し，国民に「予防」の重要性に対する理解の促進を図ることとした．

　マスコミも連日のように，「メタボリックシンドローム」に関する報道を行い，「ユーキャン新語・流行語大賞」では年間大賞の「イナバウアー」，「品格」に続き，トップテンに「メタボリックシンドローム」が選出されるに至っている．

　一方，適度な食事制限と身体トレーニングの継続は，内臓脂肪の減少・インスリン抵抗性の改善を介し，メタボリックシンドロームの予防・治療に有用であるとする研究成績が数多く報告されるに至っている[1,4,5]．

6.2　わが国の健康づくり対策

　上記のように，生活の"文明化"に伴う過栄養と運動不足は，メタボリックシンドローム/生活習慣病の発症要因となっている[1,2]．

　第二次大戦終了後10年以上経過し，栄養失調，法定伝染病，肺結核など

についての対策が一段落した1957年，厚生省（当時）は，脳卒中，がん，心臓病などの疾病への対応が国民的課題となったとして，「成人病」の概念を提唱した．

その後，わが国の健康づくり対策として，1978年から第一次国民健康づくり対策（栄養に重点），次いで1988年から第二次国民健康づくり対策（アクティブ80ヘルスプラン）が実施された．後者は，健康づくりの3要素（栄養・運動・休養）の中で，遅れていた運動習慣の普及に重点を置き，健康増進事業が推進された．

一次，二次の健康づくり対策を踏まえ，2000年に厚生省（当時）は，21世紀の日本を健康で活力のある社会とし，健康寿命を延伸することを目指して，新たに第三次国民健康づくり対策，「21世紀における国民健康づくり運動（健康日本21）」を策定した．国民が主体的に取り組む健康づくり運動を推進するためには，個人の力に加え，地域，職域，行政，医療保険者，教育関係者，マスメディアなど社会全体で支援体制を組織しなければならない．すなわち，2001年からの10年間，生活習慣の改善を行うことにより早世（早死）や要介護状態を減少させ，「健康寿命」の延伸を図ることが目的とされた[6]．

周知のように，食生活や運動習慣，ストレスなど生活習慣の歪みがもたらす「生活習慣病」患者の数は増加し，医療費増大に拍車をかけている．また，高齢社会となり，認知症や寝たきりなど要介護者の増加は深刻な社会問題となっている[2]．

「健康日本21」では，2010年度を目途として，具体的な目標値を設定した．これにより，健康に関するすべての行政，医療機関，団体などと国民が一体となって，健康づくり運動を統合的・効果的に推進し，国民各層の自由な意志決定に基づく健康づくりへの意識の向上と取り組みが推進されることが期待された．2005年度には中間評価が行われたが，国民への周知度は必ずしも高くなく，肥満者の割合の低下，運動量（歩数）の増加などは目標値よりむしろ悪化している．

上記の国民の健康づくりの法的基盤整備のため，「健康増進法」が2002年7月に成立し，2003年5月施行された[6]．

第6章　メタボリック症候群予防・改善のための栄養と運動

表6.2 日本における健康維持・増進活動のあゆみ

1957年	成人病（厚生省）
1978年	第一次国民健康づくり対策（栄養に重点）
1988年	第二次国民健康づくり対策（運動に重点）
1996年	生活習慣病（厚生省）
2000年	第三次国民健康づくり対策
	：健康日本21（21世紀における国民健康づくり運動）
2002年	健康増進法
2006年	健康づくりのための運動指針2006

2005年9月，厚生労働省厚生科学審議会は「これからの生活習慣病対策の推進」（中間とりまとめ）を決定し，「1に運動，2に食事，しっかり禁煙，最後にクスリ」という標語の下，身体活動，運動施策のより一層の推進を求めている．

これを受けて，2006年7月には，後述する「健康づくりのための運動指針2006」（エクササイズガイド）（6.6.4参照）が策定された（表6.2）．

6.3　メタボリックシンドロームの治療方針

日本肥満学会では，肥満症の減量に関して，① 脂肪細胞の質的異常による肥満症（内臓脂肪型肥満）および ② 脂肪組織の量的異常による肥満症（BMI ≧ 30）に分けて治療方針を作成すべきであるとしている[7]．

前者では，当面の減量目標を現体重の5％減とし，食事療法（1,200～1,800kcal）に運動療法を積極的に併用し，内臓脂肪を減少させる．

一方，後者の高度肥満症では，当面の治療目標を現体重の5～10%減に置き，食事制限を強化し，必要に応じてフォーミュラ食（タンパク質を主体とし，必要最小限の栄養素を加えた液状ダイエット食）を用いた超低エネルギー食療法を行う．運動療法も積極的に併用するが，膝や足を障害する可能性もあり，水泳・水中歩行を実施する[7]．

6.4　身体活動・食事指導とメタボリック症候群：疫学的研究

適度な食事制限と身体トレーニングは，内臓脂肪を選択的に減少させ，個

体のインスリン抵抗性改善を介し，2型糖尿病をはじめ，インスリン抵抗性関連のすべての病態（メタボリックシンドローム）の予防・治療に有用であることが，多くの疫学的長期研究成績によって証明されている[1,4,5]．

6.4.1 糖尿病，肥満症

① Paffenbarger 研究（米国）

余暇時間における身体活動による消費エネルギー（男性）が500kcal増加するごとに，糖尿病の発症率が6％低下した．

② 看護師健康研究，インスリン抵抗性動脈硬化研究（米国）

女性でも，1週間に一度以上運動を実施している群では，2型糖尿病の発症率が有意に低下した．軽運動と激しい運動の発症予防効果は同一であった．また，過体重や肥満がメタボリックシンドロームの発症予知因子であり，運動，食事などにより健康的な生活習慣を導入すれば，2型糖尿病の大多数の発症予防が可能であった．さらに，女性において，肥満（BMI ≧ 25）と身体活動低下は両者とも死亡の強力で独立した予知因子であった．

③ Malmö 研究（スウェーデン）

耐糖能障害（impaired glucose tolerance ; IGT）患者に対し，食事・運動指導を行ったところ，介入群ではIGTからの糖尿病発症率が低下し，死亡率も耐糖能正常群のレベルにまで低下した．

④ 肥満学生追跡調査研究（日本）

筆者らは肥満学生に食習慣，運動習慣など生活習慣の改善指導を合宿セミナーの形式で，管理栄養士，体育教官と行い，減量指導に成果を上げた．指導実施平均約18年経過後の追跡調査によれば，肥満改善群では非改善群に比べて日常の身体活動レベルが中等強度を示す生活活動強度Ⅱ（第五次改訂「日本人の栄養所要量」）である比率が有意に大であった（図6.2）[8]．

⑤ Da Qing IGT・糖尿病研究（大慶・中国）

IGTからの糖尿病発症率が食事療法単独で31％，運動療法により46％低下した．

⑥ Oslo 食事・運動研究（ノルウェー）

食事療法と週3回の運動実施は，軽度肥満者のインスリン抵抗性を改善さ

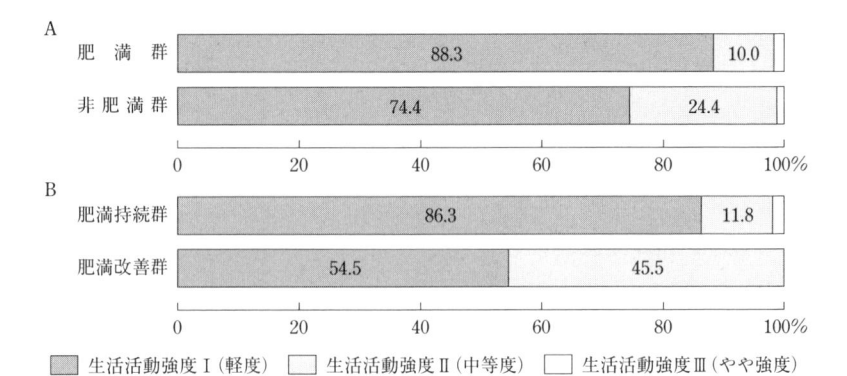

図6.2 日常生活活動レベルの比較[8]

A
- 肥満群: 88.3 / 10.0
- 非肥満群: 74.4 / 24.4

B
- 肥満持続群: 86.3 / 11.8
- 肥満改善群: 54.5 / 45.5

■ 生活活動強度Ⅰ(軽度)　□ 生活活動強度Ⅱ(中等度)　□ 生活活動強度Ⅲ(やや強度)

非肥満群は肥満群に比べて，肥満改善群は肥満非改善群に比べて生活活動強度が中等度以上の比率が高い．

せた．

⑦　フィンランド糖尿病予防研究（フィンランド）

肥満者を含む IGT 患者に対する食事，運動など生活習慣介入では，対照群より糖尿病発症率が58%低下した．また，食事療法の励行，運動実施，体重減少など指導効果をスコア化したところ，介入，対照両群とも達成率の高い人ほど発症率が有意に低下した（図6.3）[9]．

⑧　糖尿病予防プログラム（Diabetes Prevention Program；DPP）

食事と運動に関する生活習慣の積極的改善（7％体重減少）は，経口血糖降下薬メトホルミンより IGT からの糖尿病発症抑制効果（58% vs 31%）が大きかった（図6.4）[10]．

この研究は食事・運動療法など生活習慣指導の有効性を示す貴重な研究成績である．しかし，薬物療法群の達成率72%に比べ，生活習慣改善群では50%と継続的な生活習慣改善の困難さも明らかとなっており，より達成率の高い指導を行うためには，糖尿病療養指導士など熟達した指導者養成の必要性をも示唆している[2]．なお，食習慣，服薬に比べて運動習慣指導の困難さは他の研究でも明らかとなっている[11]．また，DPP による食事・運動指導の医療経済学的解析によれば，50歳での生活習慣介入は65歳までの糖尿病の新たな発症を37%抑制することができ，QOL調整年（quality-adjusted life-

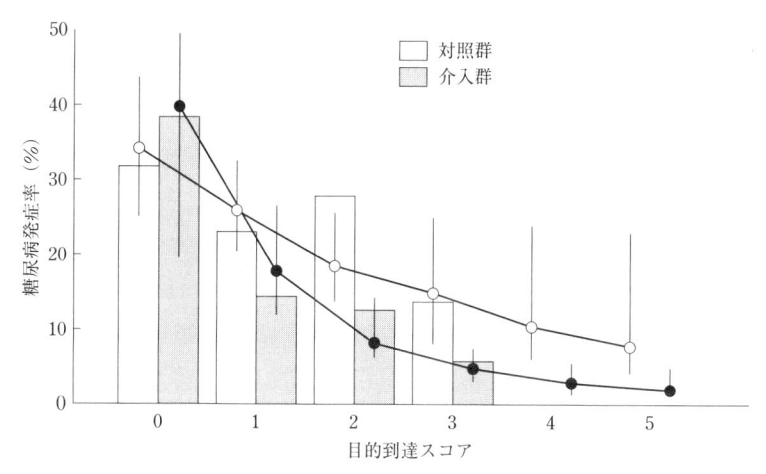

図 6.3 目的到達スコアと糖尿病発症率
(Finnish Diabetes Prevention Study, 2001)

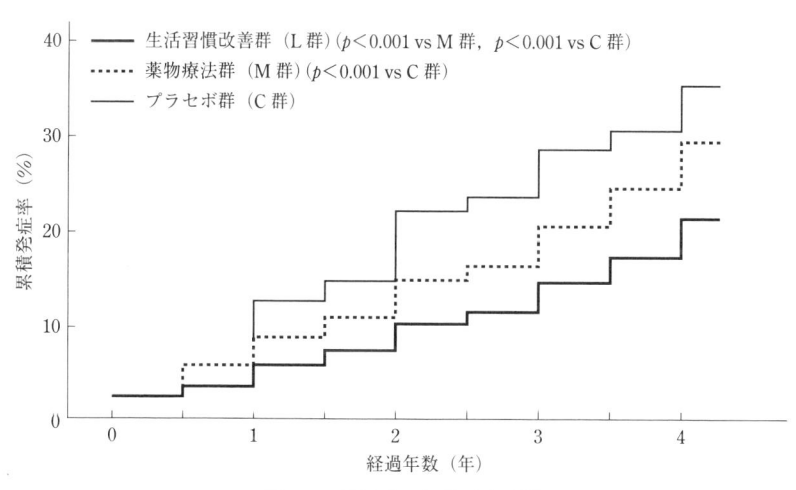

図 6.4 糖尿病の累積発症率[10]

years；QALYs）当たり 1,288 ドルの医療費節減効果があるという[12].

⑨ 東京ガス研究（日本）

定期健康診断受診者からの糖尿病発症率を 14 年間観察した．有酸素運動能力を基準に 4 群に分けたところ（低→高），糖尿病発症率は 1.0, 0.78, 0.63, 0.56 となり，日本人 2 型糖尿病の発症に有酸素運動能力低下が重要な

危険因子であった[13]．

　一方，有酸素運動能力より，散歩など日常生活行動の活性化を行うことにより消費エネルギーを高めることが，メタボリックシンドロームの一次予防により有用であるとする研究成績も報告されている[14]．

⑩　思春期身体活動安静行動介入研究（Intervention Center on Adolescents' Physical Activity and Sedentary Behavior Study；ICAPS）（フランス）

　身体活動量は個体のインスリン抵抗性（HOMA-R）および炎症反応（IL-6）と負の相関関係にあり，体脂肪量や体脂肪分布とは相関しなかった[15]．したがって，身体活動は思春期男女のエネルギーバランスや身体組成に及ぼす効果だけでなく，インスリン抵抗性，炎症反応など心臓血管疾患に対する予防効果の面からも実施が強調されなければならない[15]．

6.5　メタボリックシンドロームの食事療法

6.5.1　科学的根拠に基づく糖尿病診療ガイドライン

　日本糖尿病学会では，2004年に「科学的根拠に基づく糖尿病診療ガイドライン」[16]を刊行した．食事療法に関しては，次のように記載されている．

① 食事療法は，すべての糖尿病患者において治療の基本であり，出発点である．食事療法の実践により，糖尿病状態が改善され，糖尿病合併症のリスクは低下する．

② 個々人の生活習慣を尊重した個別対応の食事療法が必要であり，そのためには食生活の内容をはじめ，食事の嗜好や時間などの食習慣や身体活動量などをまず十分に聴取する．

6.5.2　基　本　方　針

① 摂取総エネルギーの制限

　メタボリックシンドロームの食事療法の基本は1日の消費エネルギーに比べて，摂取エネルギーを少なくすることにより，内臓脂肪を中心とした体脂肪量を減少させ，減量を図ることにある[7]．

　脂肪組織は1g約7kcalのエネルギー量に相当する．基礎代謝や運動由来

の消費エネルギーより1日当たり700kcalマイナスの食事摂取エネルギーに設定すれば，脂肪組織が1日100g減量し，1か月間で約3kgの減量が期待される．
② 各種栄養素のバランスをとる
③ 動脈硬化の予防
④ 長期継続が可能な食事

ただし，減量は目的ではなく，あくまでも手段であって，肥満に起因する疾病群の病態改善が主な目的であり，高度肥満症以外では極端な食事制限を行わないことを原則とする．すなわち，食事療法に関して，生活能力（意欲）を低下させるような食事制限は長期間の継続が不可能であり，weight cycling（体重増減の繰り返し，ヨーヨー現象ともいう）を来す可能性がある．また，患者の食習慣，生活環境に応じた食事が望ましく，外食も自由に行いうるよう指導する[17]．

6.5.3 摂取総エネルギー量と栄養素の設定（表6.3）
① 脂肪細胞の質的異常による肥満症

1,200〜1,800kcal/日と緩やかな食事制限とする（標準体重（kg）当たり25kcal）．炭水化物はケトアシドーシスの予防と脳神経細胞へのブドウ糖の供給を行うため，100g/日以上とする．タンパク質は標準体重1kg当たり1.0〜1.2g/日，脂質は必須脂肪酸の確保のため20g/日以上，ビタミン，ミネラルは必要量を与える．

肥満者は偏食者が多く，特定の食品に偏ったダイエット法を行っているこ

表6.3 食事療法の目的

1. 脂肪細胞の質的異常に起因する肥満症 内臓脂肪の減少により，2型糖尿病・耐糖能障害，脂質代謝異常，高血圧，高尿酸血症，脂肪肝の病態を改善し，冠動脈疾患や脳梗塞の予防をはかる
2. 脂肪組織の量的異常に起因する肥満症 体脂肪の大幅な減少により，睡眠時無呼吸症候群，骨・関節疾患，月経異常などの病態を改善する

（肥満症治療ガイドライン2006）

とがあり，タンパク質は多めに，脂質は最低限とする．

② 脂肪組織の量的異常による肥満症

BMI ≧ 30 の高度肥満症患者で睡眠時無呼吸症候群，骨・関節疾患，月経異常のある症例では，食事制限を強化し，1,000～1,400kcal の肥満症治療食とする（標準体重当たり20kcal）．ことに，健康障害改善のため，早期に大幅な体重減少が必要な肥満症患者では 600kcal 以下の超低エネルギー食（very low calorie diet；VLCD）とする．

VLCD では，良質のタンパク質 30～70g/日，炭水化物 30～45g/日を主成分とし，必要量の必須脂肪酸，ビタミン，ミネラル，電解質を加えたフォーミュラ食が用いられてきた．専門医の管理下で，入院治療で2週間から最長3か月を限度として実施する．しかし，リバウンドが起こりやすく，近年常食形態の日本食化超低エネルギー食が開発されている．タンパク指数の高い食材や野菜類，海藻類，きのこ類などの低・無エネルギーで食物繊維に富む素材が多用されている．1,000，700，370kcal/日の3種類があり，常食形態であるので，咀嚼法の実践に適し，退院後の食事を低エネルギー化する動機を高め，減量の継続を比較的容易にするというメリットがある[7]．

なお，絶食療法では，血糖値を維持し，脳神経細胞などへブドウ糖を供給するため，筋肉のアミノ酸より糖新生が行われるので，筋肉が萎縮する可能性がある．また，クエン酸（TCA）回路不全からケトアシドーシスを招く危険性がある．にもかかわらず，体脂肪量の減少は，それほど期待できず，絶食療法は行うべきでない[7]．

6.5.4 治療期間の目安と注意点

① 肥満症治療食

従来日本糖尿病学会では，「糖尿病食事療法のための食品交換表」（文光堂）を用いて，糖尿病，肥満症患者の食事指導を行ってきた．2006年，日本肥満学会では，「肥満症治療ガイドライン2006」を出版し，1,000～1,800kcal/日で200kcal刻みの肥満症治療食10～18（1,000～1,800kcalの上2桁の数値もって各治療食の名称とする）の5段階と600kcal以下の超低エネルギー食（VLCD）に分類することを提唱している．なお，1日のエネルギー

摂取量 800kcal 以下では, 満腹物質が血中に増加し, 空腹感をそれほど訴えないが, 1,000～1,200kcal/日では空腹感が強く, 脱落率が高くなっているという[7]).

② 治療期間の目安と当面の減量目標

治療期間は3か月を目安とし, 脂肪細胞の質的異常による肥満症では, 体重減少7％でIGTからの糖尿病発症を58％減少させたDPPの成績も考慮に入れ, 体重の5％減を目標とする. 当初の減量目標は3～6か月間で体重は5kg, BMI 2kg/m^2 減とし, 減量に成功したら, 次の3か月間では体重2kg, BMI 1kg/m^2 を減量目標とし, これを繰り返す. 脂肪組織の量的異常による肥満症では体重の5～10％減を目安にする[7]).

6.5.5 食物繊維

食物繊維は, 植物細胞壁に存在するセルロース, ペクチンなど多糖類やガラクトマンナン (ジュース, ジャムなどの添加物に用いられる), グルコマンナン (コンニャク) の総称である. 食物繊維の主な作用としては, ① 水分を吸収 (ゲル状となり), 消化吸収を遅らせ, 食後血糖の急激な上昇を抑制する, ② 胆汁酸と結合し, 排泄することにより血漿コレステロールを低下させる, ③ 便秘を改善する, ④ 大腸がんを予防する, ⑤ 満腹感を与え, 熱量のある食品の摂取量を減少させることにより肥満の防止効果がある.

このように食物繊維にはメタボリックシンドローム解消に役立つ効果があり, 食物繊維など低エネルギー素材を活用する[17]).

6.5.6 アルコール

アルコールは1g 7kcalのエネルギーを有し, 大量の摂取は肝機能障害を招くだけでなく, 血圧を上昇させたり, 肥満を増悪させる. 1日の上限は, エタノール換算で男性20～30g, 女性10～20gである. エタノール20～30gはビール大1本, 日本酒1合, ウイスキー60mL (ダブル1杯), 焼酎なら150mLに相当する[17]).

6.6 メタボリックシンドロームの運動療法

6.6.1 科学的根拠に基づく診療ガイドライン

　食事療法の項（6.5.1）でも述べたが，日本糖尿病学会では「科学的根拠に基づく糖尿病診療ガイドライン」を刊行し，2型糖尿病に対する運動療法の有効性に関するエビデンスを紹介している[16]．

　また，日本高血圧学会では，「高血圧診療ガイドライン2004」を刊行し，高血圧症の基本治療として，食塩制限（6g/日以下）とともに，運動療法実施による減量の必要性を強調している[18]．

　さらに，先述のように，日本肥満学会でも「肥満症治療ガイドライン2006」を作成し，食事，運動療法の実施によるメタボリックシンドローム改善の必要性を指摘している[7]．

6.6.2 急性代謝反応

① 血糖コントロール状態が比較的良好な糖尿病患者が運動を行えば，収縮（運動）筋で糖，脂質など大量のエネルギーが消費され，食事制限との併用で肥満症の予防，改善効果がある．また，食後の運動実施は食事による急激な血糖上昇を抑制し，血糖コントロール状態の改善が期待できる[1,17]．

② 運動，ことに強度の高い運動では，グルカゴン，カテコールアミンなどインスリン拮抗ホルモンの分泌が増加する．このような場合，運動に由来する筋へのグルコース取り込み増加に比べ拮抗ホルモンの作用による肝糖放出量の増加が大となり，運動後血糖値は上昇するなど糖代謝が増悪する．また，強度の高い過激な運動はフリーラジカルの発生から血中過酸化脂質（TBARS）を増加させ，臓器障害性に作用し，加齢性変化を進行させる[1,17]．

③ 運動（筋収縮）に起因する糖取り込み促進にはインスリンシグナル伝達系とは異なるAMPK（AMP活性化プロテインキナーゼ）が重要な役割を果たしている[1]．

④ 四肢に皮下注すれば，運動後皮下注射部位よりインスリンの吸収が促

進される.

6.6.3 トレーニング効果
1) 身体運動とインスリン感受性

(1) 身体トレーニングによるインスリン感受性の改善

① 最大酸素摂取量（VO_2max）に影響を及ぼさないような軽度の身体トレーニングでも，長期間にわたって実施すれば，2型糖尿病に認められる個体のインスリン抵抗性を改善させる[1]．また，肥満2型糖尿病・肥満症患者に対する食事制限と身体トレーニングの実施は，腹部内臓脂肪を中心とした体脂肪量を選択的に減少させ，体重を低下させるが，除脂肪体重（LBM）には変化が認められず，食事療法単独よりインスリン抵抗性改善に有用である（図6.5）[19]．正常血糖クランプ法によるグルコース代謝率（MCR）（インスリン感受性）の改善度と1日の歩数とは正相関が成立する．一方，運動療法を実施せず，極端な食事制限で減量しても，体脂肪は減少せず，LBMが低下し，インスリン感受性は改善しない[19]．

② ジョギングに代表される有酸素運動は，重量挙げのような無酸素運動

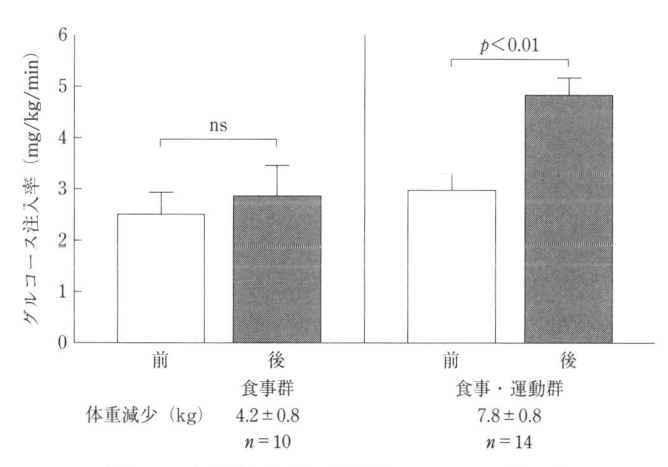

図6.5 食事群と食事・運動群のグルコース注入率（インスリン感受性の比較）[19]

より個体のインスリン感受性改善に有用である．しかし，筋力，筋量の低下している高齢者では，歩行など有酸素運動のみを実施してもインスリン感受性の改善は必ずしも期待できず，軽い強度のレジスタンス（筋力）運動と有酸素運動の併用により，インスリン抵抗性の改善が期待できる（図6.6）[20,21]．なお，高齢肥満2型糖尿病患者では，筋力低下および筋収縮速度の低下が糖尿病罹病率と相関があり，運動療法として，太極拳など筋力トレーニングの重要性が指摘されている[22]．アメリカ糖尿病学会公式見解もレジスタンス運動と2型糖尿病に関しては，これまで，比較的小規模な研究しか行われておらず，学際的な大規模研究の必要性を指摘している[5]．

③ 最近，筆者らは乗馬様他動的運動機器（ジョーバ®）の運動効果について検証し，ジョーバ®運動が大腿筋を中心とした下腿，躯幹の大筋群における糖取り込みを促進するだけでなく[23]，長期間トレーニングを実

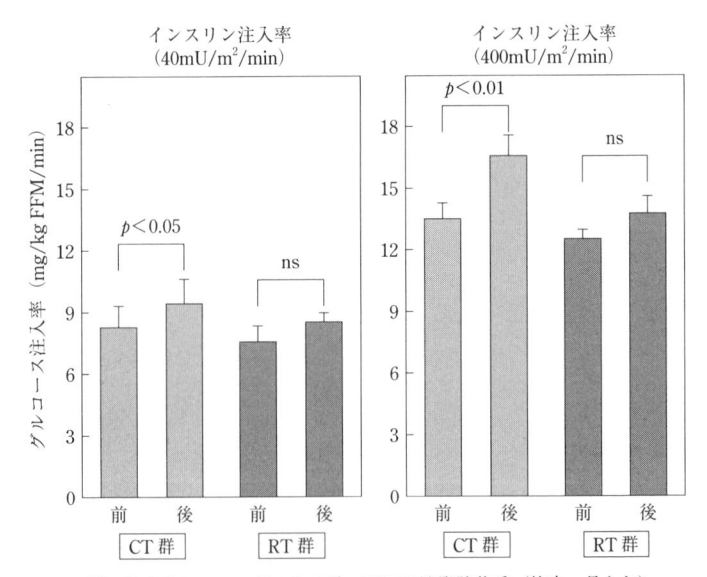

RT群：筋力トレーニングのみの群，FFM：除脂肪体重（筋肉，骨など）

図6.6 トレーニング前後における筋重量当たりのインスリン抵抗性（グルコース注入率）の変動[20]

有酸素運動と筋力（レジスタンス）トレーニングの併用（CT群）は高齢者のインスリン作用を改善させる．

施することにより，高齢糖尿病患者のインスリン抵抗性（グルコース注入率，GIR）をも改善させる事実を見出している（図6.7）[24].

④ インスリン感受性改善で代表されるトレーニング効果は，3日以内に低下し，1週間でほとんど消失する[1].

(2) トレーニング効果の発現機序

① 筋性要因：筋重量増大や筋の解糖系，TCA回路系の酵素活性，グルコース輸送担体（GLUT4）など筋のインスリン受容体以降のステップが重要な役割を果たしている[1]．筆者らも身体トレーニングによるインスリン感受性改善のメカニズムとして，骨格筋細胞膜画分のGLUTタンパク質量の増加，IRS-1，PI3キナーゼタンパク質量の増加が関与している事実を明らかにしている[25,26].

② 脂肪組織性要因：脂肪細胞からは多くの生理活性物質（アディポカイン）が分泌されているが，脂肪組織量の減少に伴い，TNFα，レジスチン濃度が低下し，また，アディポネクチンの分泌が増加することにより，個体のインスリン抵抗性が改善する可能性がある[3,4].

すなわち，内臓脂肪は皮下脂肪に比べて，インスリン抵抗性関連の動脈硬化に促進的に働くことが知られている．身体トレーニングは，先述のように，内臓脂肪を選択的に減少させる[1]．一方，脂肪吸引療法を行い，腹部皮下脂肪量を30～40%減少させても，個体のインスリン抵抗

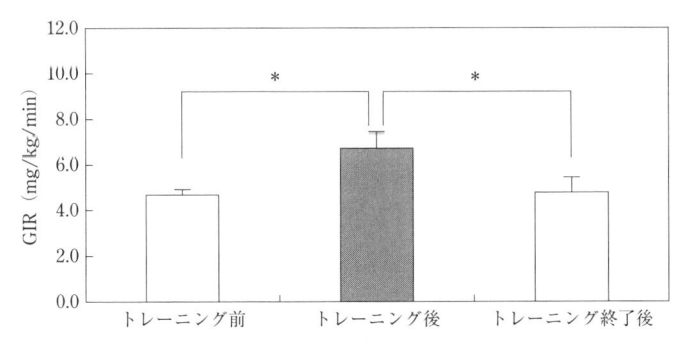

図6.7 高齢2型糖尿病に対する乗馬様他動的運動のトレーニング効果[24]
$n=6$，平均値±SE，* $p<0.05$.

性，代謝異常は改善せず，冠動脈疾患危険因子も低下しないという[27]．

2) 運動療法の実施と血糖コントロール

運動療法の実施はHbA1cを減少させ，合併症の危険性を低下させるが，体重減少には有効でないというメタアナリシスの結果が報告されている[1]．また，有酸素運動と筋力（レジスタンス）トレーニングの併用は腹部内臓脂肪量を低下させるとともに筋肉密度を増加させ，個体のインスリン抵抗性を改善させ，2型糖尿病患者の血糖コントロール状態を良好にし，冠危険因子も低下させることが明らかになっている[28]．

3) 身体トレーニングと適応能力

① トレーニングの実施は，最大酸素摂取量を増加させるなど体力，全身持久力を増強する．

② 身体トレーニングの実施は血清トリグリセリドの低下，HDL-コレステロールの上昇，軽症高血圧の改善など抗動脈硬化的に働く．

③ トレーニングの継続は，肥満2型糖尿病患者で低下している食事誘導性熱産生（dietary-induced thermogenesis ; DIT）を上昇させる．また，食事制限の実施による基礎代謝の低下が防止される[29]．

6.6.4 運動処方の実際

1) 運動療法の適応とメディカルチェック

肥満症患者の運動療法の適応はBMI 30未満のメタボリックシンドローム合併者である．したがって，運動療法開始にあたっては諸検査を行い，トレーニング実施により病態を悪化させる要因（膝，足関節なども含む）の有無を検索する．また，BMI 30以上の症例ではとりあえずVLCDなどを用い，体重を減少させ，運動は水泳，水中歩行，先述の乗馬様他動的運動を勧める．さらに，二次性肥満など運動療法の適応外の症例を除外し，外科をはじめそれぞれの専門医へ紹介する[29]．

2) 運動の種類と実施方法

身体運動による脂肪分解の結果生ずる遊離脂肪酸（FFA）は，β酸化を経て，アセチル-CoAとなり，TCA回路で代謝される．したがって，メタボリックシンドロームの運動療法としての運動は，有酸素的なものに限定される

のは容易に理解できよう．

具体的には，散歩，ジョギング，ラジオ体操，自転車エルゴメーター，水泳（ことに後二者は肥満症患者に適している）など全身の筋肉を用いる有酸素運動を，中等度の強度（脈拍：一般に120/分，60～70歳100/分）で1回10～30分（体力のある症例では60分），週3～5日以上実施させる．また，筋肉の萎縮傾向の認められる高齢者では，筋力トレーニングも併用する．さらに，乗馬様他動的運動も適宜取り入れるよう指導する[29]．なお，運動強度に関して，可能なら乳酸閾値（lactate threshold；LT）を測定し，LTレベルの運動を行わせる．運動によらない身体活動（non-exercise activity thermogenesis；NEAT）も肥満解消に役立つとされており[30]，特別に運動を実施する時間がない場合，エレベーターの代わりに階段を使う，通勤時にバスを1駅手前で降りて歩くなど，各自のライフスタイルの中に身体運動を取り入れ，「こまめに体を動かす」[30]よう指導する．歩数計やライフコーダ®は日常生活における運動量の把握に有用であり，1日1万歩以上（最低でも8,000歩）を目標とさせ，外来受診時にチェックする[29]．

3）「健康づくりのための運動指針2006 ―生活習慣病予防のために―」

平成18年7月に公表されたこの運動指針では，1週間に23エクササイズ（メッツ・時）の活発な身体活動（運動・生活活動），そのうち4エクササイズは活発な運動を推奨しており（1日8,000～10,000歩，1週70,000歩），ことにメタボリックシンドロームの治療には10エクササイズの運動（例えば毎日速歩30分，週5日）の実施を勧告している（図6.8）．

4） 運動療法実施上の注意点

① 運動による消費エネルギーはそれほど大きくなく，必ず食事療法も併行して指導する．

② 運動の実施前後には，準備・整理運動を実施させる．

③ 肥満者では膝や足の障害を招きやすく，靴底の厚いスポーツシューズの使用を勧める．

④ 軽い運動を短時間から開始し，次第に時間を長く，強度もやや強くする．

⑤ 運動によるフリーラジカルの上昇防止の目的で野菜，果物を摂取さ

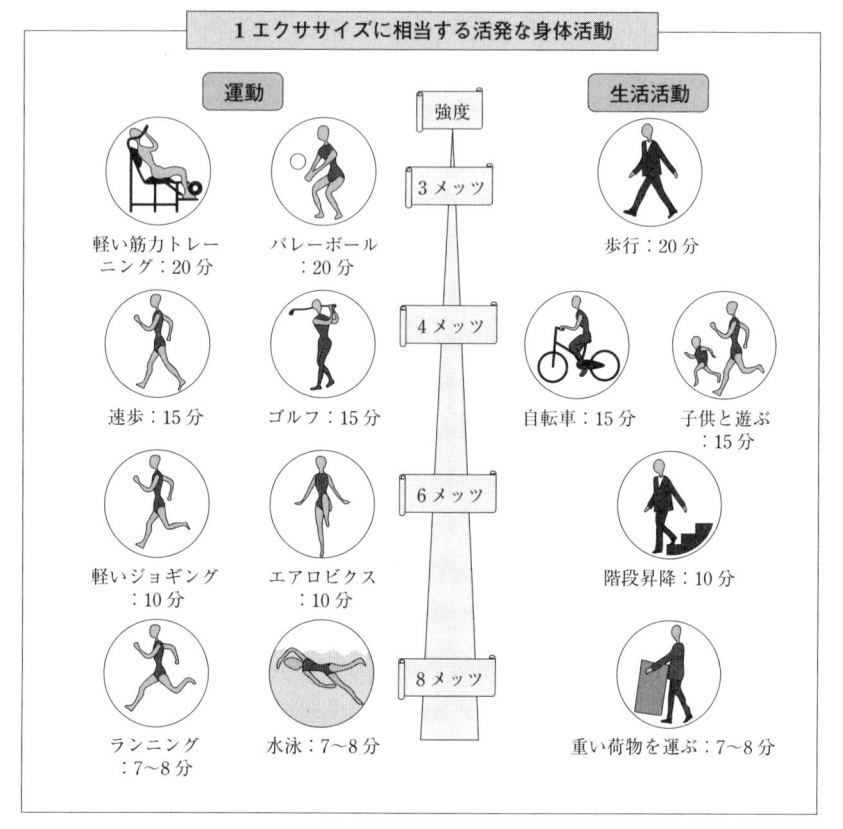

図 6.8 1エクササイズに相当する活発な身体活動（健康づくりのための運動指針2006）

エクササイズ：身体活動の量を表す単位．身体活動の強さ（メッツ）に身体活動を行った時間（時）を掛けたもの

メッツ：身体活動の強さを安静時の何倍に相当するかで表す単位．坐って安静にしている状態が1メッツ，普通の歩行が3メッツに相当する．

1エクササイズに相当する活発な身体活動

運動
- 軽い筋力トレーニング：20分（3メッツ）
- バレーボール：20分（3メッツ）
- 速歩：15分（4メッツ）
- ゴルフ：15分（4メッツ）
- 軽いジョギング：10分（6メッツ）
- エアロビクス：10分（6メッツ）
- ランニング：7〜8分（8メッツ）
- 水泳：7〜8分（8メッツ）

生活活動
- 歩行：20分（3メッツ）
- 自転車：15分（4メッツ）
- 子供と遊ぶ：15分（4メッツ）
- 階段昇降：10分（6メッツ）
- 重い荷物を運ぶ：7〜8分（8メッツ）

せ，ビタミンCやEを必要に応じて投与する．

⑥ 栄養士，看護師，健康運動指導士などコメディカルスタッフ（医師以外の医療従事者）を加えたチーム医療を実施する．

⑦ 集団療法や行動修正療法の手段を導入する．

⑧ 個人のプライバシーの許す範囲内でインターネットや電話なども活用して，定期的な指導（介入）を行う．

6.7 今後の方向性

メタボリック症候群の予防・改善のための食事療法・運動療法のメカニズム，指導成績についての研究成績（エビデンス）は，次第に集積されている．しかし，「日本発」のエビデンスは必ずしも十分とはいえず，この方面の研究・臨床の益々一層の発展を期待したい．また，各患者の病態に応じたエビデンスに基づく（EBM）より質の高い，「オーダーメード」な指導の重要性も強調しておく．

参考文献

1) Y. Sato *et al.* : *Exp. Bio. Med.*, **228**, 1208（2003）
2) 佐藤祐造：運動療法の生活習慣病予防とQOLに果たす役割，運動療法と運動処方，佐藤祐造編，p.2，文光堂（2005）
3) メタボリックシンドローム診断基準検討委員会：日本内科学会雑誌，**94**, 794（2005）
4) 松澤佑次企画：医学のあゆみ，**213**, 539（2005）
5) R. J. Sigal *et al.* : *Diabetes Care*, **29**, 1433（2006）
6) 佐藤祐造：治療学，**39**, 657（2005）
7) 日本肥満学会肥満症治療ガイドライン作成委員会：肥満症治療ガイドライン 2006, p.2, 日本肥満学会（2006）
8) T. Fujii *et al.* : *Scand. J. Med. Sci. Sports*, **8**, 57（1998）
9) J. Tuomilehto *et al.* : *N. Engl. J. Med.*, **344**, 1343（2001）
10) Diabetes Prevention Program : *N. Engl. J. Med.*, **346**, 393（2002）
11) L. E. Egede : *Diabetes Care*, **26**, 602（2003）
12) R. T. Ackermann *et al.* : *Diabetes Care*, **29**, 1237（2006）
13) S. S. Sawada *et al.* : *Diabetes Care*, **26**, 2918（2003）
14) P. W. Franks *et al.* : *Diabetes Care*, **27**, 1187（2004）
15) C. Platat *et al.* : *Diabetologia*, **49**, 2078（2006）
16) 日本糖尿病学会編：食事療法，運動療法，科学的根拠に基づく糖尿病診療ガイドライン，p.21, 南江堂（2004）
17) 佐藤祐造：糖尿病の治療，糖尿病教室，p.96, 新興医学出版（1999）
18) 日本高血圧学会高血圧治療ガイドライン作成委員会編：高血圧治療ガイド

ライン 2004, p.25, 日本高血圧学会（2004）
19) K. Yamanouchi *et al.* : *Diabetes Care*, **18**, 775（1995）
20) I. Kitamura *et al.* : *Geriatr. Gerontol. Int.*, **3**, 50（2003）
21) M. Tokudome *et al.* : *Geriatr. Gerontol. Int.*, **4**, 157（2004）
22) R. Orr *et al.* : *Diabetes Care*, **29**, 2120（2006）
23) 梶岡多恵子他：糖尿病，**47**，879（2004）
24) M. Kubota *et al.* : *Diabetes Res. Clin. Pract.*, **71**, 124（2006）
25) N. Nakai *et al.* : *J. Appl. Physiol.*, **80**, 1963（1996）
26) M. Nagasaki *et al.* : *Metabolism*, **49**, 954（2000）
27) S. Klein *et al.* : *N. Engl. J. Med.*, **350**, 2549（2004）
28) S. Balducci *et al.* : *Diabetes Care*, **27**, 841（2004）
29) 佐藤祐造：*Medical Practice*, **23**, 1615（2006）
30) E. Ravussin : *Science*, **307**, 530（2005）

（佐藤祐造・森　圭子）

第7章 メタボリック症候群予防における咀嚼の有用性

7.1 はじめに

「食の破壊」とも言える食習慣やこれを誘発する食環境の激変，車社会に伴う運動不足，こういった健康障害を加速する生活習慣の変容は都市化社会と不可分の関係にあり，疾病の構造を大きく変える．その最たる例が，肥満症，糖尿病，高血圧症，高脂血症の頻発である．内臓脂肪蓄積はこれらの病態を形成し，糖代謝異常や脳卒中や冠動脈疾患といった動脈硬化性疾患を加速する．結果として生命予後を著しく悪化させる．一方で，医療経済的にも大きな損失を社会に与える．最近，メタボリック症候群がにわかに脚光を浴びてきた理由がここにある．ところが，この症候群に対する治療成果となると，はかばかしくないだけに，今や医学領域だけでなく社会的にも，その治療的ブレイクスルーが強く求められている．

咀嚼を脳機能の1つと見なし，その重要さが脚光を浴びるようになったのは，つい最近のことである[1]．それまでは，たかだか食物を噛み砕き消化吸収を助ける補助的機能，その程度にしか評価されていなかった．しかし考えてみると，咀嚼のもつ生理的意義がそれほど過小なのであれば，マイクロメートル単位といってもよいほどの咬合不全を，瞬時に感じ取るような精巧な感覚は必要ないはずである．

事実，荒噛みで早食いの肥満症患者では，それが重症化すればするほど，味などほとんど覚えていないし，食事そのものが快の報酬として機能しなくなっている．ところが，生体調節の可塑性を示すかのように，これらの機能は可逆的である．肥満症の病態が改善されてくると，噛めば噛むほど，またゆっくり食べれば食べるほど，真っ先に満腹感を感じ取れるようになる．噛

んでいるうちに，久しく忘れていた味を感受性豊かに取り戻し，美味しさや心地よさが戻ってくる．好みが油っこい味から淡泊な味に変わったり，塩分が減って薄味になったりもする．つまり，味覚の領域にも感覚の鋭敏さと，それに伴って，精神的な充足感が戻ってくる．食事が，単なるエネルギー摂取のための物理操作から，精神的充足感を伴った本来の生理機能を発揮できるように修復されてくる．こういった現象は，肥満症治療の日常臨床では珍しくない．

本章では，咀嚼によって駆動されるエネルギー代謝調節系の仕組みとその臨床応用について述べてみたい．具体的には，脳内ヒスタミン神経系の役割を縦糸にし，内臓脂肪分解を横糸にして，咀嚼の臨床的意義を解説するのが目的である．咀嚼のもつ生理的な脳機能の賦活化作用をいかに臨床応用へと展開していくか，その将来展望についても副次的に触れてみたい．

7.2 咀嚼によって賦活される脳内ヒスタミン神経系の仕組み

肥満症患者は荒噛みで早食いである．その例外症例の頻度は少ない．動物実験の結果によると，硬い餌を給餌するよりも柔らかい餌の方が，1回の食事量（meal size）が増え，1回の食事持続時間（meal duration）も延長することがわかっている[1]．

咀嚼によって感知した口腔内固有感覚は，歯根膜や咬筋の筋紡錘に分枝する三叉神経感覚枝で捉えられ，三叉神経中脳路感覚核（Me5）に伝搬される．この入力信号は三叉神経中脳路運動核（Mo5）へも伝えられ，咀嚼運動（速度）を調節する．Me5は口腔内固有感覚が入力する一次求心路の中継核で，Mo5と下顎反射の反射弓を形成している．しかも，ヒスタミン神経のシナプスを例外的に形成する[2]．一方，後部視床下部に細胞体をもつヒスタミン神経系は，Me5からの神経投射を受けているので，咀嚼情報は同時に脳内の神経ヒスタミンを量産することになる．後部視床下部の起始細胞体からは，脳のほぼ全域にヒスタミン神経繊維を投射している．なかでも，視床下部にある満腹中枢の腹内側核や室傍核には，ヒスタミン H_1 受容体が濃密に存在し，後部視床下部からの密な神経投射も確認されている．事実，硬い

餌を与えたラットの脳内ヒスタミン代謝回転を測ってみると，満腹中枢でも咀嚼中枢でも共に上昇してくる[3]．以上述べた咀嚼によるヒスタミン神経賦活化と食調節の仕組みについて，その概略図を図7.1に示した．

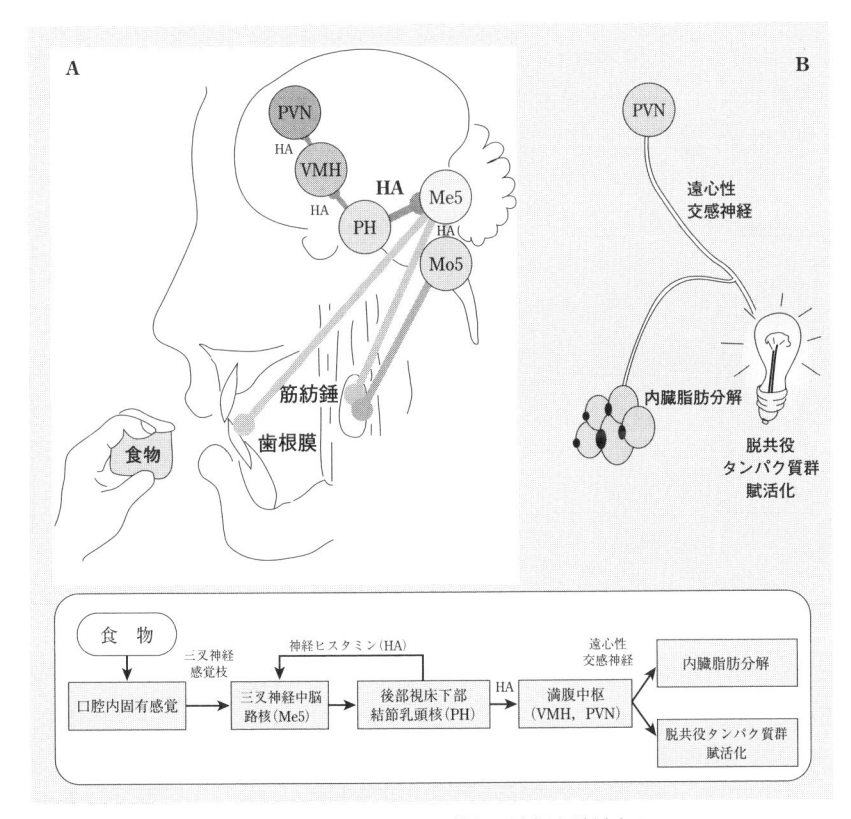

図 7.1 咀嚼はヒスタミン神経回路網を賦活する

咀嚼が駆動する口腔内固有感覚は，咬筋の筋紡錘や歯根膜に分枝する三叉神経感覚枝で捉えられ，三叉神経中脳路感覚核（Me5，咀嚼中枢）に伝搬される．後部視床下部（PH）の結節乳頭核に細胞体をもつヒスタミン（HA）含有ニューロンは，Me5からの神経投射を受けているので，咀嚼情報はこのニューロン活動を賦活し，神経ヒスタミンを量産することになる．その結果，満腹中枢の視床下部腹内側核（VMH）と室傍核（PVN）を興奮させ，食欲が抑制される．PVNの賦活は遠心性交感神経を介して内臓脂肪分解や脱共役タンパク質群を亢進し，エネルギー消費を促進する．食事をよく噛んで食べると，摂取エネルギー量とは無関係に満腹感が増してエネルギー摂取量が減り，一方で内臓脂肪分解を亢進させるとともに熱放散を上昇させるのは，このような仕組みによっている．

7.3 咀嚼による摂食量と摂取速度の調節

視床下部にある満腹中枢の神経ヒスタミンを特異的に枯渇させると，1回の食事量と食事持続時間がともに増加してくる．しかし，食事速度（1回食事量／1回の食事持続時間）は不変である（図7.2）[3]．これに対し，咀嚼中枢の神経ヒスタミンを枯渇させても，食事量に変化は及ばない．しかし，食事速度が変わる（図7.2）[3]．つまり，咀嚼行為は神経情報を介して脳内のヒス

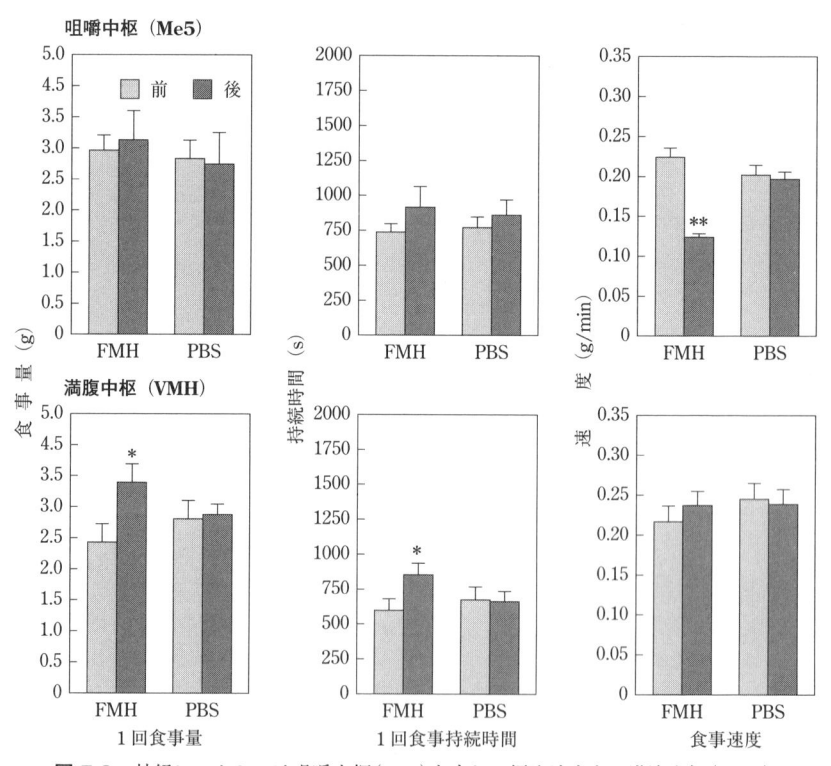

図7.2 神経ヒスタミンは咀嚼中枢(Me5)を介して摂取速度を，満腹中枢(VMH)を介して摂食量とその持続時間を調節する（文献3）を改変）
咀嚼中枢の神経ヒスタミンを特異的に枯渇させると(FMH群)，食事速度が対照群(PBS)より劣化するが，摂食量やその持続時間には変化が及ばない．満腹中枢の神経ヒスタミンを枯渇させると，摂食量が増え，食事持続時間も長くなるが，速度は変わらない．ヒスタミン神経はこのように食事の速度と量という食調節の両輪を駆動しており，しかもそこには実に見事な機能分化が認められる．＊ $p<0.05$，＊＊ $p<0.01$ vs 処理群．

タミン神経系を活性化する．この信号が満腹中枢では食事終了の満腹信号として働く．一方，咀嚼の一次中枢である Me5 からの神経情報は反射路を介して咀嚼運動中枢の Mo5 へ入力され，食事速度を調節する．

このような摂食量や摂取速度の調節が，咀嚼による特異作用であることを証明するには，等エネルギー量の流動食や等量の水分を胃内へ直接注入し，上記のような摂食行動の変化を確認する必要がある．エネルギー摂取後には，肝内のグルコースユニットで捉えられた情報が求心性自律神経を介して脳内へ伝搬される情報入力，あるいは胃壁内の圧受容器を介した情報入力，こういった可能性をすべて否定しておくことが必要だからである．結果はいずれの行動変容も伴わなかったので，これらの変化は咀嚼行為を伴う食行動に限られると断定できる．

7.4　ヒスタミン神経系で調節されるエネルギー摂取系と消費系

次に，咀嚼によって脳内のヒスタミン神経を賦活すると，エネルギー調節系の生理機能をどのように変容させるかについて詳述する．ヒスタミン神経によって駆動されるエネルギー代謝には，2つの調節系がある．その1つは満腹中枢を介して，食欲を抑制性に調節する系である．今1つは視床下部から遠心性の交感神経を介し，末梢のエネルギー代謝を調節する系である．この系の賦活によって，具体的には脂肪分解，なかでも内臓脂肪の分解を促進し，同時に脱共役タンパク質の機能を亢進するので，エネルギー消費が上昇してくる．つまり，エネルギー摂取抑制とエネルギー消費亢進という二重の作用によって体重は減少することになる．

7.4.1　食欲の抑制作用

ヒスタミン神経の前シナプスには，自己抑制性の H_3 受容体が存在するので，この H_3 受容体を抑制すると，神経ヒスタミンの合成と放出が増強して，ヒスタミン神経系を賦活したのと同じ結果が得られる．実際に H_3 受容体の抑制処理を行うと，強い摂食抑制反応が観察される[4]．この食欲抑制作用は H_1 受容体欠損（H1KO）マウスで消失するが，H_2 受容体欠損マウスでは効果

がみられない．ヒスタミンによる摂食抑制作用は，H_1 受容体を介した作用であることがわかる[5]．視床下部内へのヒスタミン微量注入実験や電気生理学的実験などの結果からも，ヒスタミン神経系の摂食抑制作用は満腹中枢の H_1 受容体を介していることが証明されている[6,7]．

7.4.2 内臓脂肪の分解亢進作用

　ヒスタミン神経系は末梢の脂肪代謝に対しても，重要な役割を果たしている．脂肪細胞で行われる脂質代謝を精密に，しかも in situ で調べるには，血管と自律神経の支配下で情報を収集する必要がある．この条件を充たすため，脂肪組織に微小透析膜を備えたプローブを慢性留置し，脂肪組織から放出されるグリセロールを測定する in vivo microdialysis 法を筆者らは開発した[8]．この方法を用いれば，脂肪組織における刻々の，しかも nmol 単位での脂肪分解能を評価することができる．ラットで神経ヒスタミンを分泌亢進させると，脂肪組織からのグリセロール放出が短潜時で上昇する[8]．なかでも，内臓脂肪の脂肪分解が特異的に亢進する[9]（図 7.3）．脂肪細胞の機能的異常による肥満症はもちろんのこと，内臓脂肪蓄積に起因するメタボリック症候群の治療でも内臓脂肪の削減が必須になる．この点を考慮すると，ヒスタミン神経系の賦活化が内臓脂肪の分解を特異的に亢進させることは，注目に値する．

　神経ヒスタミンによるこの脂肪分解作用は，β 受容体阻害薬のプロプラノロールを前処置しておくと消失するので，交感神経を介した作用であると考えられる[8]．実際に，脳内のヒスタミン神経系を賦活すると，脂肪細胞に分枝する遠心性交感神経活動が増強してくることが，ニューロン活動を記録することによって確認できる[8]．ヒスタミン神経は視床下部の満腹中枢（室傍核）へ神経投射し，食行動を調節している．このことは既に述べた．この中枢核は交感神経系の上位中枢でもある．神経組織学的染色法によっても，この中枢核から脂肪細胞への神経投射が証明されている．ヒスタミン神経活動が亢進すると，このように中枢から末梢の脂肪細胞に至る遠心性交感神経系を介し，内臓脂肪分解が促進される．

　ところが，この作用は脂肪分解系だけにとどまらず，脂肪合成系にも及ん

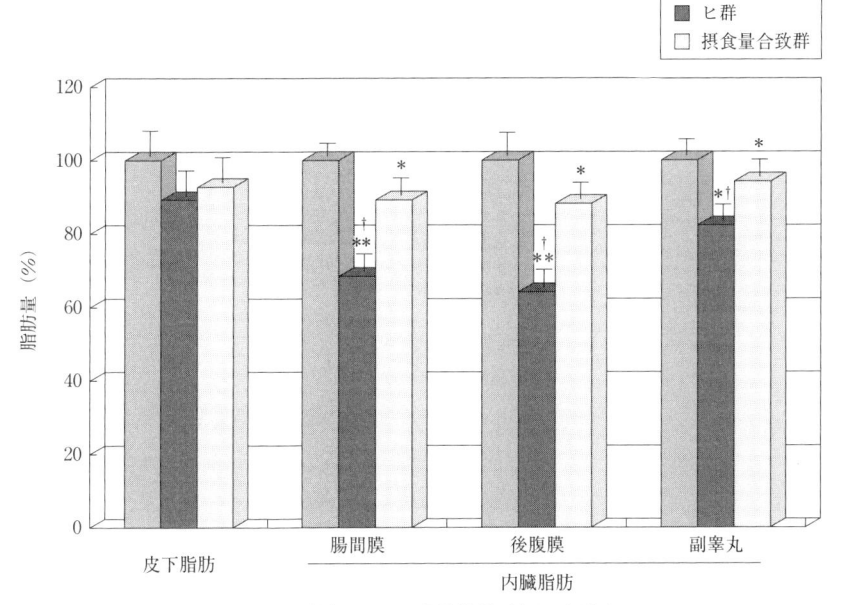

図 7.3 ヒスタミン神経の賦活によって内臓脂肪分解が亢進する(文献 8)を改変)
ヒスタミン神経の賦活(ヒ群)によって,内臓脂肪分解は対照群(PBS 群)より亢進するが,この亢進作用は皮下脂肪では見られない.ヒスタミン神経の賦活で食欲抑制が起こり,摂食量は減少する.しかも,ヒスタミン神経賦活群と同じ摂食量を給餌させた摂取量合致群と比べても,内臓脂肪の減少がみられる. * $p<0.05$, ** $p<0.01$ vs PBS 群. † $p<0.05$ vs 摂食量合致群.

でいる.脂肪細胞へのグルコース輸送担体(GLUT4),それにトリグリセリド合成の律速酵素(acyl-CoA synthetase; ACS),このいずれもが脳内ヒスタミン神経の賦活化によって,その遺伝子発現を低下させる.言い換えると,ヒスタミン神経の賦活化は脂肪分解の促進だけにとどまらず,トリグリセリド合成に必須なグルコースの取り込み,さらにはトリグリセリド合成に与る酵素活性の賦活化,このいずれの遺伝子発現も抑制する.

7.4.3 非ふるえ熱産生の亢進作用

褐色脂肪組織のミトコンドリアに存在する脱共役タンパク質(uncoupling protein-1; UCP-1)は,筋収縮を伴わない非ふるえ熱産生や食事誘導性熱産

生に関与し，エネルギー消費を促進性に調節している．内臓脂肪分解作用として前項で述べたように，この熱産生作用も遠心性交感神経を介した同様の中枢制御を受けている[10]．

このUCPファミリーにもホモログ（構造類似体）の存在が報告されている．なかでも，UCP-2とUCP-3はエネルギー代謝への関与が強いと考えられている．UCP-2は白色脂肪細胞をはじめ末梢各臓器に広く分布し，UCP-3は骨格筋，次いで心筋や白色脂肪細胞に特異的に存在する[10-12]．ヒスタミン神経系を賦活すると，既述した遠心性交感神経活動が増し，これらUCPファミリーの遺伝子発現が上昇してくる[10]．

7.4.4 ヒスタミン神経系とレプチン信号系で形成される負のフィードバック機構

脂肪細胞で発現する肥満遺伝子（*ob*遺伝子）は，コードタンパク質のレプチンを分泌することがわかっている．このレプチンは食欲を抑えるだけでなく，末梢の脂肪分解や熱放散を促進する．このレプチンをラット第3脳室内に注入すると，神経ヒスタミンの代謝回転が上昇してくる．ところが，ヒスタミン神経系が賦活されると，末梢脂肪細胞での*ob*遺伝子の発現が抑制され，レプチン分泌は抑制方向へと収束される．つまり，ヒスタミン神経系とレプチン情報伝達系との間には，負のフィードバック環が存在することになる．

レプチンによる食欲抑制作用は，H1KOマウスで減弱する[9]．この結果から，レプチンの食欲抑制作用は，ヒスタミン神経を介した情報伝達系によって調節されていることがわかる．内臓脂肪の分解やUCPファミリーによる熱放散などの作用も，ヒスタミン神経系を介した同じ情報伝達系によって調節されている．食欲抑制作用はその首座が視床下部にあるが，末梢のエネルギー消費系では遠心性交感神経を介するという違いだけで，情報伝達過程は同じである．

7.4.5 レプチン抵抗性がヒスタミン神経系の賦活化によって改善する

肥満症による内臓脂肪蓄積は血中レプチン濃度が上昇しているにもかかわ

らず，レプチン効果が発揮できない．その原因はレプチン抵抗性の発現にある．したがって，レプチンの投与では内臓脂肪蓄積を解消できない．ところが，肥満モデル（db/db）マウスの第3脳室内にヒスタミンを慢性投与すると，摂食量の減少に加え，内臓脂肪量の減少やUCPファミリーを介したエネルギー消費の亢進がみられる[9]．H1KOマウスとdb/dbマウスを交配し，H_1受容体とレプチン受容体の重複変異体（double mutant）マウスで調べると，ヒスタミン慢性投与の効果はすべて減弱するので[9]，神経ヒスタミン作用がレプチンの下流で作動していることがわかる．ヒスタミン神経活動には摂食抑制作用が含まれているので，摂食量の減少による脂肪蓄積量の縮小も否定できない．しかし，ヒスタミン投与群と同量まで摂食量を減らした摂食量合致（pair-fed）マウスでも，同様な内臓脂肪蓄積量の減少やUCPファミリーの発現増強が認められるので，ヒスタミン神経活動による直接作用であることがわかる[9]．以上の結果をまとめると，咀嚼によって賦活された脳のヒスタミン神経系は，食欲抑制作用だけでなく，末梢での脂肪分解促進と脂肪合成抑制の両作用，それにエネルギー消費亢進作用などが合わさって，生体のエネルギー代謝を恒常的に維持していることがわかる．

7.5 内臓脂肪削減に向けた治療技法

咀嚼は食欲を抑制し，末梢での内臓脂肪分解，それに熱産生・放散をそれぞれ亢進させるので，体脂肪，特に内臓脂肪を減らす上で優れた効果を発揮することをこれまでに述べてきた．咀嚼によって発現してくるこの作用機序には賦活されたヒスタミン神経系が関与している．ここでは咀嚼の臨床応用を含め，ヒスタミン神経を活性化する他の方法論についても触れておきたい．

7.5.1 咀　嚼　法

内臓脂肪は減りやすいが，溜（た）りやすいという特徴をもっている．咀嚼が十分でないと，既述したように神経ヒスタミンの作用が十分に発揮できないので，柔らかい食べ物を摂取した時に似て，過食することは避けられず，内臓

脂肪は蓄積しやすくなる．咀嚼法を有効に利用すれば，満腹感を感じながら食欲を抑えることができ，しかも同時に内臓脂肪を分解してくれる．咀嚼は三度の食事ごとに繰り返される．その意味では，咀嚼は内臓脂肪の削減効果だけでなく，減量した内臓脂肪の長期維持にも優れた効果を発揮する[13]．

実際に咀嚼法を確実に，しかも長期間継続させるには，単によく噛むようにと指導や教育をしても，期待するほどには効果が上がらない．咀嚼の効果

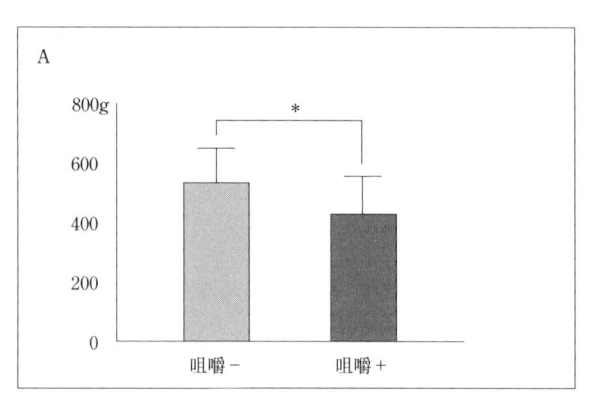

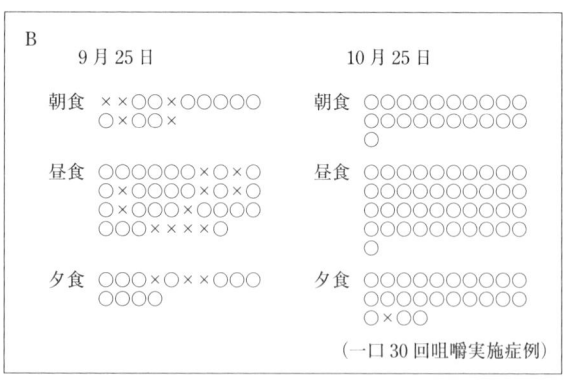

図7.4　咀嚼法の実際と治療技法としての特徴（文献13）を改変）
A. 食直前にエネルギーフリーのデンタルガムを10分間咀嚼した（咀嚼＋）群では，非咀嚼（咀嚼－）群に比べて，摂取量の減少が全員に認められた．B. 咀嚼法を実践するには，一口の咀嚼回数を決められた数だけ咀嚼できれば，図のように○印を，決められた数を上回るかないしは未満であれば×印を記入する．10口を1行にして記録していく．9月25日より1か月後の10月25日の方が上達していることが一目でわかる．理屈の不要な治療技法ほど効果的である．C. 咀嚼法によってもたらされる治療効果．内臓脂肪削減効果と減量内臓脂肪を長期維持に導く背景因子はこの5項目に要約できる．

を視覚に訴え，同時に患者も治療者もその結果を理解できるようにする．この目的達成のために開発されたのが咀嚼法である．その実行には咀嚼記録用紙を用いる方法がある（図7.4B）．この詳細は他の成書を参照して欲しい[13]．咀嚼法を実施した患者は，「この頃は，食べるとすぐにお腹がいっぱいになり，胃が小さくなったようです」と実感するようになる．胃の容積はほとんど変わらないので，満腹感に対する感じ方が鋭くなった，言い換えると，満腹物質が中枢で効率良く受容されるようになった，その結果がこのような表現をとるようになるわけである．患者によっては，「ご飯をよく噛んで食べると，甘みがあるのですね」と味覚の変化にも気付くようになる．満腹感にしても，甘いという味覚にしても，こういった感覚の変化こそが，内臓脂肪量を長期にわたって減少維持する上で決め手になる．

7.5.2 日本食化(超)低エネルギー食療法

1日の摂取エネルギーを800kcal以下に制限し，特に炭水化物の摂取量を減らすと，脳内ヒスタミン神経活動が亢進してくる．日本食化(超)低エネルギー食療法では，1日の総摂取量を1,000kcal（3日間）→ 800kcal（3日間）→ 360kcal（1〜2週間）→ 800kcal（3日間）→ 1,000kcal（3日間）に設定する．実際には360kcal（1〜2週間）を省略して，800kcalまでにすることも多いが，ほとんどの症例で十分な効果が得られる．その意味では，超低エネルギー食にこだわる必要はない．

この日本食化(超)低エネルギー食は，脂肪を極度に抑え，タンパク指数の高いタンパク質を使用し，それに見合った量の炭水化物で構成されている．電解質やビタミン類，それに微量元素などが不足するので，これらを別途に補う必要がある．日本食化(超)低エネルギー食療法では，体タンパク質の崩壊を最小限にとどめながら，最大限の内臓脂肪を燃焼させることを目的にしている[14]．

日本食化(超)低エネルギー食の栄養組成はHowardの原法をそのまま使用している．しかし，原法では食事の形態をとらずに，液体食として使用した．この欠陥を避けるため，日本食化(超)低エネルギー食療法では豊富な食物繊維を含む野菜類，海藻類，きのこ類といった低(無)エネルギー素材を多

量に活用し，食事の形態を保つことに成功した[14]．日本食化(超)低エネルギー食では食物繊維の含有量が多いため，咀嚼の訓練には最適である．ヒスタミン神経系は低エネルギー摂取でも賦活されるので，本治療食はこのように低エネルギー食と咀嚼によって，脳内のヒスタミン神経が二重に活性化される．これが本治療法の特色である[14]．

7.5.3　L-ヒスチジン含有食品摂取

　ヒスタミンを経口的に投与しても，血液脳関門を通過できないので，脳内のヒスタミン濃度には変化が及ばない．ところが，その前駆アミノ酸であるL-ヒスチジンを経口投与すると，脳内に神経ヒスタミンが有意に増加してくる（図7.5）．この一連の実験結果から言えることは，脳内ヒスタミン神経系に対する賦活化は，L-ヒスチジンの経口投与でも，まったくその効果に変わりはないことである．1回の食事による作用強度は日単位に換算するとわずかではあるが，毎食事による脳内ヒスタミン神経系の賦活化は，内臓脂肪の減少をリバウンドなく長期にわたって維持できる．この効果はメタボリック症候群の治療にとって計り知れない．

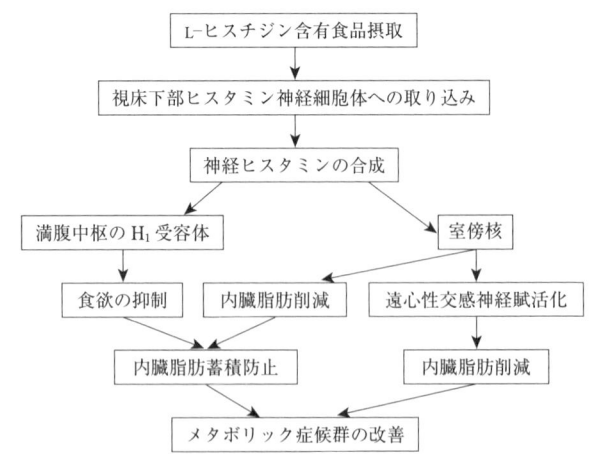

図7.5　L-ヒスチジン含有食材摂取によるヒスタミン神経系賦活および内臓脂肪蓄積防止と削減の機序

7.6 おわりに

　肥満症の治療がそうであるように，メタボリック症候群を効率よく改善する治療技法が確立されているとは言い難い．特に後者では内臓脂肪の削減が治療の主標的になるだけに，リバウンド防止をいかに長期間にわたって維持できるか，これが治療の成否を決める．このような現状にあって，咀嚼法はその治療目的にもっとも合致した技法と言ってよい．既述したように，咀嚼によって賦活化されたヒスタミン神経系は遠心性交感神経を介して，内臓脂肪分解を特異的に亢進する．同時に食欲を抑制し，熱産生・放散を促進するので，内臓脂肪蓄積防止には効率が良い．

　肥満症の患者ではレプチン抵抗性のために，レプチンによる治療的効果が期待できない．ヒスタミン神経活動はレプチンの下流で駆動されるので，レプチン抵抗性のある内臓脂肪蓄積患者でも，ヒスタミン神経活動を賦活できれば，内臓脂肪を減少させることができる．その意味では，日本食化(超)低エネルギー食療法やヒスチジン高含有食材の摂取も効果的である．ヒスチジン高含有食材を日本食の低エネルギー食に加えれば，ヒスタミン神経系賦活化を三重に強化した理想的な治療法が確立できる．

　人類は有史以来飢餓と戦い，その桎梏から解放されることを目指して，営々と努力してきた．しかし，都市化された社会では食物が氾濫し，お金さえ出せば食には瞬時にありつけ，それも昼夜を問わない．食欲を調節する脳の仕組みをみる限り，脳の機能を狂わせた元凶は，実はこのように劣悪な食環境を産み出した我々の浅知恵にある．メタボリック症候群の蔓延はその最たる例と言ってよい．この食破壊の激流に抗する1つのささやかな，しかし効果的な防衛手段，それが咀嚼法なのである．

参考文献

1) T. Fujise *et al.* : *Brain Res. Bull.*, **32**, 555 (1993)
2) N. Inagaki *et al.* : *Brain Res.*, **418**, 388 (1987)
3) T. Fujise *et al.* : *Proc. Soc. Exp. Biol. Med.*, **217**, 228 (1998)
4) K. Ookuma *et al.* : *Brain Res.*, **628**, 235 (1993)

5) K. Fukagawa *et al.* : *Am. J. Physiol.*, **256**, R605 (1989)
6) T. Sakata *et al.* : *Brain Res.*, **441**, 403 (1988)
7) T. Sakata *et al.* : *Nutrition*, **13**, 403 (1997)
8) K. Tsuda *et al.* : *Exp. Biol. Med.*, **227**, 208 (2002)
9) T. Masaki *et al.* : *Diabetes*, **50**, 376 (2001)
10) T. Masaki *et al.* : *Diabetes*, **50**, 385 (2001)
11) T. Masaki *et al.* : *FEBS Lett.*, **418**, 323 (1997)
12) S. Hidaka *et al.* : *Biochem. Biophys. Acta*, **1389**, 178 (1998)
13) 大隈和喜：咀嚼法，肥満症治療マニュアル，坂田利家編，p. 103，医歯薬出版 (1996)
14) T. Sakata : *Obes. Res.*, **3** (Suppl.2), 233S (1995)

〔坂田利家〕

第8章　メタボリック症候群と食品機能

8.1　メタボリック症候群と食品機能

8.1.1　はじめに

　メタボリックシンドロームの引き金になっている内臓脂肪の蓄積に対しては，食物の過剰摂取が確かに重大な要素であるが，一方，そのエネルギーを消費しきれていないことも重要な原因である．すなわち，運動は，メタボリックシンドロームの予防のためには必須のことであるが，本書では，栄養学的な側面から主に記述してあり，第6章で，一部，トレーニング効果を取り上げている．そこで以下には，食品と生体との関連，食品成分の機能を考える際の食生活に関わる全体的な問題点を取り上げる．

8.1.2　飢餓に耐えるには：食品機能の多面性

　人間は，食物（食品）を摂取しなければ体力が低下し，最終的には死んでしまう．日本の歴史を振り返ってみても，江戸時代の享保・天明・天保などの大きな飢饉には多くの死者が出ており，また，外国での大飢饉による死者も多く報告されている．また，災害により何日間も飲まず食わずでいた人が，奇跡的に助かったというニュースを聞くことがある．ある人は亡くなり，ある人は助かるといった，この生死を分けた原因は何であったのか．それは体力である．体力とは何かを問われれば，それは，その人の体内に蓄えられたエネルギー源・栄養素である．人間は，食物を全く摂らず水だけ与えられた場合にも，1～2か月生存するとの報告がある．しかし，水も飲まない場合には，1～2週間しか生存できない．すなわち，食物は人間が生命を維持し，生きていくための必須の物であり，第一義的に重要な機能（一次機能：生命維持機能・栄養機能）をもつと考えられている．前述したが，人類の

進化の過程を見ると常に飢餓との戦いであり，飢餓に適応し，また，耐えることの出来た人類が生き延びてきた．日本においても，最近まで，飽食とは縁が遠く，食糧が不足していた．一方，そのほかに，食物が生体に与える機能として，2つ考えられており，1つは，美味しい・香りがよい，美味しそうに見えるといった味覚，嗅覚，視覚，聴覚などの五感に訴える機能である（二次機能）．確かに，美味しそうな料理を見ただけでお腹が鳴り，唾液が滲み出てくる．一方，近年の研究で特に注目され強調されているのは，生体調節機能である．食品は，生きるためだけの役割でなく，生体防御，体調リズム調節，老化抑制，疾患の防止，疾病の回復などにも寄与しているという点である（三次機能）．

そうすると，当然，メタボリックシンドロームの予防のための食品成分の機能が注目される．これまで，色々な食品成分による各種代謝系への影響に関連する研究報告は多い．また，各代謝系はお互いに関連しており，生体は，これらの代謝系の複合から成り立つ複雑系である．それゆえ，代謝系のワンポイントだけの対応での改善を図ることには無理があるが，医学や薬学とは違い，栄養学的対応は，その症状の予防や抑制に重点が置かれているので，複雑系に対応できると考えている．それぞれの因子については，摂食行動に関する因子，エネルギー代謝に関連する因子，脂質代謝に関連する因子，高血圧に関連する因子，糖尿病に関連する因子などがある．各因子については，次節から取り上げる．

8.1.3　食習慣から見た内臓脂肪のたまる原因は？

高血圧，糖尿病，高脂血症などの生活習慣病の危険因子の増大と関連のある症状として内臓脂肪がたまる肥満（内臓脂肪症候群，メタボリックシンドローム）がある．そこで，日常生活の中で，内臓脂肪のたまる原因には何があるかを，食習慣と関連するもの，そして食生活に関わる全体的な問題点を列記する．

まず，過食につながることとして，早食い，よく噛まないで食べる，腹一杯食べる，間食が多い，野菜類を食べないなどがあり，また，過剰なエネルギー摂取の原因として，油物が好き，甘い物が好き，飲酒の機会が多い，外

食・夜食が多い，菓子類やジュースをよく飲むなどがあげられる．また，一般的な食習慣と関係のあることとして，食事の時間が不規則である，精神的なイライラを食べることで鎮める，朝食や昼食を抜くことが多い，テレビを見ながらの間食が多い，食べた後ゴロゴロしているなどがある．それゆえ，メタボリックシンドロームを予防するためには，基本的に，これらの脂肪蓄積を加速するような状況を排除することが必要である．

8.1.4　食品機能を利用する場合の問題点

　食習慣を改善した上で，次いで，食品の生体調節機能（三次機能）を利用したメタボリックシンドローム対策が考えられる．すなわち，食習慣が乱れた状況で，薬剤のように，何かの食品成分で内臓脂肪の燃焼を促進するような考えは，少し本筋をはずれている．一方，食品の機能を利用する場合にも，幾つかの注意点がある．すなわち，個々の食品成分の機能性の解明が，どのように，また，どこまでなされているかを十分に理解することである．

　多くの研究の場合，食品全体としての生理機能を解析することはなかなか難しく，それゆえ，研究は単一の食品成分で機能評価をする場合が多い．しかし，実際に摂取する場合には，その他の食品や成分が共存しており，その相互作用を十分に考慮しなければならない．例えば，過食を抑制し，また，食事性過血糖を抑えるための食物繊維の生理機能を解明するとき，ある食物繊維の純品で研究しても，実際には，それを含む食材（食物）として摂取する．そうした場合，それに含まれるその他の成分（糖質，タンパク質，脂肪など）との兼ね合い，あるいは，食物繊維が食材中に含まれている状態の高次構造などが影響し，単一成分で得られた生理機能よりも，より大きな生理効果を発揮するかも知れない．あるいは逆に，共存する成分により，その生理機能が消滅するかも知れない．このようなことは，全ての食品成分に関する研究に当てはまる．個々の食品成分の機能評価だけでなく，食品全体としての機能評価を検討する必要がある．また，それを摂取する生体側の問題もある．加齢や性別などの違いもあるが，同一の人間であっても，日々の状態は異なり，風邪気味の時もあれば，徹夜の仕事をしたり，ストレスや疲労がたまっているときもある．そのような時に，同一成分を摂取しても同様な生理

効果が得られるかは分からない．

8.1.5 お わ り に
　長年，栄養素や食品成分と生体との相互作用を研究し，感じることは，生体は極めて複雑なもので，栄養現象をいくら代謝系の面から解析しても，試験管内での実験のように明確な解答が得られないと言うことである．その曖昧さに生命の神秘と魅力を感じるが，それを受け入れにくい人もいる．本書で取り上げたメタボリックシンドロームの場合，その成因については，メタボリックドミノの概念があるように，長年の生活習慣の乱れの積み重ねで，徐々に障害が連鎖し拡大していったものである．そうすると，益々，その原因の究明が困難になる．昨今の特定保健用食品やサプリメントを利用して，早期に生活習慣病の症状を改善しようと考えるのは間違いであり，栄養学は気長なものと理解することが大切である．

〔横越英彦〕

8.2　脂質代謝関連

8.2.1 は じ め に
　脂肪組織はエネルギー貯蔵の重要な場であり，エネルギーバランスや代謝において重要な役割を演じる．一方，過剰の脂肪蓄積はインスリン抵抗性を誘発する．過剰の脂肪蓄積の弊害として，糖尿病，異常脂質血症，高血圧，心臓疾患がある．脂肪萎縮症（リポジストロフィー）は脂肪組織の消滅を伴う遺伝的あるいは後天的な稀な疾患である．リポジストロフィーでは，肥満の患者で見られるような代謝的な合併症，例えば，インスリン抵抗性，糖尿病，肝臓脂肪症，異常脂質血症を伴う．例えば，顕著な高トリグリセリド（TG）血症，高密度リポタンパク質（HDL）の低下，血漿遊離脂肪酸（FFA）の増加などが観察されている．したがって，適切な量の脂肪組織重量が脂質やエネルギー代謝の至適な調節において大切である．

　本節では，1.サイトカインなどの脂肪細胞形成に影響する因子，2.脂肪組織での脂肪酸代謝，3.脂肪組織から分泌されるサイトカインの役割，4.脂肪

組織の代謝に及ぼす食事成分の影響，などについて述べる．

8.2.2 脂肪細胞形成に影響する因子
1） 脂肪組織重量と脂肪細胞形成阻害物質

前駆脂肪細胞などの幹細胞の増殖や分化を抑制する因子は脂肪組織形成を低下させる．これら細胞内における出来事の抑制は脂肪組織合成の前段階や特定の阻害経路に関わる諸因子によって引き起こされる．例えば，前駆脂肪細胞の増殖，前駆脂肪細胞の分化，脂肪細胞の分化，脂肪細胞の過増殖，アポトーシス，血管形成などである．脂肪組織は広範囲に血管ネットワークを持っており，脂肪組織重量は血液の供給を阻害することを介して負に制御される．

脂肪細胞がある臨界のサイズに達すると，シグナルが脂肪細胞から前駆脂肪細胞に伝達され，過剰なエネルギーを蓄えるように新しい脂肪細胞の合成が促進される．出生の初期では，脂肪組織の増大は主として新しい脂肪細胞の形成や肥大化によって起こる．ヒトやげっ歯類は生涯を通して前駆脂肪細胞から新しい細胞を作る能力がある．肥満動物は痩せた動物と比較して，脂肪細胞の数も多く，サイズも大きい．極端な肥満のヒトから採取された前駆脂肪細胞は特有の増殖異常があり，非常に多数の脂肪細胞に変換される．

脂肪細胞合成は2つの転写調節因子—— CCAAT/エンハンサー結合タンパク質（C/EBP）とペルオキシソーム増殖因子活性化受容体γ（PPARγ）などによって制御されている．これら調節因子は，脂肪細胞特有の遺伝子発現を誘導する．

脂肪組織重量は肥満やリポジストロフィーにおいて重要な役割を演じているので，脂肪細胞形成に関わる正および負の調節因子について理解を深めることが大切である．

2） サイトカイン

脂肪組織重量の増加に伴って腫瘍壊死因子（TNFα）やインターロイキン6（IL-6）などのサイトカインが分泌される．一方，脂肪組織重量の低下に伴って，脂肪酸酸化が亢進するとともに，肝臓グルコース合成抑制作用があるアディポネクチンが分泌される．TNFα，IL-1，IL-6，白血病抑制因子，

オンコスタチン M，毛様体神経栄養因子（CNTF）などは，幹細胞の分化や脱分化を抑制することによって脂肪細胞形成を抑制する．これら脂肪組織から分泌されるサイトカイン（アディポサイトカイン）は，脂肪合成を抑制するとともに，脂肪組織からの FFA の遊離を促す．サイトカインは脂肪細胞合成プログラムの多くの制御点を介して脂肪細胞数を減らしたり，あるいは，幾つかの他の細胞内シグナリング経路の活性化を介して脂肪細胞数を減らす．マウスの実験では，実際，阻害的なサイトカインやそのレセプターの遺伝子の機能を完全に失わせるヌル変異は体重増加や体脂肪増加を伴った[1]．IL-6 ヌルマウスで標準食を摂取させた場合，野生型マウスと比較して体重と体脂肪が増加した．TNFα ノックアウトマウスは野生型マウスと比較して肥満していた．逆に，脂肪組織で TNFα の膜貫通型を発現させると TNFα ノックアウトマウスにおける脂肪細胞増加が抑制された．また，肥満マウスでは，脂肪組織へのマクロファージの浸潤が亢進していた[2]．したがって，脂肪細胞以外の細胞も脂肪組織におけるサイトカインの生産に関わっていると推定される．

ob/ob マウス（遺伝性肥満マウス）や食事誘導性の肥満マウスに CNTF を与えると体重が低下し，摂食量が低下することが見出されている[3]．これは，CNTF は幹細胞の脂肪細胞への分化を抑制するからであるとされている．つまり，CNTF は 3T3L1 前駆脂肪細胞において分化誘導に関わるとされているステロール調節結合タンパク質 1（SREBP1）の発現を抑制する．CNTF は肥満症患者への臨床応用のための治験が行われつつある．

8.2.3 脂肪組織の脂肪代謝

1） 脂肪組織の脂肪酸代謝―拍動性の脂肪分解―

脂肪分解の指標である脂肪組織からの脂肪酸の放出は拍動的であり，ヒトで 12 分間隔のサイクルを刻んでいる．腹部の体脂肪は臀部の体脂肪と比較して代謝が遅い：血流が 67％少なく，脂肪分解は 87％少ない[4]．なお，脂肪分解の拍動性は解糖系成分の流入の拍動に導かれるようであり，ヒトの場合にも，皮下の脂肪分解に基づく FFA とグリセロールの拍動的な血中への出現が観察されている．脂肪組織は全て一様というわけではなく，下半身脂

8.2 脂質代謝関連

肪組織（臀部）と比較して，腹部脂肪組織などの内臓脂肪型肥満は心疾患の危険因子である．

2) 脂肪組織の代謝機能

トリグリセリド（TG）は過剰のFFAやグルコースに対する最も効率的な貯蔵形態である．脂肪組織はTG貯蔵の主用部位であり，正常な血漿FFAやグルコース濃度を維持することに寄与している．食後，血清インスリン濃度の増加は潜在的に脂肪組織での脂肪分解を抑制し，そのために，血清へのFFAの放出を抑制する．一方，インスリンは脂肪組織のリポタンパク質リパーゼ（LPL）を活性化し，超低密度リポタンパク質（VLDL）やカイロミクロン（CM）TGの加水分解を増加させ，脂肪組織でのFFAの取り込みを高める（図8.1）．インスリン介在性のFFAの取り込みやFFAの放出の抑制は，TG合成やグルコース輸送・解糖に関わる細胞内タンパク質などが活性化さ

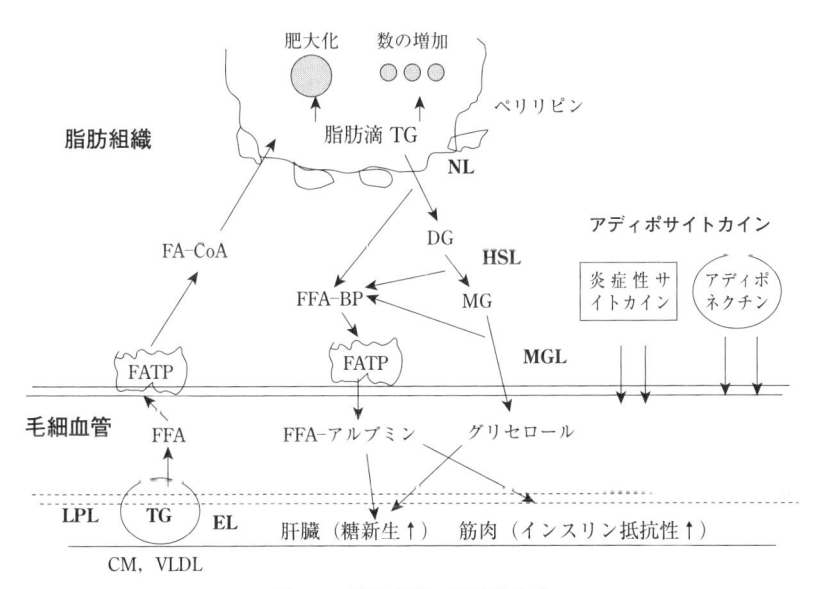

図8.1 脂肪組織の脂肪酸代謝

CM：カイロミクロン，DG：ジグリセリド，EL：内皮細胞リパーゼ，FA-CoA：脂肪酸CoA，FATP：脂肪酸輸送タンパク質，FFA：遊離脂肪酸，FFA-BP：遊離脂肪酸結合タンパク質，HSL：ホルモン感受性リパーゼ，LPL：リポタンパク質リパーゼ，MG：モノグリセリド，MGL：モノグリセリドリパーゼ，NL：新しいリパーゼ，TG：トリグリセリド，VLDL：超低密度リポタンパク質．

れることで強められる．グルコース輸送や解糖は，TGへFFAが取り込まれる際に必須であるグリセロール3-リン酸を供給する．

絶食時では，血清インスリン濃度の低下および抗インスリンホルモンであるグルカゴンの血清レベルの増加と交感神経系の活性の増加がホルモン感受性リパーゼ（HSL）を活性化し，かくして，FFAやグリセロールの脂肪細胞からの放出を引き起こす（図8.1）．血中で増加したグリセロールは肝臓での糖新生の基質として利用され，したがって，肝臓グルコース生産を促進する．血清で増加したFFAは，中枢神経系などの組織での利用に備えて筋肉がグルコースを保存する際のエネルギー供給源となる．脂肪組織でのエネルギー代謝は，インスリン，インスリンの作用に拮抗するホルモン，代謝基質，交感神経系の活性，組織の血流量などの各種の因子によって統合的な調節を受けている．後述するが，脂肪組織の脂肪酸代謝が特段に特徴的であるのは，脂肪組織の機能は脂肪組織由来の分泌成分による自己分泌，傍分泌および内分泌的な仕組みによって調節を受けることである．

3）脂肪酸の取り込み，放出と脂質結合タンパク質

前述のように，脂肪組織は脂肪酸を処理する能力が大きいので他の組織が脂質に過剰に曝されることから守っている．脂肪組織への脂肪酸の取り込みは，受動拡散あるいは促進拡散機構によって細胞膜を介して起こるとされている．LPLは毛細血管の内皮細胞に存在し，CMやVLDLのTGを分解する（図8.1）．かくして生じた脂肪酸は脂肪細胞へ取り込まれ，TGへ再合成される．正常に機能するLPLが存在しないときは，血清のTG濃度は高いが，脂肪組織の重量はほぼ正常と変わらない[5]．これは，一部は脂肪合成で説明できるが，脂肪酸の脂肪組織への取り込みが内皮細胞のリパーゼによって賄われていることで説明されている．このリパーゼはホスホリパーゼであり，HDLのリン脂質に作用してリノール酸などの多価不飽和脂肪酸を切り出し，LPL欠損の動物などの脂肪組織へ供給しているようである．

脂肪酸輸送タンパク質はインスリン抵抗性と深く関わっている．脂肪組織は2種類の脂肪酸結合タンパク質（adipocyte FABP；ALBP, keratinocyte FABP；KLBP）を発現している．これらのタンパク質はFFAの細胞内移動に関わっている．ALBPはHSLと複合体を形成し，脂肪分解で生じたFFAの輸送に

関与している．ALBP 欠損マウスは，LPL の作用で生じた脂肪酸が脂肪組織で利用できないため，血清 FFA の濃度が対照マウスと比較して高い[6]．

4) 脂肪分解の機構

HSL 欠損マウスの実験から，他のリパーゼが脂肪組織に存在し，絶食時にそのリパーゼ活性が増加することが分かった[7]（図 8.1）．このリパーゼは，脂肪組織 TG リパーゼ（ATGL）と呼ばれる．本酵素は脂肪滴と会合しており，TG に対して高い親和性を持つ．HSL と ATGL 感染細胞の実験から，ATGL は TG の初期分解に，HSL はジグリセリド（DG）の分解に，そして，モノグリセリド（MG）リパーゼが最終的な分解に関係することが分かった．

リン酸化による HSL の活性化は cAMP 依存性キナーゼ（PKA）の制御下にある．HSL が関係する脂肪滴 TG 分解は脂肪滴を覆っているタンパク質であるペリリピン（perilipin）とも連動している[8]．HSL とペリリピンのリン酸化によって，細胞質から脂肪滴表面への HSL の移動が可能になる．カベオラ（caveola）という細胞膜表面の小さな窪み構造の構成成分である caveolin-1 はペリリピンの PKA 依存性のリン酸化に関わっている．ペリリピン欠損マウスでは，脂肪組織重量の低下や筋肉重量増加が観察され，食事および遺伝的な肥満に対して抵抗性が表れる．この欠損マウスでは，代謝率の増加，酸素消費の増加，脂肪蓄積の低下がある．

ペリリピンと ATGL の発見によって，絶食から摂食時に至る脂肪組織の代謝の理解が大きく進んだ．ATGL と HSL の阻害剤は治療上のターゲットと見なされている．

5) 脂肪組織脂肪酸代謝の薬理学的な制御

血清 FFA 濃度は脂肪組織からの脂肪酸の遊離の程度によって影響を受ける．FFA 濃度は脂肪組織での脂肪分解と抗脂肪分解のバランスによって調節される．抗脂肪分解は主にインスリンによって引き起こされるので，食後では FFA 濃度は低い．FFA 濃度の低下は肝臓への取り込み抑制や VLDL 合成の抑制に繋がり，ひいては血清 TG の低下に繋がる．

PPARγ のアゴニストであるチアゾリジン誘導体は血清 FFA の低下をもたらし，そして，インスリン感受性を改善する．これはアゴニストが脂肪組織，特に皮下脂肪での脂肪合成を促進することに基づく．しかし，アゴニス

トの作用は必ずしも明快ではない．というのは，他のPPARγアゴニスト（ロジグリタゾン，ピオグリタゾン）は2型糖尿病患者のインスリン抵抗性改善作用はあるが，FFA濃度を低下させない[9]からである．さらに，ロジグリタゾンは脂肪酸合成の最終過程であるステアロイル-CoA不飽和化酵素（SCD）活性を増加させる．なお，PPARγアゴニストのインスリン感受性改善作用は血清FFA濃度低下作用に加えて，アディポネクチン濃度上昇作用にも起因するようである．つまり，アゴニストは炎症性サイトカインの上昇を抑えるとともに，筋肉のアディポネクチンのレセプターへの影響を介して，インスリン抵抗性の改善に寄与する．なお，ニコチン酸は，アディポネクチン濃度とは関係なく抗脂肪分解作用を介して血清FFAの低下を惹起することによって，インスリン抵抗性を改善する[10]．

8.2.4 脂肪組織からのサイトカインの分泌

前述のように，脂肪組織はその重量に応じて分泌物のパターンが異なっている．肥満動物やヒトでは，生理活性が高い物質（FFA，TNFα，IL-6，アンジオテンシノーゲン，プラスミノーゲン活性化阻害因子タイプ1，急性期タンパク質（C反応性タンパク質，ハプトグロビン））などが多く分泌される．一方，アディポネクチンの生産は低下する．ライフスタイルの変化に基づく体重の低下によって炎症性マーカーであるIL-6，IL-18，C反応性タンパク質（CRP）の血清濃度が低下し，アディポネクチンの血清濃度が増加する．なお，これら炎症性のサイトカインが脂肪細胞そのもので生産されるのか，それとも脂肪細胞に存在しているマクロファージによるのか否かについては異論がある．

TNFαは，その機構は十分解明されていないが，インスリン抵抗性の原因となることが *in vivo* や *in vitro* で証明されている．TNFαや他の炎症性サイトカインはFFAの脂肪組織からの放出を促進し，そのため，血清中のFFA濃度を高める．TNFαの作用に基づく過剰の血清FFAは，筋肉でのグルコース取り込みと利用を抑制し，肝臓での糖新生を促進する．そのために，脂肪組織から分泌される過剰のFFAが全身的なインスリン感受性の低下をもたらす．

脂肪組織由来の炎症性サイトカインは，脂肪組織における分泌機能や代謝機能において顕著な変化をもたらす一連の遺伝子の発現プログラムに点火する．その結果，脂肪組織における炎症性サイトカインのエネルギー代謝への正味の影響は脂肪組織での脂肪合成と貯蔵を低下させ，その結果，脂肪組織から他の組織へと脂肪合成の場を移すことになり，そのことが原因となって，インスリンが作用する主要組織である肝臓と筋肉におけるインスリン感受性を低下させることになる．

したがって，全身的なインスリン抵抗性の進展を抑制するためには，脂肪組織における異常な分泌機能に対して責任がある炎症性サイトカインの下流域にあるシグナル伝達経路を絶つことに資する食事を含んだ治療法戦略が必要である．

8.2.5 脂肪組織の代謝に影響する食事因子
1） トランス型モノ不飽和脂肪酸

水素添加油脂調製の過程で生じるトランス型モノ不飽和脂肪酸の摂取量が多いと，血清リポタンパク質像に対して好ましくない影響がもたらされる．すなわち，LDL-コレステロールやTGを増加させ，HDL-コレステロールを低下させる．反芻動物の脂肪に由来するトランス型脂肪酸と工業的に生産されたトランス型脂肪酸とは，生理学的に同じように好ましくない影響をもたらすのだろうか．反芻動物ではバクセン酸（$trans\text{-}C_{18:1}(n\text{-}7)$）がトランス型脂肪酸の30～50％を占める．工業的に生産される部分水添脂肪では，二重結合の位置が$n\text{-}12$と$n\text{-}4$との間の部位にほぼ均等に分布している．エライジン酸（$trans\text{-}C_{18:1}(n\text{-}9)$）は$trans\text{-}C_{18:1}$異性体の20～30％，バクセン酸は10～20％である．

トランス型モノ不飽和脂肪酸の摂取は，心臓疾患と正の関係があり，小粒子で密度の大きいLDLを増加させる可能性が指摘されている．一方，トランス型脂肪酸の摂取は軽度の炎症性マーカーであるTNFαレセプター1と2の濃度増加と関係があることが指摘されている[11]．さらに，CRPやIL-6濃度を増加するという指摘がある．つまり，トランス型脂肪酸は軽度の炎症性マーカーに対して好ましくない影響をもたらすことを示唆している．なお，

トランス型脂肪酸の摂取と脂肪組織脂質代謝との間には特定の関係は見出されていない.

2) 中鎖脂肪酸

リノール酸のような食事脂肪はヒトの脂肪細胞でTGの蓄積を促すが,中鎖脂肪酸を含むTG(MCT)はげっ歯類で脂肪細胞数とサイズを減少させる.このMCTの作用は脂肪細胞合成の阻害を介するようである.3T3-L1細胞では,オクタン酸塩はPPARγ,CCAAT/エンハンサー結合タンパク質α(C/EBPα)やSREBP1などの遺伝子発現とタンパク質発現を介して脂肪合成を抑制する[12].臨床的にも,MCTは体脂肪を低下させることが報告されている.しかし,この場合,体脂肪の低下はむしろMCTが持つ脂肪酸酸化亢進への影響を介するようである[13].

3) 共役リノール酸

共役リノール酸(CLA)の脂肪組織重量と脂肪細胞合成への影響は明らかでない.乳牛や小動物を用いた初期の研究ではCLAは肥満を低下させることが示された.しかし,臨床的な実験ではこれらのCLAの効果は確認されていない.これらの食い違いはCLAのイソ型($t10, c12$-CLA; $c9, t11$-CLA)の違いと投与量に基づくとの指摘もある[14].例えば,$trans$-10, cis-12 CLAイソ型はPPARγに作用し脂肪細胞合成を抑制するが,cis-9, $trans$-11 CLAはPPARγの発現を亢進する.これらの結果は,$trans$-10, cis-12 CLAが主要な脂肪細胞合成転写調節因子への作用を介して脂肪細胞合成を抑制する可能性を示唆している.なお,ヒトでは血清脂質像には改善が見られていない.むしろ,好ましくないリポタンパク質a(Lp(a))の増加や期待される耐糖性の改善が見られないことなどが報告されている.したがって,ヒトでの体重低下を目的としたCLAの使用には更なる検討が必要である.

4) ゲニステイン

幾つかの研究では,ゲニステインは脂肪組織の重量に影響することが示されている.ゲニステインは3T3-L1前駆脂肪細胞の増殖を抑制する.ゲニステインは,分化開始時期で,脂肪細胞形成を阻害する[15].この場合には,C/EBPβの発現や活性の抑制ならびに脂肪細胞合成転写調節因子の抑制などのメカニズムが関与しているようである.卵巣摘出マウスにゲニステインを

500～1,500 ppm 含む食事を 12 日間与えた場合や，80mg/kg と 200mg/kg 日レベルで 21 日間投与した場合は，対照食を与えたマウスと比較して白色脂肪組織重量が減少した．一方，肥満の雌 Zuker ラットに 700mg/kg レベルでゲニステインを含む食事を摂取させた場合には，11 週間で体重増加が観察された[16]．しかし，雄ラットでは雌ラットの場合とは違う結果が得られた．これらの結果から，正常体重のげっ歯類にゲニステインを高濃度に含む食事を与えた場合は体重を低下させるが，肥満のげっ歯類ではそうはならないようである．

5) カプレニン

中鎖脂肪酸（$C_{8:0}$, $C_{10:0}$）とベヘン酸（$C_{22:0}$）を含む TG であるカプレニンは，ラットを用いた実験で，体脂肪を減少させることが示されている．カプレニンのこの作用は中鎖脂肪酸のみから構成される TG を摂取した場合よりも強いようである[17]．カプレニンの効果は含まれるベヘン酸の吸収性が低いこと，そして，そのために脂肪エネルギーの吸収が低下することで生じるようである．ベヘン酸は，ピーナッツ油，多くの種子油，乳脂や海産油に含まれている．一部は吸収され，体内では速やかに代謝されるため，体脂肪としての蓄積は少ないようである．

参 考 文 献

1) V. Wallenius et al.: *Nat. Med.*, **8**, 75（2002）
2) S.P. Weisberg et al.: *J. Clin. Invest.*, **112**, 1796（2003）
3) P.D. Lambert et al.: *Proc. Natl. Acad. Sci. USA*, **98**, 4652（2001）
4) G. Tan et al.: *Obes. Res.*, **12**, 114（2004）
5) D. Kratky et al.: *J. Clin. Invest.*, **115**, 161（2005）
6) R.A. Baar: *Am. J. Physiol. Endocrinol. Metab.*, **288**, E187（2005）
7) R. Zimmermann: *Science*, **306**, 1383（2004）
8) C.L. Su et al.: *J. Biol. Chem.*, **278**, 43615（2003）
9) G.D. Tan et al.: *Diabetologia*, **48**, 83（2005）
10) M. Bajar et al.: *J. Clin. Endoclinol. Metab.*, **89**, 4649（2004）
11) D.J. Baer et al.: *Am. J. Clin. Nutr.*, **79**, 969（2004）
12) J. Han et al.: *J. Nutr.*, **132**, 904（2002）

13) M-P. St-Onge *et al.* : *Obes. Res.*, **11**, 395 (2003)
14) J.M. Brown : *J. Nutr.*, **133**, 3041 (2003)
15) Q.W. Harmon and J.B. Harp : *Am. J. Physiol.*, **280**, C807 (2001)
16) O. Mezei *et al.* : *J. Nutr.*, **133**, 1238 (2003)
17) D.R. Webb *et al.* : *J. Am. College Toxic.*, **10**, 341 (1991)

〔今泉勝己〕

8.3 抗高血圧関連

8.3.1 乳由来ペプチド
1) 高血圧と乳製品

　高血圧は心筋梗塞，脳卒中などの血管障害の最も重要なリスクファクターであり，血圧を低く維持することはこれらの疾病予防に重要である．高血圧の多くを占める本態性高血圧は年齢とともに増えるが，その発症には生活習慣と食習慣が大きく影響する．

　乳製品は現代の食生活の中で広く利用されている食品であり，栄養学的にはタンパク質やカルシウムの供給源として重要である．また，乳製品摂取と高血圧抑制の関係が疫学的に認められており，高血圧者では乳製品の摂取が少ない[1]．米国においては食事で高血圧を予防するプログラムが行われており（Dietary Approaches to Stop Hypertension ; DASH），果物，野菜，低脂肪乳製品が多く，コレステロール・飽和脂肪酸・総脂肪量の少ない食事が推奨されている．実際にDASH食の介入試験において血圧の降下が認められている[2]．乳製品中の抗高血圧に関与する成分としては，カルシウムがその原因の1つとして推定されているが，それ以外に乳タンパク質由来のペプチドも重要な成分であることが近年の研究により明らかにされてきている．

　牛乳には約3％のタンパク質が含まれるが，主にpH 4.6で沈殿するカゼインと可溶性の乳清タンパク質とに分けられる．カゼインは乳腺で合成される栄養機能のみが知られているタンパク質である．乳清タンパク質はラクトアルブミン，ラクトグロブリン，ラクトフェリンなどの乳固有のタンパク質と，血清アルブミン，血清グロブリンなどの血清由来のタンパク質からな

乳タンパク質にはカゼインのペプシン分解物にオピオイド活性（鎮痛物質受容体への結合能）が見出されたのを始めとして[3]，免疫賦活，血栓防止，ミネラル吸収促進など各種生理活性ペプチドのアミノ酸配列が含まれている．乳タンパク質は血圧降下作用を始めとした生理活性ペプチドの潜在的素材と言える．その中で抗高血圧作用については研究が最も進展しており，血圧降下ペプチドに着目した食品の開発も世界中で進められている．

2) 抗高血圧ペプチドの探索

血圧は心拍出量と末梢抵抗に関与する，腎ナトリウム貯留，自律神経系，レニン-アンジオテンシン系など多くの体内因子で制御されている．それらの中でアンジオテンシン変換酵素（angiotensin I-converting enzyme；ACE）は血圧上昇作用を持つアンジオテンシンIIを生成する一方，血圧降下作用を持つブラジキニンを分解することなどで血圧調整に重要な役割を果たす酵素である．ヘビ毒ペプチドにACE阻害活性が見出され，それを基にACE阻害剤が開発され，現在では高血圧症に対する医薬品として重要な地位を占めている．それに引き続いて，食品による高血圧抑制を目指してACE阻害ペプチドを乳を始めとして食品から探す試みがなされてきた．この分野の研究では日本の研究者達が先進的な成果を挙げている．

乳タンパク質中に存在するペプチド配列は，消化酵素やその他の酵素製剤による分解，あるいは乳酸菌などによる乳の発酵・熟成中に微生物プロテアーゼ系による分解によって切り出される．またアミノ酸配列情報をもとに化学合成法や遺伝子組換え法でペプチドを作ることもできる．現状では後者の方法は研究上の手段のみとして用いられ，食品への応用は酵素分解法によるペプチド生成によっている．

これらの方法を用いて乳タンパク質から調製されたペプチド混合物や，単一ペプチド標品からACE阻害作用を主とした抗高血圧機能を探す試みが多くなされている．機能評価の方法としては in vitro のACE阻害活性や高血圧自然発症ラット（SHR）などでの血圧降下，血圧上昇抑制作用を用いて評価される．また，特定ペプチドの検出定量には前処理を行い高速液体クロマトグラフィー（HPLC）を用いるのが通常行われる方法である．しかし多くのペプチドの混合物である発酵乳や酵素分解物では，前処理法をそれぞれの

試料について確立するのは多大な労力が必要となる．最近では HPLC に質量分析を組み合わせた方法が用いられるようになってきている．

これまでに探索の俎上に載せられた主な血圧降下関連ペプチドのうち，カゼイン由来の比較的低分子量のものを表 8.1 に，乳清タンパク質由来のものを表 8.2 に示した．これらペプチドの構造と ACE 阻害活性との間には直接的な関係は認められないが，6 アミノ酸以下のペプチドでは C 末端に疎水性や塩基性のアミノ酸を持つものが多い傾向が認められている[24]．高分子量のものは基質として見掛け上の阻害作用や，消化吸収を考慮すると直接的な降圧効果を期待しえないものが多いと考えられる．

(1) 消化酵素分解物由来ペプチド

乳タンパク質が消化管内で分解され，機能性ペプチドが生成することを想定し，消化酵素分解物からの探索がなされている．カゼイン由来の抗高血圧関連ペプチドとして，トリプシン分解物からアミノ酸 12 個からなる ACE 阻害ペプチド（C12 ペプチド）が初めて単離された[5]．この分解物には SHR への経口投与で血圧上昇抑制作用があり，また静脈投与することでアンジオテンシン I 誘導高血圧を低下させる[6]など，乳タンパク質由来の ACE 阻害ペプチドとして最初の例となっている．また，カゼインのトリプシン分解物中のオピオイドペプチドに ACE 阻害活性のあることや[19]，人乳 α_{s1}-カゼインのペプシン・キモトリプシン分解物より，ブラジキニンアゴニスト作用を持ち，静脈内投与により血圧降下作用のあるペプチドが見出されている[25]．

乳清タンパク質についても α-ラクトアルブミンや β-ラクトグロブリンのトリプシン分解物より ACE 阻害ペプチドが同定されている[10,23]．オピオイド活性を持つテトラペプチド[20]は，SHR への皮下投与で血圧降下作用を示す[22]．

(2) 発酵乳製品，微生物酵素分解物由来ペプチド

発酵乳製品では発酵・熟成過程で乳酸菌や他の微生物のタンパク質分解酵素によりタンパク質分解が起こる．これらの中や乳タンパク質の微生物由来酵素分解物から抗高血圧ペプチドの探索も行われた．乳酸菌 *Lactobacillus helveticus* を用いた発酵乳を始めとして各種乳製品から抗高血圧ペプチドが見出されている．発酵や微生物酵素による分解は，食品として抗高血圧ペプ

8.3 抗高血圧関連

表 8.1 カゼイン由来抗高血圧関連ペプチド

由来タンパク質および存在部位		ペプチド配列	IC$_{50}$* (μM)	血圧降下 (mmHg)	文献
α_{s1}-カゼイン	f (1–9)	RPKHPIKHQ	13	−9.3	4)
	f (23–34)	FFVAPFPEVFGK	77	−34.0	5, 6)
	f (23–27)	FFVAP	6		7)
	f (24–27)	FVAP	10		8)
	f (25–27)	VAP	2		8)
	f (27–30)	PFPE	>1 000		8)
	f (28–34)	FPEVFGK	140		8)
	f (23–34)	FGK	160		8)
	f (104–109)	YKVPQL	22	−12.5	9)
	f (142–147)	LAYFYP	65		10)
	f (143–148)	AYFYPE	106		11)
	f (146–147)	YP	720	−32.1	12)
	f (157–164)	DAYPSGAW	98		13)
	f (194–199)	TTMPLW	16	−14.0	14)
	f (197–199)	PLW	36		14)
	f (198–199)	LW	50		14)
α_{s2}-カゼイン	f (189–192)	AMKPW	580	−5.0	9)
	f (190–197)	MKPWIQPK	300	−3.0	9)
	f (198–202)	TKVIP	400	−9.0	9)
β-カゼイン	f (59–64)	VYPFPG	221	−22.0	15)
	f (59–61)	VYP	288	−21.0	15)
	f (60–66)	YPFPGPIP	500		16)
	f (60–68)	YPFPGPIPN	15	−7.0	4)
	f (74–76)	IPP	5	−28.3	17, 18)
	f (80–90)	TPVVVPPFLQP	749	−8.0	15)
	f (84–86)	VPP	9	−32.1	17, 18)
	f (108–113)	EMPFPK	423		13)
	f (140–143)	LQSW	500	−2.0	9)
	f (169–174)	KVLPVP	5	−32.2	9)
	f (169–175)	KVPLPVPQ	1 000	−31.5	9)
	f (177–183)	AVPYPQR	15	−10.0	8)
	f (177–179)	AVP	340		8)
	f (177–181)	AVPYP	80		8)
	f (179–181)	PYP	220		8)
	f (181–183)	PQR	>400		8)
	f (193–202)	YQQPVLGPVR	300		16)
	f (193–197)	YQQPVL	280		13)
κ-カゼイン	f (25–34)	YIPIQYVLSR	3.8		19)
	f (58–59)	YP	720	−27.4	12)
	f (108–110)	IPP	5	−28.3	17, 18)

* IC$_{50}$：酵素活性を 50% 阻害するのに必要な阻害剤（ペプチド）の濃度．

表 8.2 乳清タンパク質由来抗高血圧関連ペプチド

由来タンパク質および存在部位		ペプチド配列	IC$_{50}$ (μM)	血圧降下 (mmHg)	文献
α-ラクトアルブミン	f (50-53)	YGLF	733	−23	20), 21), 22)
	f (50-51)	YG	1 523		21)
	f (52-53)	LF	349		21)
	f (105-110)	LAHKAL	621		13)
β-ラクトグロブリン	f (9-14)	GLDIQK	580		13)
	f (15-20)	VALGTWY	1 682		13)
	f (78-80)	IPA	141	−31	15)
	f (102-105)	YLLF	172		21)
	f (102-103)	YL	122		21)
	f (104-105)	LF	349		21)
	f (142-148)	ALPMHIR	43		23)
	f (146-148)	HIR	953		23)
	f (146-149)	HIRL	1 153		21)
	f (147-148)	IR	695		21)
	f (148-149)	RL	2 439		21)
ウシ血清アルブミン	f (208-216)	ALKAWSVAR			19)
	f (221-222)	FP	3.4	−27	15)
β-ミクログロブリン	f (18-20)	GKP	315 352	−26	15)

チドを生成するのに実用的な方法である.

① *L. helveticus* 関連

L.helveticus は世界各地の酸乳やチーズから分離される乳酸菌である. *L.helveticus* を用いた酸乳の摂取により動物実験で寿命延長がみられる[26]が,その一因として循環器障害の防止が考えられた.この発酵乳にはSHRを用いた試験で血圧上昇抑制[27]や血圧降下作用[18]が認められた.各種乳酸菌を比較すると,*L.helveticus* は高いプロテアーゼ活性を示し,多くの株の発酵乳で血圧降下作用を示す[28].中には脈拍低下を示す菌株も報告されている[29].

その中から2種類のACE阻害トリペプチドVPP(β-カゼイン,κ-カゼイン由来),IPP(β-カゼイン由来)が発見された[17].化学合成したVPP, IPPにはSHRでの単回投与で血圧降下作用[18]や長期投与での血圧上昇抑制[30]が認

められた．これらのペプチドは L.helveticus のプロテアーゼ系の働きにより生成される．乳の発酵中にカゼインは菌体外のプロテイナーゼで大まかに分解され，その後，VPP，IPP を含む断片が菌体内に取り込まれ，さらに各種ペプチダーゼ作用を受けた後，トリペプチドとして菌体外に排泄されるものと考えられている．菌体外のプロテイナーゼや菌体内エンドペプチダーゼについてタンパク質・遺伝子レベルでの検討がなされ[31-34]，さらにゲノム解析もなされており，今後より詳細な解析が進むものと期待される．

L.helveticus に関連しては別種の抗高血圧ペプチドも見出されている．精製した L.helveticus 菌体外プロテイナーゼでカゼインを切断すると ACE 阻害活性と血圧降下作用が認められる[11]．この中から血圧降下に関与するヘプタペプチドが見つけられた[9]．また，耐酸性の弱い変異株による発酵乳ではVPP，IPP は生成しないが血圧降下作用は認められた．その発酵乳より有効成分として ACE 阻害活性の弱いジペプチド YP が見出された[12]．

② その他の発酵乳製品

チーズについては，ゴーダ，ブルー，エダム，ハヴァティ各チーズのペプチド画分に ACE 阻害活性と SHR での血圧降下作用があり，活性の強かったゴーダチーズから ACE 阻害活性の高いオクタペプチドが見出されている[4]．

また，発酵乳については L.bulgaricus と Lactococcus lactis subsp. cremoris による発酵乳[35]や，ヤギケフィア[36]からの ACE 阻害ペプチド分離精製の報告がある．また，Enterococcus faecalis 発酵乳に SHR で血圧上昇抑制作用のあること[37]や，Lc.lactis の各種プロテアーゼ変異株のうち，ある種のペプチダーゼ欠損株で調製した発酵乳で ACE 阻害活性が高いことが報告されている[38]．発酵乳製品については乳酸菌のプロテアーゼ系の研究とともに，抗高血圧作用の研究は今後とも進められるものと思われる．

③ 微生物酵素製剤の利用

新たな抗高血圧ペプチドの探索や，効率的な生成手段として微生物プロテアーゼを用いる方法も検討されている．

カゼイン由来では ACE 阻害活性を持つ C12 ペプチドに，さらにエンドペプチダーゼを作用させることにより ACE 阻害活性が強くブラジキニン増強活性を持つペプチドが得られている[7]．また，L.helveticus 発酵乳より見出さ

れた VPP，IPP は，麹菌酵素により効率的に生成されることが報告されている[39]．

乳清タンパク質を各種プロテアーゼにより分解すると ACE 阻害活性が増大することが認められている[40]．血圧降下を示すペプチドも，チーズホエーのプロテイナーゼ K による分解物から ACE 阻害活性を示す 5 種のペプチド[15] や，酵素分解製品からラクトグロブリン由来のテトラペプチド[41] が得られている．

3) 作用メカニズム関連研究

食品としての摂取を想定して動物への経口的投与で評価がなされるが，in vitro で ACE 阻害活性を持つペプチドが全て in vivo においても血圧降下作用を示すわけではない．ACE 阻害ペプチドで血圧降下作用を示した報告が多くはないことから，効果がなかったものが相当数あると思われる．In vivo で血圧降下作用を示すためには活性を持ったペプチドが標的臓器に到達することが必要である．

タンパク質やペプチドは経口的に摂取された後，消化管でタンパク質分解酵素と接触する．上述のように消化酵素により ACE 阻害ペプチドが生成することがある一方で，ペプチドの分解も起こる．L.helveticus 発酵乳では消化酵素による分解でペプチドパターンが異なり，新たなペプチド生成が認められる[42]．各種 ACE 阻害ペプチドの中で消化管内での分解を受け失活するものも多いと考えられる．

一方，消化酵素で活性化を受け効果を表すものもある．例えば，カゼインを L.helveticus 由来プロテイナーゼで処理して得られるヘプタペプチド KVLPVPQ は ACE 阻害活性は弱いが血圧降下作用を示す．それをパンクレアチン処理することにより C 末端の Q がとれたペプチドは ACE 阻害活性と血圧降下作用の両方を示すことから，消化管内で活性化されるものと考えられる[9]．

次に消化管での吸収が問題となるが，これについての情報は少ない．VPP については腸管細胞モデルである Caco2 単層培養細胞系において透過性が認められるとの報告がある．阻害剤を用いた試験で細胞間の密着結合（tight junction）を経由して取り込まれるものと推測されている[43]．

吸収されたペプチドの血中での検出は，イワシ由来のペプチドVYについてヒトでの報告があるが[44]，乳由来ペプチドでは論文報告がない．臓器への到達に関連してはVPP，IPPを含む酸乳をSHRに経口投与した後に大動脈のACE活性の低下が認められ，そこからこれらのペプチドが検出されている[45]．

また，多くの研究で最終的な作用メカニズムとしてACE阻害に着目しているが，ACE阻害活性は弱いながら動物実験で経口的摂取により血圧降下作用を示すペプチドも存在する[12]．今後，体内動態と併せて生体内での作用機序についての詳細な解明が必要である．

4) ヒトでの有効性

食品が抗高血圧機能を有すると科学的に認められるためには，ヒトでの有効性を証明する必要がある．特定ペプチドの効果を証明するには純度の高い標品を用いるのが理論上は好ましい．しかし，純度の高い標品を多量に得るには化学合成に頼らざるを得ず，不純物の混入の可能性などその安全性の確認に多くの労力が必要となる．現状では *in vitro* や動物実験で血圧降下作用を示した数種のペプチドについて，それを含む酵素分解素材を用いて臨床試験が行われている．

C12ペプチドについては1群試験ではあるが，カゼイン分解物20g/日を4週間摂取したときに軽症高血圧者で開始時より有意に拡張期血圧の低下が認められている[46]．また，海藻由来の多糖類アルギン酸と混合して単回投与した時に，6時間後に収縮期，拡張期血圧の有意な低下を認めている[47]．

VPP，IPPを含む酸乳についてはプラセボを置いた二重盲検法で，高血圧患者に95 mLを8週間摂取させることで収縮期，拡張期とも有意な血圧降下をみたのを始め[48]，軽症高血圧者，正常高値の被験者でも血圧降下作用が認められている．また，発酵乳ではなくカゼインを麹菌酵素で分解した混合物でも同様の効果を認めている[49]．さらに，ヨーロッパでの臨床試験でもVPP，IPPを含む *L.helveticus* 発酵乳の血圧降下作用が認められている[50,51]．

5) 食品としての利用

抗高血圧作用を食品として活かすには，効果の科学的な証明以外にいくつかの課題がある．1つは安全性の問題である．通常の場合，乳由来のペプチ

ドに安全上の問題があるとは考えにくいが，特定のペプチドを濃縮し，これまでの食経験を大きく超える摂取の可能性がある場合には慎重な対応が必要である．VPP, IPP については一連の安全性試験がなされ[52]，米国での食品成分の安全性の基準である GRAS (Generally Recognized as Safe) 認証を受けている．

もう1つは効果の表示である．食品による疾病の予防を目指して，一定のエビデンスのある食品に効果表示をして消費者の選択に役立てる表示制度の法制化が世界中で進められている．日本は世界に先駆けて特定保健用食品を法制化し，商品ごとの個別審査により表示の許可を行っている．現在のところ乳ペプチドで抗高血圧機能の関与成分として認められているのは，C12 ペプチドとラクトトリペプチド (VPP, IPP) である．

今後，エビデンスの充実に伴い抗高血圧乳由来ペプチドがさらに広く食品として摂取され，高血圧の抑制ひいては心筋梗塞や脳卒中の低下に貢献することが期待される．

参 考 文 献

1) S. Ackley et al.: *Am. J. Clin. Nutr.*, **38**, 457 (1983)
2) L. J. Appel et al.: *N. Engl. J. Med.*, **336**, 1117 (1997)
3) C. Zioudrou et al.: *J. Biol. Chem.*, **254**, 2446 (1979)
4) T. Saito et al.: *J. Dairy Sci.*, **83**, 1434 (2000)
5) S. Maruyama and H. Suzuki: *Agr. Biol. Chem.*, **46**, 1393 (1982)
6) H. Karaki et al.: *Comp. Biochem. Phys. C*, **96**, 367 (1990)
7) S. Maruyama et al.: *Agr. Biol. Chem.*, **49**, 1405 (1985)
8) S. Maruyama et al.: *Agr. Biol. Chem.*, **51**, 1581 (1987)
9) M. Maeno et al.: *J. Dairy Sci.*, **73**, 1316 (1996)
10) A. Pihlanto-Leppala et al.: *J. Dairy Res.*, **67**, 53 (2000)
11) N. Yamamoto et al.: *J. Dairy Sci.*, **77**, 917 (1994)
12) N. Yamamoto et al.: *J. Dairy Sci.*, **82**, 1388 (1999)
13) A. Pihlanto-Leppala et al.: *Int. Dairy J.*, **8**, 325 (1998)
14) S. Maruyama et al.: *Agr. Biol. Chem.*, **51**, 2257 (1987)
15) A. Abubakar et al.: *J. Dairy Sci.*, **81**, 3131 (1998)
16) H. Meisel and E. Schlimme: β-Casomorphins and Related Peptides: Recent

Developments, V. Brantl and H. Teschemacher eds., p.27, VCH, Weinheim (1994)
17) Y. Nakamura *et al.* : *J. Dairy Sci.*, **78**, 777 (1995)
18) Y. Nakamura *et al.* : *J. Dairy Sci.*, **78**, 1253 (1995)
19) 千葉英雄，吉川正明，化学と生物，**29**，454 (1991)
20) H. Chiba and M. Yoshikawa : Protein Tailoring for Food and Medical Uses, R. E. Whitaker ed., p.123, Marcel Dekker, New York (1986)
21) M. M. Mullally *et al.* : *Biol. Chem. Hoppe Seyler*, **377**, 259 (1996)
22) M. L. Nurminen *et al.* : *Life Sci.*, **66**, 1535 (2000)
23) M. M. Mullally *et al.* : *FEBS Lett.*, **402**, 99 (1997)
24) A. H. Pripp *et al.* : *J. Eur. Food Res. Technol.*, **219**, 579 (2004)
25) M. Yoshikawa *et al.* : *Peptide Chem.*, **1992**, 572 (1993)
26) 荒井幸一郎他 : 栄養と食糧，**33**，219 (1980)
27) Y. Nakamura *et al.* : *Biosci. Biotechnol. Biochem.*, **60**, 488 (1996)
28) N. Yamamoto *et al.* : *Biosci. Biotechnol. Biochem.*, **58**, 776 (1994)
29) A. Fuglsang *et al.* : *Appl. Environ. Microbiol.*, **68**, 3566 (2002)
30) M. Sipola *et al.* : *J. Physiol. Pharmacol.*, **52**, 745 (2001)
31) N. Yamamoto *et al.* : *J. Biochem.*, **114**, 740 (1993)
32) H. Ono *et al.* : *Milchwissenschaft*, **52**, 373 (1997)
33) K. Ueno *et al.* : *Lett. Appl. Microbiol.*, **39**, 313 (2004)
34) N. Yamamoto *et al.* : *Milchwissenschaft*, **59**, 593 (2004)
35) M. Gobbetti *et al.* : *Appl. Environ. Microbiol.*, **66**, 3898 (2000)
36) A. Quiros *et al.* : *J. Dairy Sci.*, **88**, 3480 (2005)
37) M. Miguel *et al.* : *Br. J. Nutr.*, **94**, 36 (2005)
38) F. Algaron *et al.* : *Lait*, **84**, 115 (2004)
39) S. Mizuno *et al.* : *J. Dairy Sci.*, **87**, 3183 (2004)
40) M. M. Mullally *et al.* : *Int. Dairy J.*, **7**, 299 (1997)
41) M. Murakami *et al.* : *J. Dairy Sci.*, **87**, 1967 (2004)
42) C. Matar *et al.* : *J. Dairy Sci.*, **79**, 971 (1996)
43) M. Satake *et al.* : *Biosci. Biotechnol. Biochem.*, **66**, 378 (2002)
44) T. Matsui *et al.* : *Clin. Exp. Pharmacol. Physiol.*, **29**, 204 (2002)
45) O. Masuda *et al.* : *J. Nutr.*, **126**, 3063 (1996)
46) 関谷宗一郎他 : 日本栄養食糧学会誌，**45**，513 (1992)
47) R. R. Townsend *et al.* : *Am. J. Hypertens.*, **17**, 1056 (2004)

48) Y. Hata et al. : *Am. J. Clin. Nutr.*, **64**, 767 (1996)
49) S. Mizuno et al. : *Br. J. Nutr.*, **94**, 84 (2005)
50) L. Seppo et al. : *Am. J. Clin. Nutr.*, **77**, 326 (2003)
51) T. Jauhiainen et al. : *Am. J. Hypertens.*, **18**, 1600 (2005)
52) B. K. Bernard et al. : *Int. J. Toxicol.*, **24** (Suppl. 4), 1 (2005)

〔高野俊明〕

8.3.2 その他の食品

　高血圧は自覚症状がほとんどなく，そのまま処置などを行わない場合，動脈硬化を促進し心疾患や脳血管疾患などの合併症へ発展する可能性が高い．JNC7（高血圧の予防，発見，診断，治療に関する米国合同委員会の第七次報告）では心血管病発症と相関があり，生活習慣の改善によって血圧を低下させることで，動脈硬化性疾患による死亡率を下げることが示されている[1]．

　2004年12月に日本高血圧学会より刊行された高血圧治療ガイドライン（JSH 2004）[2]においても，わが国の高血圧患者は約3,500万人ともいわれ，未治療患者や血圧管理の不十分な患者も少なくなく，高齢化社会が急速に進んでいるわが国において，高齢化とともに増加してくる高血圧の発症を阻止することは，心血管系の合併症を抑制するためにも急務であるとしている．このことからも，正常血圧を維持することは上記疾患の発症リスク低減につながると考えられる．JSH 2004による成人の血圧分布は表8.3に示したとおりである．軽症高血圧者の中で，血圧と血圧以外の危険因子（糖尿病，臓器障害，心血管病）がない層は表8.4の「生活習慣の修正」を指導され，3か月後に血圧に変化がない場合は投薬による治療対象となる．また正常高値血圧者はこれらリスク層の対象となっていない．しかしながら，これらの層は高血圧患者予備軍であり，生活習慣や食生活の改善によりさらに上のステージへの進行を押さえることは重要と考えられる．生活習慣の修正項目の中には，食塩の摂取制限，野菜や果物の積極的摂取といった食生活関連の項目が入っており，その重要性は明らかである．一例としてDASH（Dietary Approaches to Stop Hypertension）trialによると，一般的な食事に比べ，果物，野菜，低脂肪乳製品を中心とした食事にすることで，血圧は11.4/5.5mmHg低下し，またDASH combination dietにより非高血圧患者の血圧が

表 8.3 成人における血圧の分類 (JSH 2004)[2]

分類	収縮期血圧 (mmHg)		拡張期血圧 (mmHg)
至適血圧	<120	かつ	<80
正常血圧	<130	かつ	<85
正常高値血圧	130〜139	または	85〜89
軽症高血圧	140〜159	または	90〜99
中等症高血圧	160〜179	または	100〜109
重症高血圧	≧180	または	≧110
収縮期高血圧	≧140	かつ	<90

表 8.4 生活習慣の修正項目 (JSH 2004)[2]

1) 食塩制限 6g/日未満
2) 野菜・果物の積極的摂取*
   コレステロールや飽和脂肪酸の摂取を控える.
3) 適正体重の維持
   BMI (体重(kg)÷[身長(m)]^2) で25を超えない.
4) 運動療法
   心血管病のない高血圧患者が対象で, 有酸素運動を毎日30分以上を目標に定期的に行う.
5) アルコール制限:エタノールで男性は20〜30mL/日以下, 女性は10〜20mL/日以下.
6) 禁煙

生活習慣の複合的な修正はより効果的である.

* ただし, 野菜・果物の積極的摂取は重篤な腎障害を伴うものでは, 高カリウム血症をきたす可能性があるので推奨されない. また, 果物の積極的摂取は摂取カロリーの増加につながることがあるので, 糖尿病患者では推奨されない.

3.5/2.1mmHg 低下したことが示されている[3].

　上記のように, 通常の生活を送る中で栄養や食生活は高血圧を含む生活習慣病との関連が深いことから, 有効性や安全性などを確保しつつ, 消費者に対し正しい情報の提供を行い, 消費者が自らの判断に基づき食品の選択を行うことができるようにすることを目的として「保健機能食品制度」を厚生労働省が平成13年4月に施行している[4]. これによると, いわゆる健康食品の中でも「特定保健用食品」(以下, 特保) に分類される食品は, 「食生活において特定の保健の目的で摂取をする者に対し, その摂取により当該保健の目的が期待できる旨の表示をする食品」とされ, それには厚生労働省による審査が必須で, 科学的根拠が妥当なものであることが認可基準の1つである. このため特保の認可を受けた食品やその食品に含まれる特定成分には高血圧はもちろん, 多くの疾病に対する予防的知見が報告されており, 現在, 商品

として販売されており，平成18年までに300種類の食品が認可を受けているのが現状である．本項では，前項の乳由来ペプチドおよび第9章の魚由来ペプチド以外で「血圧が高めの方へ」という表示が許可されている特保認可を受けた食品やその作用成分を中心に食品成分と高血圧について述べる．

1） カリウム

カリウムは必須ミネラルで，動植物体に広く存在し，細胞内の浸透圧維持，細胞内の酸・塩基平衡の調節，筋肉の伸縮，神経伝達など多くの生体機能に重要な役割を果たしている．生体内に存在するミネラルの中でも最も多い陽イオンであり，その細胞内濃度は 6,000 mg/L（150 mmol）である．しかし細胞外濃度は 140〜180 mg/L（3.4〜4.5 mmol）と狭い範囲で維持されており，その量は生体内の2％程度である．成人の体内カリウム総量は120〜160 g（3〜4 mol）である．食品としては，野菜，果物，いも類，海藻類，豆類，穀類，肉類，魚介類など日常摂取するものに広く含まれている[5]．

高血圧との関係では，カリウムの摂取不足が高血圧を引き起こし，カリウムの高摂取が血圧を低下させることが多くの論文で報告されている．これらの報告により栄養上の重要性も明らかとなった．Khawらは24時間思い出し法によるカリウム摂取量と血圧との関連を検討し，年齢調節拡張期血圧とカリウム摂取量との間に負の相関すなわち血圧が低下することが認められると報告している．ナトリウム／カリウムは，年齢調節収縮期血圧，拡張期血圧ともに負の相関を示していた[5]．Intersalt研究でも参加52施設のうち39施設で24時間尿中排泄カリウム量と収縮期血圧（SBP）の間に負の相関が認められた（35施設では拡張期血圧（DBP）との間にも負の相関あり）．その他，カリウム摂取と血圧に関する報告を表8.5にまとめた[7]．

JNC6（米国高血圧合同委員会第六次報告）では，カリウムを少なくとも 3,500 mg/日（90 mmol/日）摂取し続けることが高血圧の予防にとって望ましいと勧告しており，その摂取方法として新鮮な果物や野菜のかたちで摂取することが望ましいとしている．

ただし，表8.4の「生活習慣の修正」にも示されているが，腎機能が低下している場合などでは，カリウムの排出はほとんど腎臓に限られているということから，高濃度のカリウム摂取には注意が必要である．また腎機能が低

表 8.5 食事性カリウム摂取量と血圧との関連に関する研究[7]

著者	文献	人種	研究デザイン	対象者数	性	年齢	食事調査	結果
E.M. Van Leer	Int. J.Epidemiol., 24, 1117–1123 (1995)	オランダ人	Cross	20 921	男女	20～59	FFQ	−SBP, −DBP
A. Aschereo	Circulation, 86, 1475–1484 (1992)	米国人	Prosp	30 681	男	40～75	SFFQ	−SBP, −DBP
J.S. Hang	J.Formos Med.Assoc., 98, 17–22 (1990)	台湾人	Case Cont.	315	男	34	24時間思い出し法	NS
J.C. Willteman	Circulation, 80, 1320–1327 (1989)	米国人	Prosp	58 218	女	34～59	SFFQ	NS
H. Ksteloot	Hypertension, 12, 594–599 (1988)	ベルギー人	Cross	8 058	男女	49	24時間思い出し法	NS
K.T. Khaw	Circulation, 77, 53–61 (1988)	米国人	Cross	1 302	男女	30～79	24時間思い出し法	−DBP
F.J. Kok	Am.J.Epidemiol., 123, 1043–1043 (1986)	オランダ人	Cross	2 291	男女	40～64	FFQ	NS
D. Kromhout	Am.J.Clin.Nutr., 41, 1299–1304 (1985)	オランダ人	Longi	1 897	男	Middle	クロスチェック食事記録表	−SBP
D.A. McCarron	Science, 224, 1392–1398 (1984)	米国人	Cross	10 372	男女	18～74	FFQ	−SBP
J.T. Holbrook	Am.J.Clin.Nut., 40, 1390–1392 (1984)		Prosp	28	男女		1年間食事記録表	−SBP(男)
K.T. Khaw	Am.J.Clin.Nutr., 39, 963–968 (1984)	米国人	Cross	685	男女	20～79		−SBP
A.R. Frisancho	J.Chronic.Dis., 37, 515–519 (1984)	米国人	Cross	11 667	男女		24時間思い出し法	−SBP(黒人)

Prosp.: 追跡研究, Cross: 積断研究, Longi: 縦断研究, SFFQ: 半定量的食事摂取頻度調査, FFQ: 食事摂取頻度調査, NS: 関連なし.

下している場合は，カリウム含有量が多い食品（果物，シリアル，豆類，牛乳，野菜など）の同時摂取も注意が必要である[8]．

2）ブナハリタケ

ブナハリタケ *Mycoleptodonoides aitchisonii*（Berk.）Maas G. は，エゾハリタケ科に属し，ブナの倒木や立ち枯れに群生する扇型の食用きのこで[9]，きのこ狩りをする人にはポピュラーなものである．しかし近年，ブナの倒木が少なくなっていることから野生のブナハリタケは激減している．きのこには古くからさまざまな薬効が知られており，血圧降下作用もその1つで，霊芝子実体，シイタケ，マイタケなどで報告がある．

Sato らによるとブナハリタケ子実体の熱水抽出物（ブナハリタケエキス：乾燥物 20 g に 500 mL のイオン交換水を加え 100℃，60 分間加熱後，ろ液を 40g に濃縮したもの）を用い，高血圧自然発症ラット（SHR）に 3.3 g/kg 単回経口投与したところ，投与 4 時間後から有意な収縮期血圧の低下が確認された（図 8.2）．投与依存性の検討でも 0.033〜0.7 g/kg と濃度を変化させ SHR に単回経口投与し 6 時間後の血圧を比較したところ，図 8.3 に示すように用量依存的な収縮期血圧降下作用が確認されている．さらに 5 週齢の SHR にブナハリタケエキスを 0.47 g/kg/週で長期投与した場合の影響も検討してお

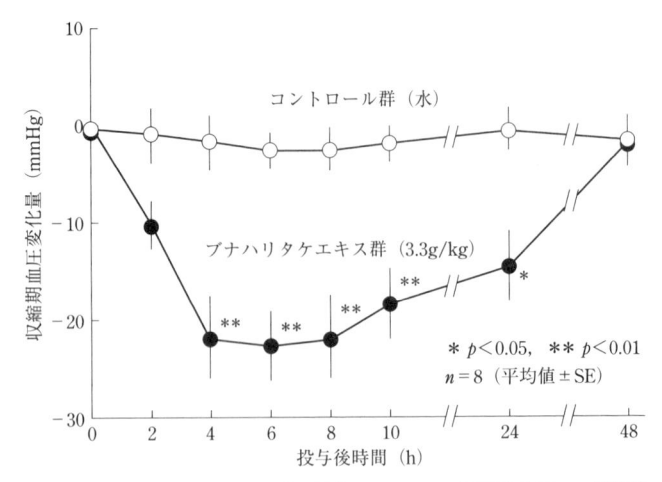

図 8.2 ブナハリタケエキス単回投与による SHR 収縮期血圧への影響[10]

り，19週齢までの変化をみている．その結果，3週間投与を行った8週齢の時点でエキス投与群は対照群に比べ有意な血圧降下作用を示し，11週齢からは対照群で血圧が上昇したにもかかわらず，エキス投与群では有意に低い血圧を維持した．19週目で両群の投与形態をクロスオーバーさせて26週齢

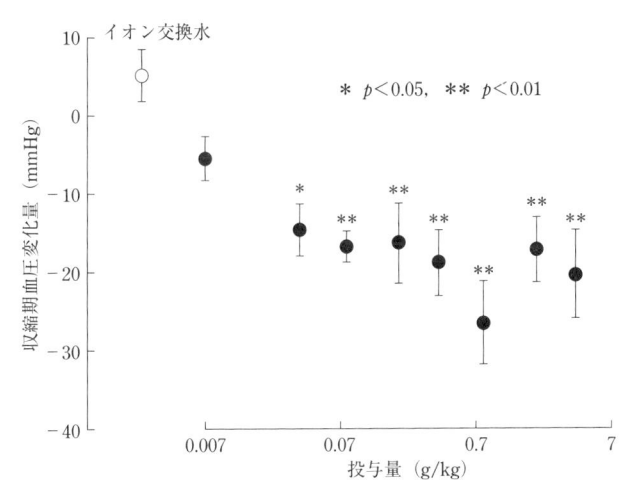

図 8.3 濃度が異なるブナハリタケエキスによる SHR 収縮期血圧降下作用[10]

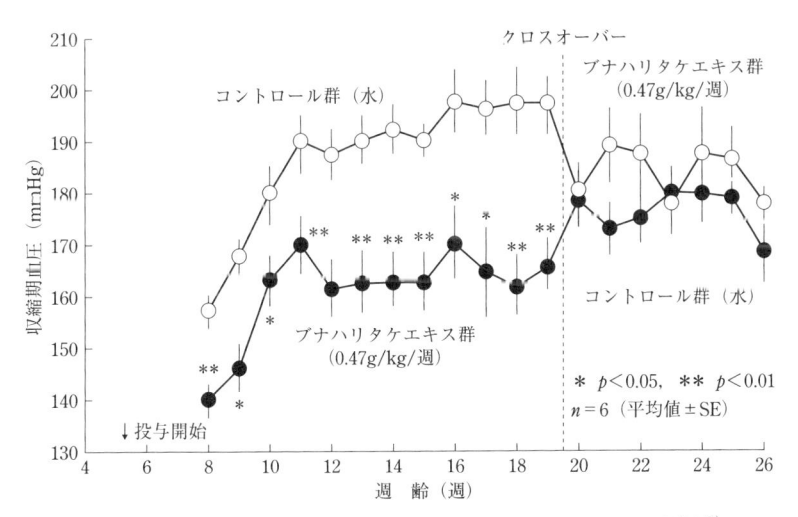

図 8.4 ブナハリタケエキス長期投与による SHR 収縮期血圧への影響[10]

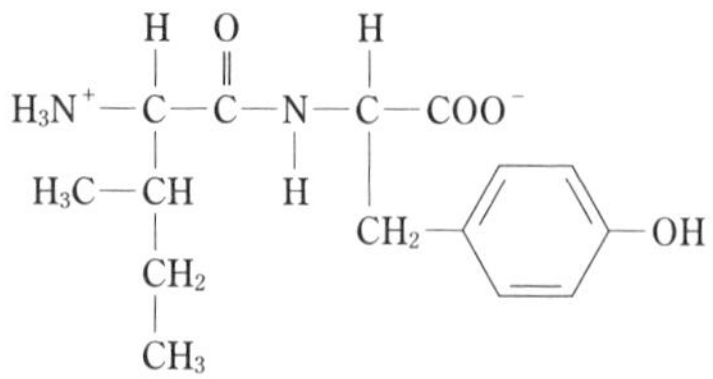

図 8.5 イソロイシルチロシン (Ile–Tyr) の構造式

までの変化を検討したところ，水→エキス群では血圧低下傾向が，エキス→水群では血圧上昇が認められたものの，クロスオーバー前の対照群のレベルまでには至らなかった（図 8.4）[10]．

Sakamoto らはこの作用に関与する成分を単離し，作用機構の解明を行っている．それによると関与成分はジペプチドのイソロイシルチロシン（Ile–Tyr，図 8.5）であり，その他単離されたジペプチドに比べ非常に強い *in vivo* での血圧降下作用を示している[11]．

このような報告を受け，土田らはヒトにおける血圧降下作用を検討している．成人を対象に軽度および中程度の高血圧を有する者（収縮期血圧 145.9 ± 6.5 mmHg，拡張期血圧 91.0 ± 4.5 mmHg）において，プラセボを用いた二重盲検法による比較試験を実施したところ（平均年齢 46.5 ± 9.0 歳，60名），0.5 g～1.0 g/日のブナハリタケ熱水抽出液を 4 週間摂取することにより有意な血圧低下作用を認めている（図 8.6）．その際，摂取休止後にはただちに血圧の再上昇を認め，全対象者において自覚症状，他覚所見その他の検査値ともに異常は認められず，副作用はなかったことも報告している[12]．

さらに，益子らは，血圧降下作用を有する Ile–Tyr を 10.8 μg/本含む飲料摂取による効果を調べるため，プラセボを用いた二重盲検法による比較試験を実施しており，8 週間連続摂取することで，全対象者，正常高値血圧者グループ，低～中等度リスク軽症高血圧者グループといった群に分けた場合のそれぞれにおいて，有意な血圧降下作用が認められている[13]．

以上，ブナハリタケ熱水抽出物には，動物のみならずヒトでも血圧降下作用があり，その作用の一部は抽出物中に含まれるジペプチド，Ile–Tyr のアンジオテンシン変換酵素（ACE）阻害作用が関与していると考えてお

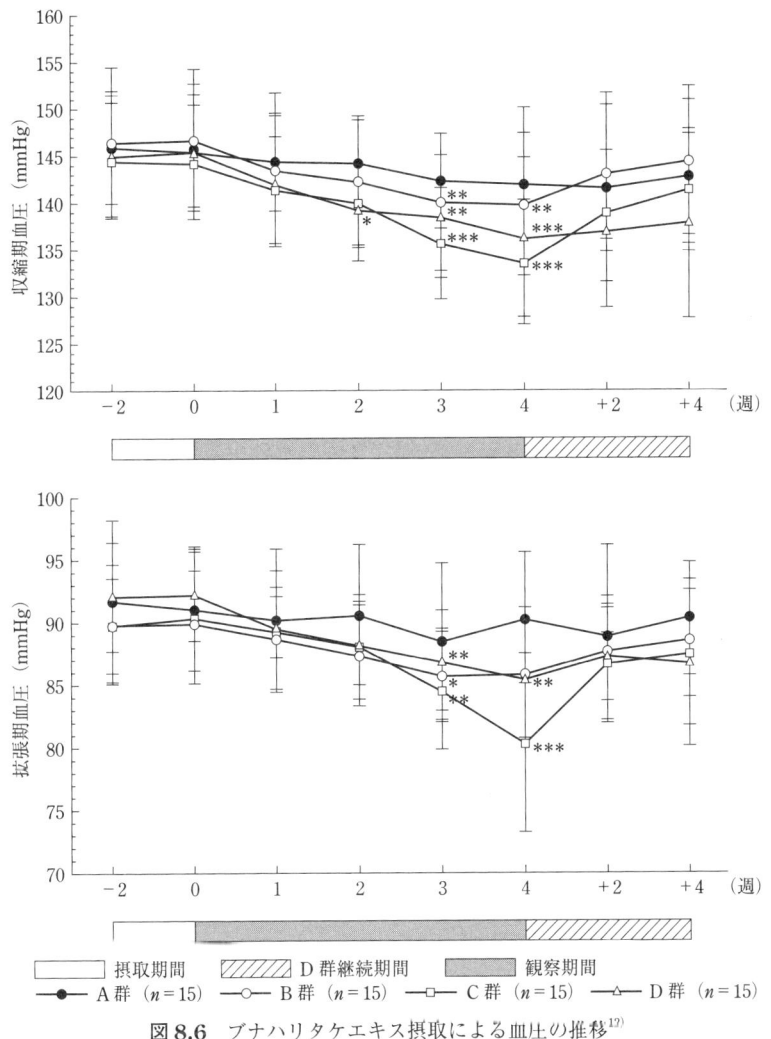

図 8.6 ブナハリタケエキス摂取による血圧の推移[17]
A：プラセボ群，B：0.50g/日，C：0.75g/日，D：1.0g/日．
平均値±SD，＊ $p<0.05$，＊＊ $p<0.01$，＊＊＊ $p<0.001$ vs プラセボ群．

り，特保の認可も受けている．

3) ゴマタンパク質由来ペプチド

ゴマタンパク質由来ペプチド（ゴマペプチド）は，ゴマを脱脂した後にタ

ンパク質を抽出して食品用タンパク質分解酵素サーモライシンを作用させて濃縮，滅菌し粉末化して得られるゴマタンパク質分解物である．

Nakano らは，血管収縮物質であるアンジオテンシンⅡの生成に関わる ACE 阻害作用に対するゴマペプチドの効果を *in vitro* で測定しており，Leu-Val-Tyr(LVY)に強い阻害活性があることを報告している．さらに，*in vivo* での作用を検討している．15 週齢の雄性 SHR にゴマペプチドを 0, 0.1,

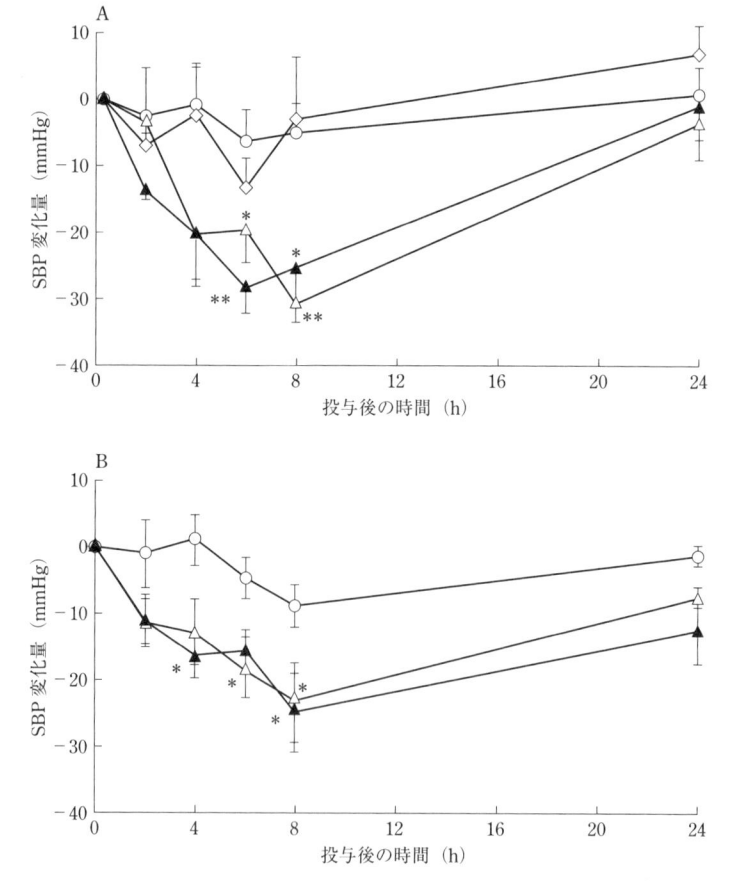

図 8.7 ゴマペプチド単回投与による SHR の収縮期血圧変化[14]
A：ゴマペプチド投与 ○ vehicle, ◇ 0.1mg/kg, △ 1mg/kg, ▲ 10mg/kg.
B：ゴマペプチド構成ペプチド混合物投与 ○ vehicle, △ 3.63μg/kg, ▲ 36.3μg/kg.
$n=6$, 平均±標準誤差，* $p<0.05$, ** $p<0.01$ で有意差あり．

1.0，10 mg/kg の 4 水準で単回経口投与し血圧の変化を測定すると，0 mg/kg 投与群に比べ，1.0 および 10 mg/kg 投与群では統計的に有意な血圧降下作用が認められ，その作用は用量依存的であったことを報告している（図 8.7）．さらに長期投与の影響について，11 週齢の SHR を用いゴマペプチド 0，1.0 および 10 mg/kg を 1 日 1 回，2 週間，経口投与して血圧降下作用を検討したところ，0 mg/kg 投与群と比べ，1.0 および 10 mg/kg 投与群では 2 週間後に有意な血圧降下作用が認められた（図 8.8）[14]．

上記の結果に基づき，森口らは，正常高値血圧者 35 名と軽症高血圧者 37 名を対象に，ゴマペプチド 500 mg を含有した飲料を 12 週間摂取してもらう，二重盲検並行群間比較試験を実施している．その結果，対照飲料摂取群に比較し，試験飲料を摂取した正常高値血圧者では，収縮期および拡張期血圧が摂取 6，8，12 週目に有意に低下し（図 8.9），軽症高血圧者では，摂取 10，12 週目に有意に低下した（図 8.10）．この作用は摂取中止によってなくなるが，2 週間後の血圧上昇は緩徐であり，またその他所見には異常が認められず，副作用はないものとしている[15]．そのほかにも，2) と同様，ゴマペプチドには血圧降下作用があり，その作用の一部は抽出物中に含まれるトリペプチド，LVY による ACE 阻害作用が関与していると考えられる．ゴマペプ

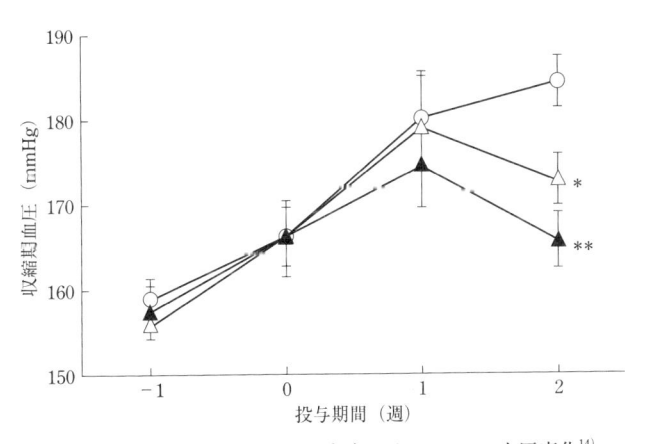

図 8.8 ゴマペプチド長期経口投与による SHR の血圧変化[14]
○ vehicle，△ 1mg/kg/日，▲ 10mg/kg/日，$n = 6$．
平均±標準誤差，* $p < 0.05$，** $p < 0.01$ で有意差あり．

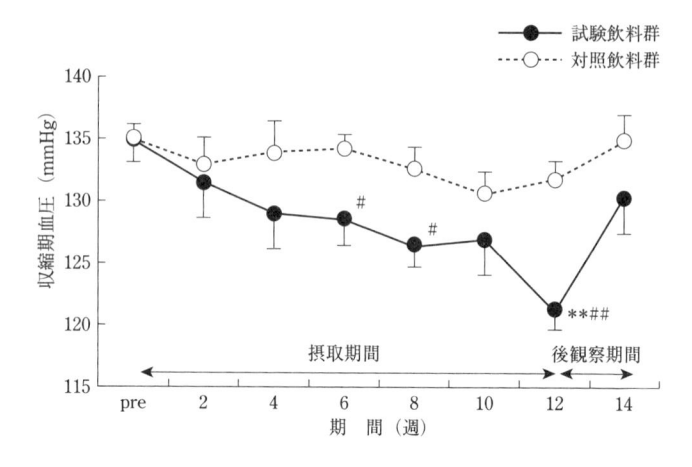

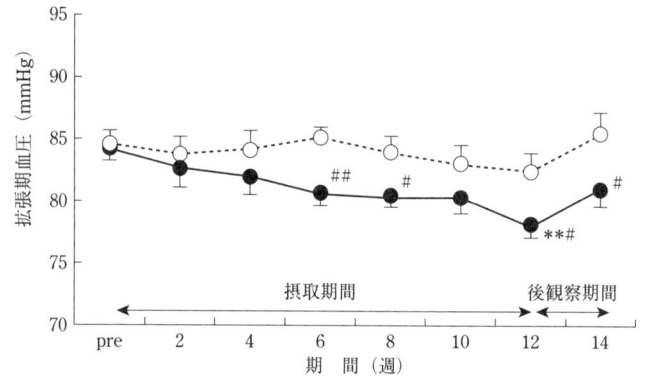

図 8.9 ゴマペプチド含有茶の飲用による正常高値血圧者の血圧経時変化[15]
平均値±標準誤差.
* $p<0.05$, ** $p<0.01$：摂取前との有意差（Dunnett 検定）
\# $p<0.05$, \#\# $p<0.01$：対照飲料群との有意差（t 検定）

チドも特保の認可を受けている．

4）γ-アミノ酪酸（γ-aminobutyric acid ; GABA）

　GABA はアミノ酸の一種で，茶や玄米，ダイコンの葉など自然界に広く存在している．生茶葉を窒素ガスなどの中に保存すると，その含量が通常の20～30倍に増加したギャバロン茶を製造できることも報告されている[16]．また甲殻類の神経筋接合部，哺乳類の小脳，脊髄，大脳などに多く存在し，

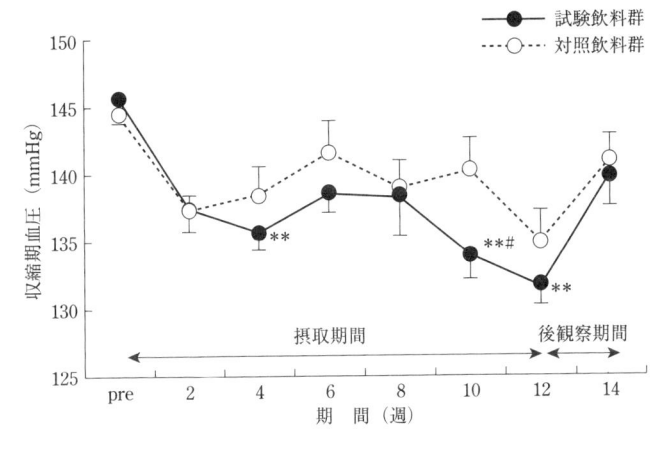

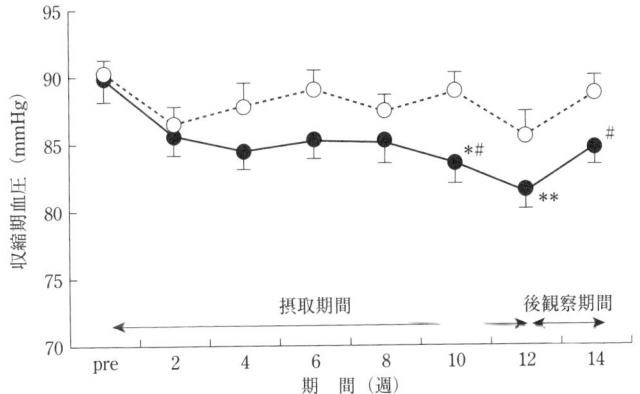

図 8.10 ゴマペプチド含有茶の飲用による軽症高血圧者の血圧経時変化[15]
平均値±標準誤差
* $p<0.05$, ** $p<0.01$：摂取前との有意差（Dunnett 検定）
# $p<0.05$：対照飲料群との有意差（t 検定）

抑制性神経伝達物質として働いていると考えられている．GABA の血圧降下作用は 1960 年代にイヌやブタなどで報告されており[17]，ギャバロン茶を用いた SHR の血圧上昇抑制作用（図 8.11）[18] や，脳卒中易発症性高血圧自然発症ラット（SHRSP）の生存率を延長することも報告されている[19]．

上記以外に，GABA は乳酸菌などの微生物を用いてグルタミン酸から効率よく変換されることが以前より報告されており[20]，乳酸菌を用いて乳タンパ

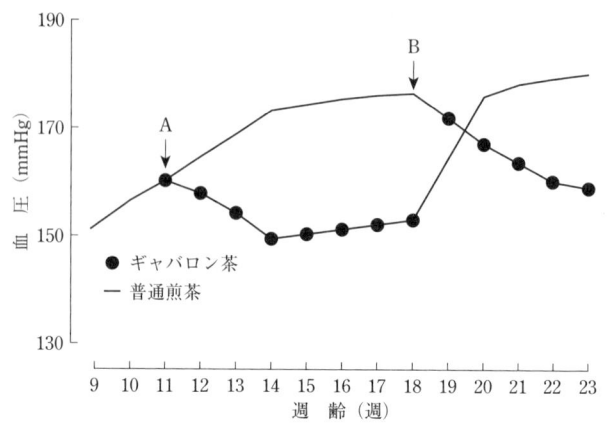

図 8.11 ギャバロン茶によるSHRの血圧上昇抑制作用[18]
A：試料投与開始，B：ギャバロン茶と普通煎茶を交換．

ク質中のグルタミン酸をGABAに変換させて製造したGABA含有発酵乳製品の摂取による，軽症高血圧者[21]，軽症高血圧者および正常高値血圧者（図8.12）[22]，正常高値血圧者（図8.13）[23]に対する作用について報告があり，いずれも拡張期および収縮期血圧を低下させるとしている．

GABAの降圧作用に関してはこれまでも，交感神経系および末梢神経節への抑制作用，抗利尿ホルモンの分泌抑制作用，アンジオテンシンIIとの拮抗作用が考えられてきたが，Kimuraら[24]やHayakawaら[25]により，GABAが末梢神経でのノルアドレナリン放出を押さえるメカニズムを有しており，その作用で降圧効果を生じることが明らかにされている．

GABAは古くから血圧上昇抑制作用を有することが知られていたが，本項で紹介したヒト対象の研究が行われたことで特保に認可されている．

その他，特保で認可されている成分として，食酢の主成分である酢酸[26]や，杜仲葉を熱水抽出して得られる杜仲葉配糖体（構成主成分：ゲニポシド酸）[27,28]などの成分が血圧に関連した特保の認可を受けている．

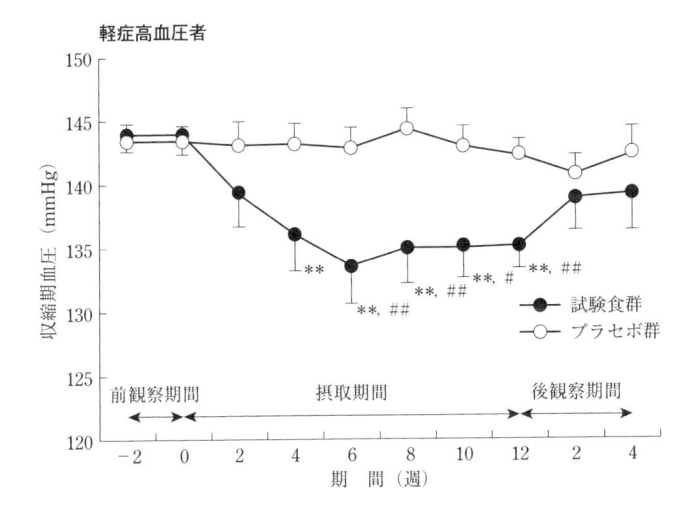

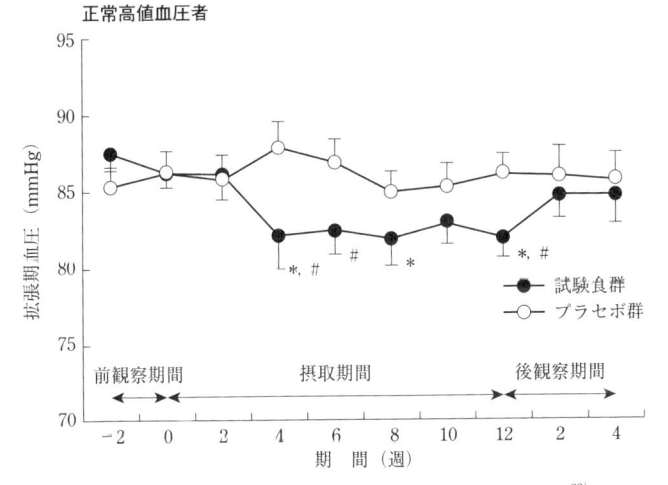

図 8.12 GABA 含有発酵乳の飲用による血圧経時変化[22]
* $p<0.05$, ** $p<0.01$：摂取開始日との有意差（Dunnett 検定）
\# $p<0.05$, \#\# $p<0.01$：試験食群とプラセボ群間の有意差（スチューデント t 検定）

以上，高血圧に関連する栄養素や食品成分についてその一例を紹介した．

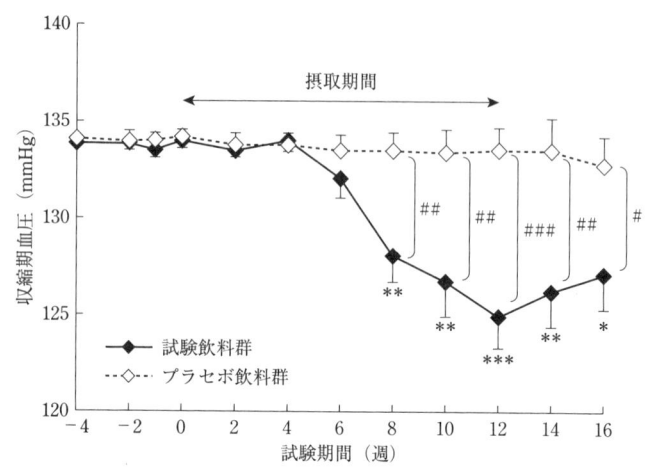

図 8.13 GABA 含有発酵乳の飲用による正常高値血圧者の収縮期血圧経時変化[23]

プラセボ飲料群との比較：# $p<0.05$，## $p<0.01$，### $p<0.001$（t 検定）
摂取開始日との比較：* $p<0.05$，** $p<0.01$，*** $p<0.001$（Bonferoni 多重比較検定）

参 考 文 献

1) A.V. Chbanian et al.: *Hypertension*, **12**, 1206 (2003)
2) 日本高血圧学会高血圧治療ガイドライン作成委員会編：高血圧治療ガイドライン 2004，ライフサイエンス出版 (2004)
3) L.P. Sevtkey et al.: *Arch. Intern. Med.*, **159**, 285 (1999)
4) 厚生労働省，医薬発第 244 号，保健機能食品制度の創設について，平成 13 年 3 月 27 日．
5) 日本栄養・食糧学会編：栄養・食糧学ハンドブック，同文書院 (2006)
6) K.T. Khaw et al.: *Circulation*, **77**, 53 (1988)
7) 糸川嘉則編：ミネラルの辞典，第 2 版，朝倉書店 (2004)
8) Pharmacist's Letter/Prescriber's letter Natural Medicine Comprehensive Database, 5th Ed., C.V. Stockton : Therapeutic Research Faculty (2003), (独) 国立健康・栄養研究所監訳：「健康食品」データベース（日本語版），第一出版 (2004)
9) 今関六也他：原色日本新菌類図鑑（Ⅱ），保育社 (1989)
10) 佐藤 拓他：応用薬理，**61** (1)，177 (2001)
11) 坂元雄二他：応用薬理，**61** (4/5)，221 (2001)

12) 土田　隆他：薬理と治療, **29**(11), 899 (2001)
13) 益子研士他：薬理と治療, **31**(3), 239 (2003)
14) D. Nakano *et al.*：*Biosci.Biotechnol.Biochem.*, **70**(5), 1118 (2006)
15) 森口盛雄：健康栄養食品研究, **7**(1), 49 (2004)
16) 津志田藤二郎他：農化誌, **61**, 817 (1987)
17) H.C. Stanton：*Arch. Int. Pharmacodyn*, **143**, 195 (1990)
18) 大森正司：農化誌, **61**, 1449 (1987)
19) 林　智他：家政誌, **51**, 265 (2000)
20) 花岡嘉夫他：発酵工学雑誌, **45**, 312 (1967)
21) K. Inoue *et al.*：*Eur. J. Clin. Nutr.*, **57**, 490 (2003)
22) 梶本修身他：健康・栄養食品研究, **6**(2), 51 (2003))
23) 梶本修身他：日本食品化学工学会誌, **51**(2), 79 (2004)
24) K. Masayuki *et al.*：*Jpn J. Pharmacol.*, **89**, 388 (2002)
25) K. Hayakawa *et al.*：*Eur. J. Pharmacol.*, **438**(1-2), 107 (2002)
26) 梶本修身他：健康・栄養食品研究, **6**(1), 51 (2003)
27) 梶本修身他：*Health Sciences*別冊, **20**(2), 166 (2004)
28) 中沢慶久他：*Natural Medicines*, **51**(5), 392 (1997)

〔寺島健彦〕

8.4　糖尿病関連

8.4.1　はじめに

　メタボリック症候群は，心血管疾患予防におけるハイリスクグループを絞り込むために定義された疾患概念であり，内臓脂肪の蓄積により動脈硬化の危険因子が合併している病態である[1]．

　メタボリック症候群の診断基準は，病態の捉え方により複数発表されてきた．現在の日本における診断基準では，メタボリック症候群の発症基盤である内臓脂肪蓄積（ウエスト周囲径で評価）が必須項目とされている．また，2005年に発表されたIDF（国際糖尿病連合）の国際的基準においても同様に内臓脂肪蓄積が必須項目とされている[2]．メタボリック症候群は内臓脂肪蓄積に加え，2項目のco-morbidity（併存疾患）を必要とするが，co-morbidityの1つに空腹時高血糖が挙げられている．

メタボリック症候群には耐糖能異常や糖尿病を伴うことが多く，本節では特にメタボリック症候群と糖尿病の関連について述べるとともに，食品との接点として，食事療法および機能性食品の現状，将来性の観点からも記述する．

8.4.2　血糖調節機構と糖尿病
1）糖尿病の定義と診断

糖尿病は，「慢性の高血糖」を主徴とする代謝性疾患群で，インスリンの作用不足およびブドウ糖（グルコース）の利用障害が原因である．高血糖とは，空腹時血糖値が110mg/dLを超える場合をいう．現在最も一般的な糖尿病診断基準として，経口ブドウ糖負荷試験（75g OGTT）が行われている．糖負荷試験に加え，最近重視されているのがグリコヘモグロビンの測定である．グリコヘモグロビンは，$HbA1_c$と表記され，その濃度から，過去1～2か月の血糖値の平均および血糖値の制御状態の良否を判定できる．その他，表8.5に示すような診断基準があり，これらを幾つか組み合わせて糖尿病を診断することが望ましいとされる．

表8.5　主な糖尿病診断基準

測定項目	正常値	異常値	備考
空腹時血糖（mg/dL）	110以下	126以上	食後，12～15時間後．
75g OGTT 2時間値(mg/dL)負荷	140以下	200以上	明らかな糖尿病患者は実施しない．

正常型：空腹，負荷時値共に正常値　糖尿病型：空腹時，負荷時のいずれかが異常値　境界型：そのどちらでもない型

$HbA1_c$（%）	6.0以下	9.0以上	Hbのβ鎖N末端にグルコースが非酵素的に結合．過去1～2か月の値，食後の高血糖に関連している．
グリコアルブミン（GA）(%)	15.0以下	21.0以上	グルコースとタンパク質の結合で，GAはアルブミンとの，フルクトサミンは血中のすべてのタンパク質との結合を表し，共に過去1～2週間の値を示す．
フルクトサミン（μmol/L）	310以下	450以上	

2) 糖質代謝とその異常

(1) 血糖の調節

糖質は，単糖類にまで消化分解され，腸管から吸収される．吸収される糖質の80％はグルコースである．吸収されたグルコースは門脈経由で肝臓に送られる（図8.14）[3]．グルコースの一部は，肝臓でグリコーゲンや脂肪として貯蔵されるが，他は再び血中へ送り出される．グルコース以外の糖も肝臓でグルコースに変換されグルコースと同様に代謝される．血中のグルコースは各器官で取り込まれ，エネルギー源として利用される．肝臓には糖不足時に解糖系を遡りグルコースを合成する「糖新生」の機能もある．

正常人では，血糖値はほぼ一定に保たれる．これは，糖の吸収，グリコーゲンの分解および糖新生などの血糖値を上昇させる機構と，各組織におけるグルコース分解および糖からのグリコーゲンや脂肪への合成などの血糖値を低下させる機構のバランスが，ほぼ平衡状態にあるからである．

血糖値の調節において重要な役割を担っているのが，血糖調節ホルモンである．血糖上昇ホルモンとしては，アドレナリン，グルカゴンや成長ホルモンなどが挙げられ，血糖低下ホルモンであるインスリンと協調的に機能する

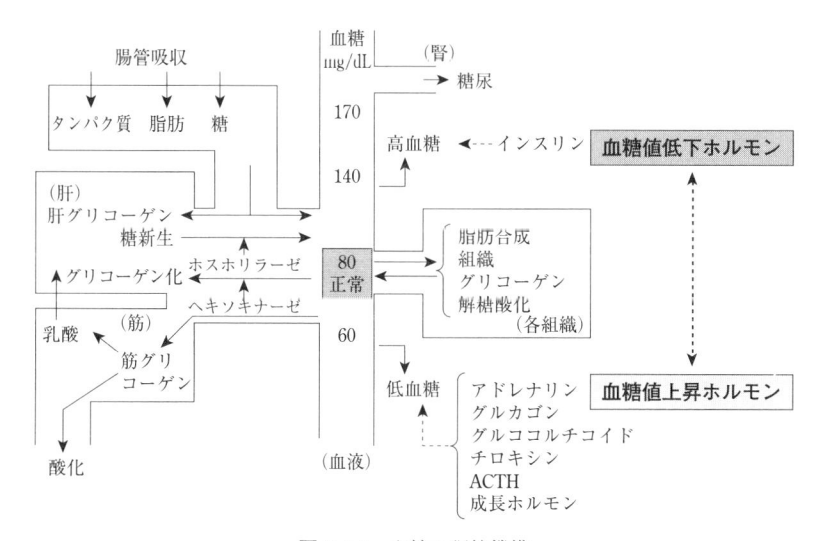

図 **8.14** 血糖の調節機構

ことで血糖調節機構が保たれている．

(2) インスリン

血糖値上昇ホルモンが数種存在するのに対して，血糖値低下ホルモンはインスリンのみであり，血糖値調節機構においてインスリンは非常に重要である．インスリンは血中のグルコース量に応じて膵臓の β 細胞から分泌される．分泌されたインスリンは，脂肪組織や筋肉などのインスリン受容体へ結合し，そのシグナルを伝達する．最終的にはグルコースの細胞内への取り込みを引き起こす（図 8.15）[4]．

糖尿病ではインスリンの作用不足が問題とされる．インスリンの作用不足とは，インスリンの分泌不足，あるいはインスリンおよびインスリン受容体の構造異常，受容体以降の細胞内シグナル伝達の機能異常などによりインスリンの作用が発揮されない状態である．インスリン作用不足によって惹起される高血糖状態が持続する病態が糖尿病である．

3) 糖尿病の分類

糖尿病は成因，臨床病型などで幾つかに分類されるが，1 型糖尿病と 2 型糖尿病に大別される．1 型糖尿病は自己免疫やウイルス感染などにより膵臓 β 細胞が破壊され，インスリン欠乏となり糖尿病が発症するタイプであり，小児や青年に急激に発症し，体重減少を伴う．2 型糖尿病は何らかの原因によるインスリン分泌低下およびインスリン感受性の低下（インスリン抵抗性）

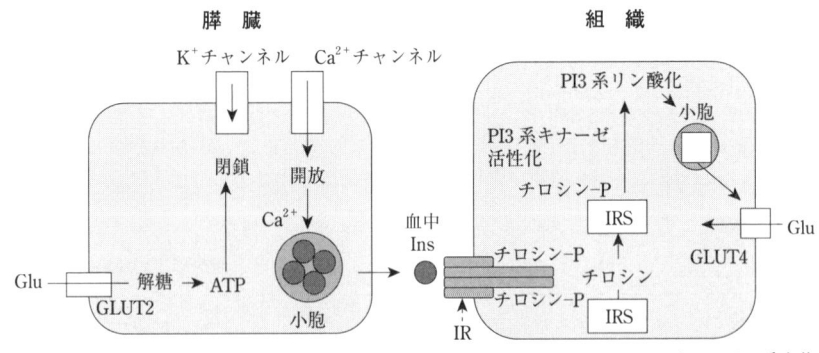

図 8.15 インスリン産生と作用機序

により発症するタイプである．中年以後，様々な原因によって誘起される肥満に伴って発症することが多い．現在，日本の糖尿病患者の約9割が2型糖尿病である．

メタボリック症候群において問題とされるのは2型糖尿病である．内臓脂肪蓄積は遊離脂肪酸の増加や脂肪細胞由来のサイトカインの分泌異常を来たし，インスリンシグナルの機能的な低下を促す．これが，インスリン抵抗性発症の一因であると考えられており，メタボリック症候群と2型糖尿病は，密接な関係にあるといえる．

4） 日本における糖尿病の実態

日本における糖尿病患者は生活習慣と社会環境の変化に伴い年々増加している．厚生労働省による平成14年の糖尿病実態調査では，糖尿病が強く疑われる人の数は約740万人，糖尿病の可能性を否定できない人も合わせると約1,620万人と報告されている（図8.16A）．しかし，糖尿病が強く疑われる人のうち現在治療を受けている人は約半数である（図8.16B）．

糖尿病は初期の自覚症状がなく，放置されることが多いが，糖尿病の病態進行は網膜症・腎症・神経障害などの合併症を引き起こす．一般に食後血糖値が200 mg/dLを超えると合併症が著しく増加すると言われている．

8.4.3　糖尿病と食品機能
1）　糖尿病の食事療法

糖尿病に対する療法としては，① 食事療法，② 運動療法および ③ 薬物療法が行われる[5]．1型糖尿病では食事療法とインスリン療法が，2型糖尿病では食事療法と運動療法が原則とされる．急速な代謝是正を要する場合や，食事療法および運動療法で4週間経過しても血糖コントロールが不可能な場合は薬物療法を行う．

糖尿病治療の根本となるものは食事療法である．糖尿病における食事療法の原則は，① 摂取エネルギーは生活活動強度に支障がなく，標準体重を維持する最小限とすること，② 各栄養素のバランスをとり，ビタミン，ミネラルの不足がないよう配慮すること，の2点である．

肥満者では1,200 kcal/日以下といった厳しいカロリー制限が必要となる

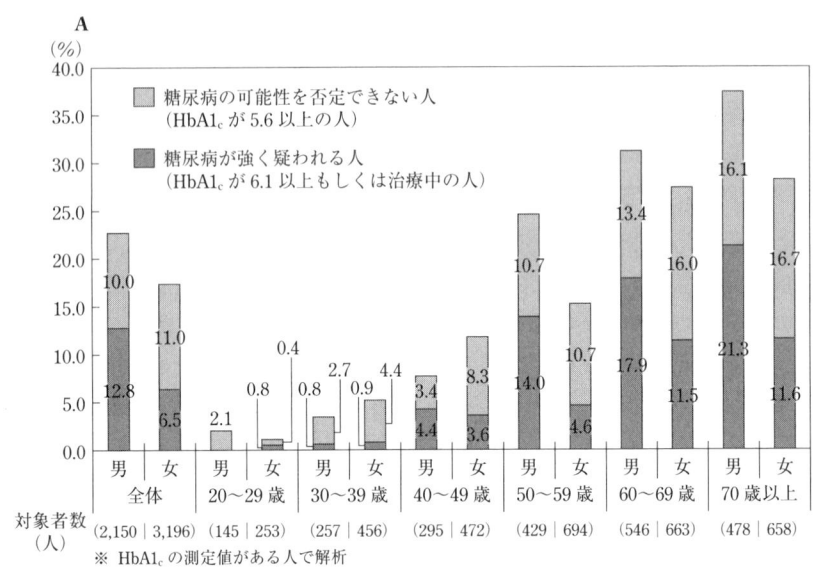

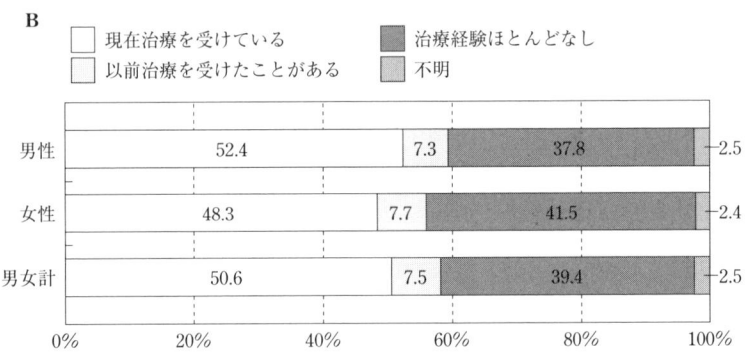

図 8.16 日本における糖尿病の実態．糖尿病有病者の割合(A)と，治療状況(B)
（厚生労働省の平成 14 年糖尿病実態調査報告資料による）

場合があり，薬物療法との併用を要することもある．

合併症がない場合，食事療法下の栄養素バランスは健常者と同じである．具体的には，タンパク質は必須アミノ酸を含む良質のものを 1.0〜1.2 g/kg 摂取させ，必要カロリーの残りを脂質と糖質に配分する．糖質はケトアシドーシス，体タンパク質崩壊を防ぐためにも 100 g/日以上は必要であり，300 g/日までの範囲で症状により調整するが，砂糖のような単純糖質は食後高

血糖を来たすので複合糖質などの形態が望ましい[6]．脂質はなるべく制限し，30～60 g/日で植物性脂肪の方が良いとされている．このような食事療法を実施しやすくするために，日本糖尿病学会が作成した「糖尿病食事療法のための食品交換表」が用いられている[7]．一方，合併症がある場合には，その種類と程度を考慮した上で前述のような食事療法を行う．例えば，腎障害にはタンパク質制限食を，高血圧には高血圧食を，肝障害には高タンパク質食を与える．

2) 血糖上昇抑制作用のある機能性食品

　糖尿病患者あるいは予備群を対象とする機能性食品には，特別用途食品の低カロリー食品，糖尿病食調整用組み合わせ食品，血糖値に関する特定保健用食品などが挙げられる．特に，特定保健用食品は保健効果や作用機序とそれに関与する機能性成分が，有効性，安全性，品質について科学的エビデンスに基づいて審査されているため，生活習慣病およびメタボリック症候群の改善に有効利用されることが期待される．平成19年4月4日現在「血糖値が気になる方に適した」特定保健用食品は83品目あり，その関与成分として，難消化性デキストリン，小麦アルブミン，グァバ葉ポリフェノール，L-アラビノース，豆鼓(トーチー)エキスがある．これらの成分はいずれも糖質分解酵素（二糖類分解酵素であるα-グルコシダーゼなど）に対して阻害活性を有し，食後高血糖を抑制する[8]．そのため糖尿病，その予備群の食生活改善に役立つとされている．

　特定保健用食品は食事療法と併用することで，糖尿病に対する予防効果が高まると考えられる．現在認可されている血糖値関連の特定保健用食品は糖質分解抑制作用を有するものであるため，空腹時に摂取するよりも食事と一緒に摂取するほうが効果的である．また，これらの特定保健用食品は糖尿病治療薬のα-グルコシダーゼ阻害剤との併用で，低血糖や未消化の糖質の発酵による腸内ガスの増加，腹部膨満感などの症状が発現しやすくなる可能性がある．こういったことから，特定保健用食品を安全かつ有効に活用するには，消費者に対する成分の作用機序など正確な知識の普及と最新情報の伝達が必須であると思われる．

3) 糖尿病に対する有効食品の探索

「機能性食品」に代表されるように，食品中には単なる栄養素の供給源のみならず，様々な生体調節機能を有するものが存在する．つまり，食事量の制限だけではなく，有用成分を含む食品の積極的な摂取により，糖尿病の予防・改善がもたらされる可能性を示唆している．実際に，糖尿病に対して，科学的エビデンスに基づいた有用性をもつ食品素材についても探索が行われ，いくつかの有効成分が見出されている．

上述のように，二糖類分解酵素（α-グルコシダーゼ）阻害作用を有する幾つかの食品成分は特定保健用食品として認可され，実用化されている．これらの物質は二糖類から単糖類への分解を抑制することで，糖質の消化・吸収を遅延させ，食後高血糖を抑制する．その結果，糖尿病状態下で遅延しているインスリン分泌と血糖曲線の時相が一致して，過剰なインスリン分泌が是正される．α-グルコシダーゼ阻害剤はその有用性から薬物療法にも用いられている．

現在，糖尿病の治療薬にはα-グルコシダーゼ阻害剤以外に，① スルホニル尿素（SU）受容体に作用し，インスリン分泌促進作用を示す SU 薬，② AMP 活性化プロテインキナーゼ（AMPK）活性化を介して，肝臓での糖新生抑制，骨格筋への糖取り込み増加をきたし，血糖値低下作用を有するビグアナイド薬，③ 核内受容体 PPARγ 活性化によりインスリン抵抗性を改善するチアゾリジン系薬などがある．これらの薬剤はいずれも血糖降下作用を示すため，各薬剤の標的分子は糖尿病に対する有効食品の標的としても期待できるものと思われる．このうち筆者らが試みた食品成分由来 PPARγ 活性化因子の探索については，次項でやや詳しく説明する．

食品成分中には，ビタミン C，E，各種ポリフェノールをはじめ，抗酸化作用を有する物質が多く見出されている．酸化ストレス亢進は糖尿病の病態に重要であると考えられている．最近，酸化ストレスがインスリン抵抗性の成立に重要な役割を果たしていることが明らかにされ，抗酸化剤 MnTBAP の投与が糖代謝異常を著明に改善することが示された[9]．実際に糖尿病患者で血中ビタミン C 量の低下が報告されており，メタボリック症候群患者においてもビタミン C，β-カロテン，ビタミン E（脂質濃度での補正値）の血

中濃度の低下が報告されている[10]．心血管病やインスリン抵抗性に対する抗酸化剤の効果を検討した臨床試験も行われているが，その有効性は証明されるには至っていない．以上のことから，食品中の抗酸化成分についてもインスリン抵抗性や糖尿病に対して有効に作用する可能性があるが，その有効性については科学的エビデンスに基づいた検証が不可欠である．

メタボリック症候群の発症の根底をなす内臓脂肪蓄積を抑制するような物質も糖代謝異常の改善作用が期待される．抗肥満作用を有する食品成分として，茶カテキンやジグリセリドが特定保健用食品として認可されている．茶カテキンの抗肥満作用は食事誘発性熱産生の亢進によるものと考えられている[11]．茶カテキンのようにエネルギー消費亢進作用を有し，抗肥満作用を示す食品成分として，他に赤ワインに含まれるレスベラトロール[12]や魚介類に含まれるタウリン[13]などが挙げられる．特にレスベラトロールには糖代謝改善作用が認められ，「フレンチ・パラドックス」成立の一翼を担っていると考えられている[12,14]．

近年の分子生物学的な研究手法の進展に伴い，糖・脂質代謝の制御機構について分子レベルでの新たな知見が多数集積してきた．インスリンシグナル経路，糖新生経路，インスリン分泌機能，エネルギー代謝などに関与する酵素や受容体などは医薬品のみならず，新たな機能性食品の探索においても有力な標的候補分子として挙げられるものと思われる．

4） 核内受容体リガンド機能を有する食品成分の探索とその有用性

核内受容体は脂溶性の低分子化合物をリガンドとして活性化される転写因子群であり，その性質上，生体の糖・脂質代謝を直接，間接的に制御している．また，食事成分や天然物中には核内受容体の活性を制御するものが存在することが知られているため[7]，メタボリック症候群に対して有用な食品素材を探索するうえで，核内受容体は標的候補分子となりうるものと考えられる（表8.6)[15]．

核内受容体であるペルオキシソーム増殖因子活性化受容体（PPAR）は脂肪酸に対する受容体として見出され，生体の糖，脂質代謝において重要な役割を果たすことが明らかにされている．PPARには α, γ, δ の3種のサブタイプが存在しており，それぞれの活性化因子が代謝異常改善作用を有する．

表 8.6 核内受容体の活性制御因子としての天然物質と適応疾患 (文献 16)を改変)

化合物名と由来	適応疾患	作用点
Lindeleyin (大黄)	前立腺がん	ER
Ginseniside-Rg1 (朝鮮人参)	ストレス症	ER
Resveratrol (赤ワイン)	循環器系疾患	ER, PPARα, γ
Baicalein (ハーブ)	前立腺がん	AR
Diosgenin (ヤマイモ)	更年期障害	PR
Guggulsterone (*Guggul* tree 樹脂)	脂質代謝異常	FXR
Hyperforin (オトギリソウ)	うつ病	PXR
Dimethylescutetin (ヨモギ)	黄疸	CAR
Genistein (大豆)	更年期障害	ER, AR, PR
Isoprenols (ハーブ)	糖・脂質代謝異常	PPARα, γ
Abietic acid (松ロジン)	糖代謝異常	PPARγ
Capsaicin (トウガラシ)	糖代謝異常	PPARγ
Phytol (葉緑体)	脂質代謝異常	PPARα
Isohumurone (ホップ)	糖・脂質代謝異常	PPARα, γ

ER:エストロゲン受容体, PPAR:ペルオキシソーム増殖因子活性化受容体, AR:アンドロゲン受容体, PR:プロゲステロン受容体, FXR:ファルネシル X 受容体, PXR:プレグナン X 受容体, CAR:構成アンドロゲン受容体.

脂肪組織を構成する脂肪細胞で多く発現する PPARγ は脂肪細胞分化のマスターレギュレーターであることが知られている．近年，脂肪細胞が種々の生理活性物質の分泌を介して，生体の糖・脂質代謝に積極的に関与していることが明らかにされてきている．PPARγ の合成リガンドであるチアゾリジン誘導体はインスリン抵抗性改善薬として用いられている．またチアゾリジン誘導体には内臓脂肪の沈着を抑制し，皮下脂肪を増加させる効果もあり，メタボリック症候群下の糖尿病に対して非常に有効である．筆者らはチアゾリジン誘導体のこのような性質に着目し，PPARγ に対する食品成分由来の活性制御因子の探索を行った．

筆者らは PPARγ に対する高感度リガンドアッセイ系を構築し，天然物である幾つかのイソプレノイドが PPARγ を活性化させることを明らかにしてきた（図 8.17）[17-20]．これらの物質の幾つかは，肥満・糖尿病モデル動物においても血糖値の低下，尿糖陽性率の低下，インスリン感受性の亢進などの作用を示しており，肥満に伴う糖尿病に対する有用成分となることが明らかとなった．PPARs のリガンド結合部位は他の核内受容体に比べ親水性アミノ酸に富むため，高いリガンド多様性を示すことが知られており，イソプレ

8.4 糖尿病関連

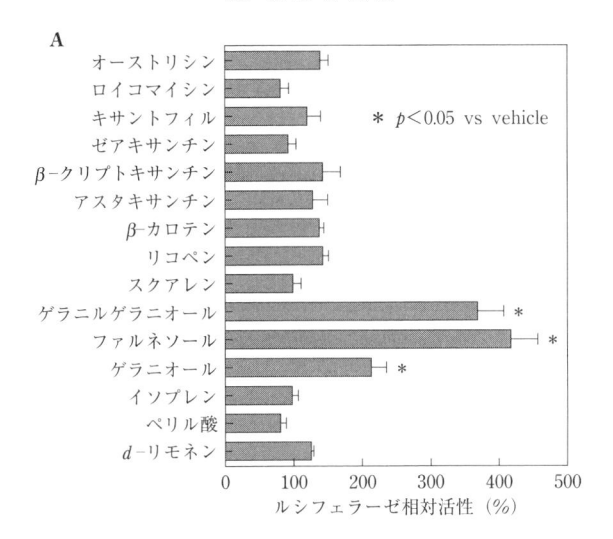

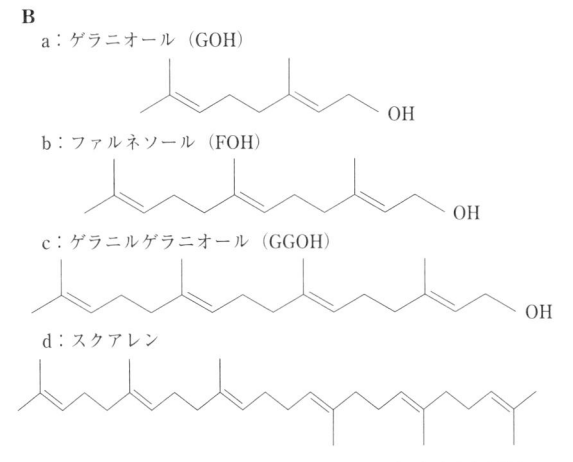

図 8.17 天然物由来 PPARγ リガンドの探索(A)と活性制御因子の構造式(B)[17]

ノイドの他にもリガンドとなる食品成分が見出されている．ホップの苦味成分であるイソフムロンは PPARα, γ 活性化作用を有し，2 型糖尿病患者を対象としたヒト試験においても，その有用性が明らかにされている[21]．PPARs 以外の核内受容体に対するリガンドについても生活習慣病，さらにはメタボリック症候群をターゲットとした探索研究が進展しつつある．今後，内臓脂

肪の低減化，質的改善に基づいた糖尿病をはじめとする生活習慣病の予防・改善をもたらす食品成分の実用化が期待される．

8.4.4 お わ り に

本節では，メタボリック症候群と糖尿病の関係，糖代謝の概要，糖尿病に対する食事療法の現状，および有効食品の探索について述べてきた．日々の食事において摂取カロリーの制限に加え，食品中に存在する有用成分を積極的に摂取することは，個々人の食生活と密接に関与するメタボリック症候群に対して，予防医学上重要な意義をもつものと思われる．今後，糖代謝に関する分子レベルでの更なる知見の集積およびそれを基にした信頼性ある有用食品成分の探索が進展することにより，メタボリック症候群における糖尿病に対して，より効果的な食事療法の創出が期待される．

参 考 文 献

1) 松澤佑次，船橋　徹：メタボリックシンドローム 実践マニュアル，第3版，p.8，フジメディカル出版（2006）
2) 梁　美和，船橋　徹：メタボリックシンドローム―病因解明と予防・治療の最新戦略―，**64**（増刊号9），457（2006）
3) 後藤昌義，瀧下修一：新しい臨床栄養学，第4版，p.63，南江堂（2006）
4) 久保田宏隆，田中照二：ネオ エスカ 栄養治療学，第1版，p.48，同文書院（2004）
5) 後藤昌義，瀧下修一：新しい臨床栄養学，第4版，p.68，南江堂（2006）
6) 正木孝幸，坂田利家：メタボリックシンドローム―病因解明と予防・治療の最新戦略―，**64**（増刊号9），553（2006）
7) 日本糖尿病学会：糖尿病食事療法のための食品交換表，第6版，p.2，文光堂（2002）
8) 山田和彦，松村康弘：健康・栄養食品アドバイザリースタッフ・テキストブック，第3版，p.285，第一出版（2005）
9) N. Houstis et al.: *Nature,* **440**, 944（2006）
10) E.S. Ford et al.: *Diabetes,* **52**, 2346（2003）
11) U. Harada et al.: *J. Health Sci.,* **51**, 248（2005）
12) M. Lagouge et al.: *Cell,* **127**, 1（2006）

13) N. Tsuboyama-Kasaoka *et al.*: *Endocrinology*, **147**, 3276 (2006)
14) J.A. Baur *et al.*: *Nature*, **444**, 337 (2006)
15) A. Chawla *et al.*: *Science*, **294**, 1866 (2001)
16) M.A. Lazar: *J. Clin. Invest.*, **113**, 23 (2004)
17) N. Takahashi *et al.*: *FEBS Lett.*, **514**, 315 (2002)
18) N. Takahashi *et al.*: *FEBS Lett.*, **550**, 190 (2003)
19) J.Y. Park *et al.*: *FEBS Lett.*, **572**, 266 (2004)
20) T. Goto *et al.*: *Biochem. Biophys. Res. Commun.*, **337**, 440 (2005)
21) H. Yajima *et al.*: *J. Biol. Chem.*, **279**, 33456 (2004)

〈後藤　剛・植村　卓・村上陽子・河田照雄〉

8.5 高脂血症関連

　メタボリック症候群の診断基準のひとつに高脂血症がある．高脂血症は動脈硬化症や心筋梗塞など冠動脈心疾患へとしばしば導くため，血液中の脂質濃度を適正に維持することは非常に重要である．現在，高脂血症は遺伝的要因と食生活や運動などの環境要因との相互作用により引き起こされることが認知されている．さまざまな要因が複雑に作用し，生体内の脂質代謝における恒常性（ホメオスタシス）に異常が生じた場合，高脂血症を誘発すると考えられる．特に食事性因子による影響は，遺伝的要因による高脂血症の場合でも血液中の脂質濃度の変動として強く反映されるため，注目度は非常に高い．本節では，高脂血症の分類やそれに関わる血中脂質について触れ，高脂血症に関わる食品成分について紹介する．

8.5.1 高脂血症の基準と分類

　言葉の上では高脂血症とひとくくりにされているが，高コレステロール血症，高LDLコレステロール血症，低HDLコレステロール血症，高トリグリセリド血症といった種類に大別される．

　高脂血症の診断基準はWHOから出されている基準をもとに日本動脈硬化学会が定めている（表8.7）．ただし，総コレステロール濃度はWHOやアメリカでは重視されておらず，議論の余地があるところである．また，適正な

表 8.7 メタボリック症候群診断のための血中脂質濃度の基準値

血中脂質	基準値
総コレステロール濃度	220mg/dL (5.7mmol/L) 以上
LDL-コレステロール濃度	140mg/dL (3.6mmol/L) 以上
HDL-コレステロール濃度	40mg/dL (1.0mmol/L) 未満
トリグリセリド濃度	150mg/dL 以上

基準値の上限についても諸説あり，今後知見が積み重ねられることにより精査されていくものと思われる．

メタボリック症候群として判定する高脂血症の基準は血清中のトリグリセリド濃度とHDL-コレステロール濃度に絞られている．それぞれの基準は高脂血症のトリグリセリド濃度およびHDL-コレステロール濃度の基準にならっている．血清トリグリセリド濃度が150 mg/dL以上か，血清HDL-コレステロール値40 mg/dL未満のいずれか，またはいずれも満たすものはメタボリック症候群の高脂血症基準となる．ただし，これ以外に他のメタボリック症候群の基準を満たさないとメタボリック症候群とは判定されない．LDL-コレステロールは動脈硬化症の誘発因子であることがわかっているため，あえてメタボリック症候群の判定に用いられていない．しかし，冠動脈心疾患のリスク要因としてLDL-コレステロール濃度は重要な指標であり，これについてもこの後触れておく．

高脂血症の詳細な分類はWHOから出されている（表8.8）．それぞれに分類されている型について原因となる遺伝的要因や起因となる疾病が知られて

表 8.8 高脂血症のWHO分類

型	増加リポタンパク質	血中脂質濃度	
		コレステロール	トリグリセリド
I	カイロミクロン	変化なし	激増
IIa	LDL	微増〜激増	変化なし
IIb	VLDL, LDL	微増〜増	微増〜増
III	IDL	増	増
IV	VLDL	変化なし，微増	増
V	カイロミクロン，VLDL	微増〜増	激増

いる．また，食事中の誘発因子についてもわかっている．これらの高脂血症の型の中でよくみられるのは IIa 型，IIb 型および IV 型である．

8.5.2 高脂血症とメタボリック症候群

高脂血症と関係が深い疾病に動脈硬化症，冠動脈心疾患，脳血管疾患などがある．日本では冠動脈心疾患や脳血管疾患による死亡率はあわせて 30 ％を占めている．このことから，血液中の各脂質濃度を適正に維持することが，これらの疾病予防につながると考えられている．つまり，異常な血中脂質濃度を有した場合，メタボリック症候群もしくはその予備軍といえるだろう．

1） 高コレステロール血症，高 LDL コレステロール血症と疾病

先に触れたが，血中の総コレステロール濃度および LDL-コレステロール濃度はメタボリック症候群の診断基準には用いられていない．しかし，他の危険因子とは無関係に，血清総コレステロール濃度と冠動脈心疾患の発生率は関係することが知られている．図 8.18 に示したように，血清コレステロ

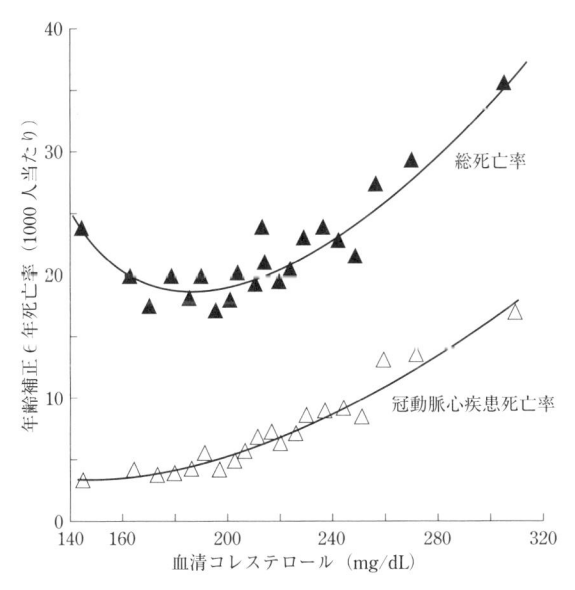

図 8.18 血清コレステロール濃度と冠動脈心疾患死亡率の関係

ール濃度が増加すると，明らかに冠動脈心疾患で死亡するリスクが高まることがわかる．この相関関係は主に LDL-コレステロール濃度と死亡率が強く関係していることによる．酸化 LDL がマクロファージに取り込まれ，動脈硬化プラークに蓄積することが知られており，これが動脈硬化症の発症に関与しているとされている．これらを起因とし，冠動脈心疾患へと発展することが多い．したがって，血中の LDL-コレステロール濃度を適正に保つことは非常に重要であるといえる．動脈硬化症の詳細については他の章を参照されたい．

近年，LDL とアポリポタンパク質 a から構成されるリポタンパク質 a（Lp(a)）が冠動脈心疾患の独立したリスク要因として脚光を浴びている．血液中の Lp(a) 濃度は遺伝的要因によるところが大きく，食事，運動，大部分の脂質改善薬の影響を受けない．ただし，トランス型不飽和脂肪酸が唯一食事要因として Lp(a) 濃度を増加させることがわかっており，今後の更なる研究が待たれる．

2）低 HDL コレステロール血症と疾病

表 8.9 に示したように，血清 HDL-コレステロール濃度が低いほど，冠動脈心疾患の発生率は高くなることがわかる．HDL の役割は末梢組織から肝臓にコレステロールを運搬することなので，HDL の減少は末梢からのコレステロールの運び出しが減少することになる．実際，アメリカの研究でHDL-コレステロール濃度の 1 mg/dL の増加が，冠動脈心疾患の発症リスクを 2～3％減少することが報告されている．したがって，低 HDL コレステロール血症は，動脈硬化症や冠動脈心疾患の危険因子と考えられている．

表 8.9　血中 HDL-コレステロール濃度の違いによる冠動脈心疾患発生率の変動

HDL-コレステロール濃度 (mg/dL)	冠動脈心疾患発生率 (1 000 人当たり)
＜25	177
25～44	103
45～64	54
65～74	25
全体	77

3) 高トリグリセリド血症と疾病

Framingham 研究は，トリグリセリドが冠動脈心疾患発症の危険因子であることを示している（図8.19）[1]．特に女性にとって重要な因子であることが示されている．他にも高トリグリセリド血症が冠動脈心疾患のリスクを高めることが報告されている[2]．Hokanson らはトリグリセリド濃度が約 90 mg/dL 上昇すると，循環器疾患のリスクが女性で76％増加，男性で32％増加することを示した[3]．しかし，トリグリセリド濃度が単独で冠動脈心疾患や循環器疾患の危険因子となるかはいまだ定かではない．

8.5.3 高脂血症を誘発する食事要因

上記のように，高脂血症が動脈硬化症，冠動脈心疾患をはじめとする循環器疾患の発症に強く関わっていることは間違いない．したがって，メタボリック症候群の診断において，血清脂質濃度の基準が設けられている．これらの濃度を適正に維持することにより，生活習慣病発症を抑制できるものと考えられる．

血清脂質濃度が食事の影響を受けることは最初に述べた．我々は日々さまざまな食材を口にすることで，栄養素の補給を行っている．しかし，その中には血清脂質濃度を変動させる因子（上昇させる因子および低下させる因子）があるので，そのいくつかについて触れていく．ただし，メタボリック症候

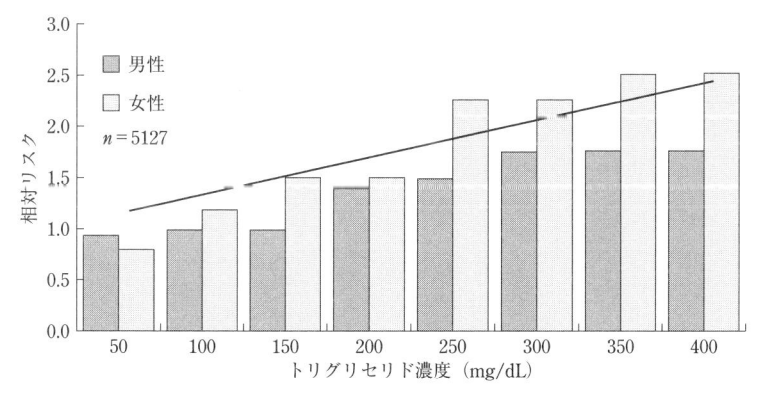

図 8.19 血中トリグリセリド濃度による冠動脈心疾患リスク
(*J. Am. Board Fam. Pract.*, **17**, 424（2004）)

群の診断基準となっている血中のトリグリセリド濃度やHDL-コレステロール濃度を変動させることが明らかになっている食品は非常に少ないため，ここでは総コレステロール濃度およびLDL-コレステロール濃度を変動させる食事要因を中心に扱う．

1） 食事とコレステロール濃度

コレステロール濃度の中でも総コレステロール濃度とLDL-コレステロール濃度は食事と密接に関わっている．逆に言えば，HDL-コレステロール濃度を変動させる食事性因子はとても少ないことになる．今のところ，HDL-コレステロール濃度を高めることが確かな因子は運動しかないようである．

（1） 飽和脂肪酸（saturated fatty acid; SFA）と多価不飽和脂肪酸（polyunsaturated fatty acid; PUFA）

血中脂質に影響を与える食事性因子の中でその影響度が強いと考えられるものは食事脂肪である．とりわけ摂取する脂肪の脂肪酸組成が重要であるとされている．食事脂肪と血中脂質の関係については，1950年代および1960年代に精力的に研究が行われた．その結果，血中コレステロール濃度は飽和脂肪酸の摂取により増加し，多価不飽和脂肪酸の摂取によって減少することが示された．この結果は，動物実験だけでなく，ヒトを対象にした介入試験や大規模なコホート研究でも裏付けられている（図8.20）．このため食事に含まれる飽和脂肪酸と多価不飽和脂肪酸の比から予想される血中コレステロール濃度を計算する方法が数多く出された．Keyによる算出方法は以下に示すように簡便で比較的正確である．

Δ 血中コレステロール濃度（mg/dL）= $1.35(2\Delta SFA - \Delta PUFA)$

＊単位をmg/dLで表すために一部改変した．
＊ΔSFAと$\Delta PUFA$は食事中の総エネルギー摂取量に対する飽和脂肪酸および多価不飽和脂肪酸によるエネルギー摂取量の割合

事実，総エネルギー量に対する飽和脂肪酸の摂取エネルギー比率を下げると，血清コレステロール濃度が低下することが報告されている．しかしながら，飽和脂肪酸の血清コレステロール濃度に与える作用はすべてで等価ではないことがわかっている．パルミチン酸（C_{16}）やミリスチン酸（C_{14}）は他の飽和脂肪酸よりもコレステロール上昇作用は強い．我々の食事を考慮する

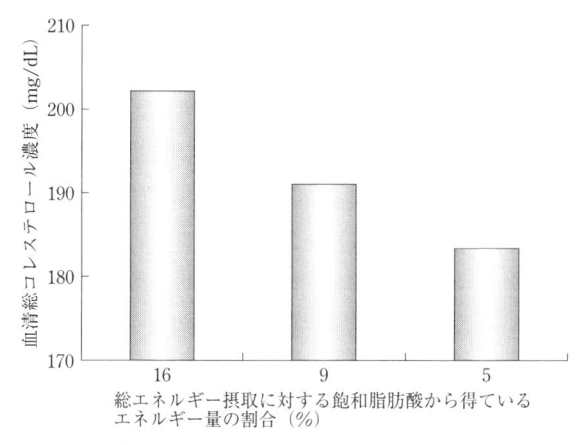

図 8.20 飽和脂肪酸摂取エネルギー比率の違いによる血清
総コレステロール濃度の変動
(*Arterioscler. Thromb. Vasc. Biol.*, **18**, 441 (1998))

と，飽和脂肪酸のなかでも圧倒的にパルミチン酸の摂取量が多い．したがって，パルミチン酸の摂取量に配慮することは適正な血中コレステロール濃度の維持に重要であるといえる．

一方，不飽和脂肪酸は総コレステロール濃度およびLDL-コレステロール濃度の低下作用を有することが知られている．しかし，作用の詳細は複雑である．一価不飽和脂肪酸（主にオレイン酸）と多価不飽和脂肪酸（主にリノール酸）は同等のコレステロール低下作用をもつと考えられるが[4]，とりわけ二重結合数がかなり多い多価不飽和脂肪酸（エイコサペンタエン酸やドコサヘキサエン酸）は健康人に対してLDL-コレステロール低下作用はほとんどないと考えられている．多量摂取時にVLDL低下作用とアポリポタンパク質B（VLDL，LDLの主要アポリポタンパク質）を介して，LDLの低下が認められる[5]．

(2) トランス型不飽和脂肪酸

天然に存在する不飽和脂肪酸の大部分はシス型の二重結合を有している（図8.21）．これに対し，トランス型が存在する（図8.21）．シス型の場合は二重結合部位で折れ曲がった構造をとるのに対し，トランス型では折れ曲がりが解消され直線状となる．このためトランス型不飽和脂肪酸は飽和脂肪酸の

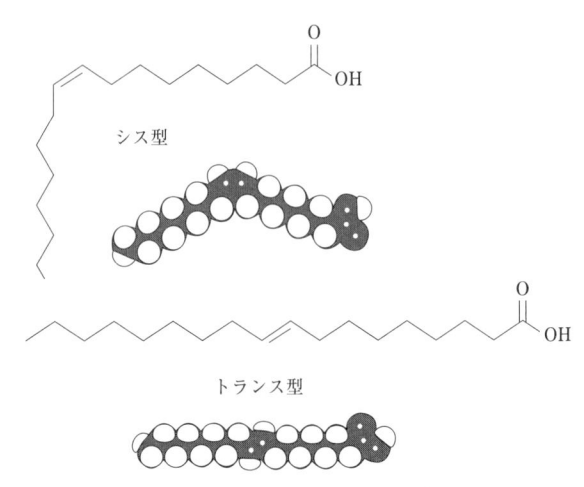

図 8.21 シス型脂肪酸とトランス型脂肪酸の構造の違い
例：オレイン酸（$C_{18:1}$）の構造式と分子モデル

性質と類似する．トランス型脂肪酸は対応するシス型脂肪酸に比べ，融点が高く，酸化安定性が高い．したがって，食品製造において取り扱いやすい油脂といえる．トランス型脂肪酸は，一般的に魚油や植物油を部分水素添加し，半固形状の油脂（マーガリンやショートニング）を製造するときに副生する．

このトランス型脂肪酸はヒトの総コレステロール濃度を上昇させることが報告されている．LDL-コレステロール濃度は上昇し，一方 HDL-コレステロール濃度は減少する[6]．図 8.22 に示したように，この作用は摂取量に依存している[7]．このため，トランス型不飽和脂肪酸の摂取量には配慮を要する．ちなみに，日本人のトランス型不飽和脂肪酸の摂取量は摂取エネルギー比率で1％程度であり，この程度であれば血中のコレステロール濃度に大きな影響を与えることはなさそうである．

（3） 食事性コレステロール

食事から摂取するコレステロール量が過剰に増加すると，血中の総コレステロール濃度およびLDL-コレステロール濃度が増加することが知られている[8,9]．これは肝臓のコレステロール量が増加することにより，LDLレセプター活性が抑制され，血液中からのコレステロールの取り込みが低下するた

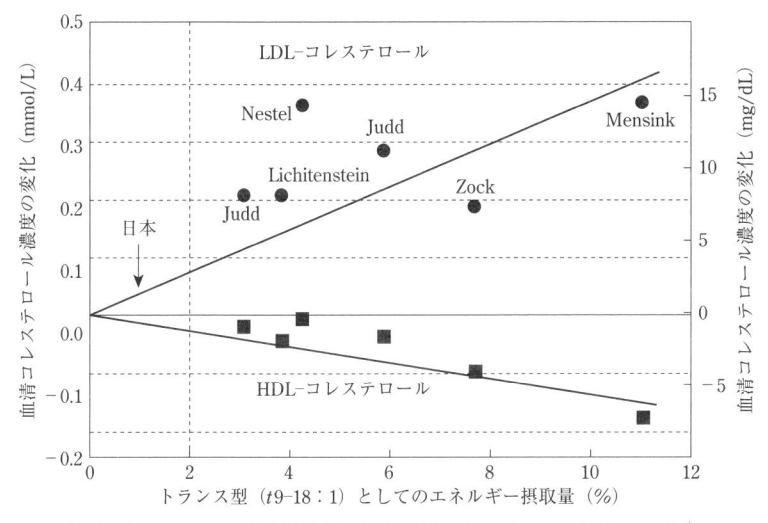

図 8.22 トランス型脂肪酸摂取量と血清コレステロール濃度の変化[7]

めに生ずる．しかし，このような結果が示された研究のほとんどは，大過剰のコレステロールを摂取した場合の結果である．通常，コレステロールの摂取量が適当量増加した場合，すぐに生体内のコレステロール合成を抑制し，さらにコレステロール異化を促進することで生体内のコレステロール量は厳密に調節される．最近の研究で飽和脂肪酸の摂取量が少ない場合，食事性コレステロールの摂取量が増加してもそれほど血中コレステロール濃度は増加しないことが示されてきた．したがって，適切な摂取量を超えない場合，血中の総コレステロール濃度およびLDL-コレステロール濃度を上昇させる要因として，食事性コレステロールは飽和脂肪酸よりも重要ではないと考えられる[10]．ただし，食事性コレステロールに対する生体の応答はそれぞれ異なるため，コレステロール摂取量が少し増加しただけで鋭敏に血中コレステロール濃度が上昇する場合もあることを付け加えておく

(4) 食物繊維

食物繊維の中でも水溶性食物繊維（例えば，ペクチンやコンニャクマンナン）がコレステロール低下作用を有することはよく知られている．この作用は高粘性の食物繊維によりコレステロールや胆汁酸の拡散が抑制され，吸収が抑

制されることに起因するとされている．また，多くの研究でこれらの食物繊維の摂取が循環器病のリスクを軽減することが報告されている．サイリウム（psyllium：オオバコ科の植物の種子の皮殻から抽出精製した食物繊維．水溶性繊維を多く含む）を1日に10.2 g摂取し，8か月続けた場合，血中の総コレステロール濃度およびLDL-コレステロール濃度が低下する．一方，HDL-コレステロール濃度やHDLを構成するアポリポタンパク質A-I濃度に変化は見られない．LDL-コレステロール：HDL-コレステロール比，総コレステロール：HDL-コレステロール比は低くなることが示されており，冠動脈心疾患のリスクを下げる要因となると考えられる．

しかし水溶性食物繊維を多く含む食事を摂取した場合に，コレステロール濃度に影響を与えていない例も多く見られる．これは水溶性食物繊維の摂取量や同時に摂取する脂肪量の影響を受けるためと考えられている．

(5) 植物性タンパク質と動物性タンパク質

動物実験では動物性タンパク質が血中コレステロール濃度を上昇させることが報告されている．また，動物性タンパク質摂取により，食餌性コレステロールや飽和脂肪と無関係に動脈硬化症や動脈硬化プラーク形成を促すことがわかっている．しかし，動物実験で検証されている動物性タンパク質の種類は限られており，多くの場合，乳タンパク質のカゼインに関する知見である．

一方，ヒトでの食事タンパク質の血中脂質濃度に対する作用はあまり調べられていない．van Raaijら[11]は食事に含まれる動物性タンパク質であるカゼイン（乳タンパク質）を植物性タンパク質である大豆タンパク質に置き換えた場合，LDL-コレステロール濃度がわずかではあるが低下することを報告している．また，最近のWongらの研究でも，大豆タンパク質が肉タンパク質に比べ，正常なコレステロール値の人および高コレステロール血症の人のLDL-コレステロール濃度を低下させることが示されている[12]．しかしながら，現在のところ大豆タンパク質のような植物性タンパク質が冠動脈心疾患のリスクを低下させるという疫学的知見は少なく，実際にヒトに効果的であるかはまだ議論の余地が残されている．最近，閉経女性で植物性タンパク質の摂取量が増加すると，冠動脈心疾患のリスクが有意に低下することが

疫学的調査で示されたことを付け加えておく[13]．

(6) 植物ステロール（フィトステロール）および植物スタノール

植物ステロールは植物が含有するステロイド骨格を有する化合物であり，植物の細胞膜の構成成分として役立っている．植物ステロールには代表的なものとして β-シトステロール，カンペステロール，スチグマステロールなどがある．現在，これらの植物ステロールは血漿コレステロール濃度を下げる栄養補助食品の研究開発において精力的に取り上げられている．植物スタノールは植物ステロールの二重結合部位に水素が付加した飽和型の構造となっている．代表的なものとして β-シトスタノールがある．

植物ステロールや植物スタノールの摂取は総コレステロール濃度およびLDL-コレステロール濃度を低下させることが知られている[14]．これはコレステロール吸収抑制によるとされており，食事や胆汁に含まれるコレステロールが混合ミセルに取り込まれるとき，植物ステロールと競争的に取り込まれるためと考えられている．取り込まれなかったコレステロールが体内に吸収されずに排泄される仕組みである．植物ステロールは吸収率が非常に悪いため，体内にはわずかしか吸収されない（実際には，小腸上皮細胞に取り込まれた植物ステロールがトランスポーターを介して管腔側に積極的に排泄される）．

植物ステロールや植物スタノールによって小腸からのコレステロール吸収が抑制されるため，植物ステロールの摂取により血中の LDL-コレステロール濃度が低下することが知られている．年齢により異なるが，1日に 2 g 程度の摂取で LDL-コレステロール濃度が 12〜21 mg/dL 低下する（10％程度の低下）と言われている[15]．

2) 食事とトリグリセリド濃度

血中トリグリセリド濃度もさまざまな因子の影響を受けることが知られている．特に重要な因子としてアルコール摂取と肥満が挙げられている．アルコールと肥満については他の章に譲るとして，ここではトリグリセリド濃度に関与する他の食事性因子について触れたい．しかしながら，空腹時の血中トリグリセリド濃度の変動をもたらす確固たる知見のある食事性因子は非常に少ない．

(1) n-3系多価不飽和脂肪酸

代表的な n-3 系多価不飽和脂肪酸に α-リノレン酸，エイコサペンタエン酸（EPA），ドコサヘキサエン酸（DHA）がある．α-リノレン酸は生体内で合成できず，食事から摂取しなければならない必須脂肪酸である．EPA や DHA を必須脂肪酸とするかについては議論のあるところであるが，今後知見の蓄積とともに明らかになるものと思われる．α-リノレン酸は大豆油やナタネ油に多く含まれており，これらの油脂は我々にとって貴重な n-3 系脂肪酸の供給源となっている．また，EPA や DHA は魚油に多く含まれており，日本人にとって比較的摂取量の多い脂肪酸といえる．JPHC Study Cohort I では，n-3 系脂肪酸の摂取量の増加が虚血性心疾患のリスクを下げることが示されている[16]．これには n-3 系脂肪酸の血中脂質濃度に対する作用が寄与していると考えられる．

血中脂質の中で，n-3 系多価不飽和脂肪酸が血中トリグリセリド濃度を顕著に低下させることが多くの研究で示されてきている[17]．一方，血中のコレステロール濃度はほとんど変動しないことがわかっている．また，この作用は比較的少量の摂取でも発揮されることもわかっている（図8.23）．例え

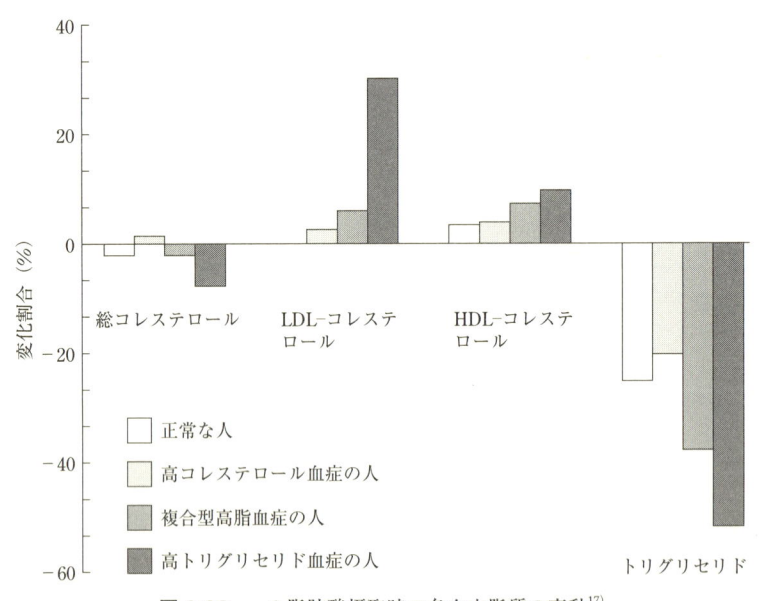

図 8.23 n-3 脂肪酸摂取時の各血中脂質の変動[17]

ば，長期間（9か月間）の適量（4g魚油/日）を摂取し，EPAとDHAによるn-3系脂肪酸の投与を行ったところ，血清トリグリセリド濃度が20％減少することが報告されている[18]．このことは長期的にn-3系脂肪酸を適量摂取し続けることで，血清トリグリセリド濃度を低く抑えられる可能性を示している．血中のリポタンパク質濃度の変動をみると，肝臓合成由来のトリグリセリドを輸送するVLDLを低下させ，LDLをわずかに増加させる[19]．一方，n-3系脂肪酸の適量な摂取でHDLは影響をほとんど受けない．

このようなn-3系脂肪酸による血中トリグリセリド濃度の低下機序として，現在のところ①肝臓のトリグリセリド合成の抑制，②VLDLの合成と分泌の抑制，③アポリポタンパク質Bの合成抑制，④肝臓における脂肪酸合成の阻害，⑤β酸化の活性化などが考えられている．n-3系脂肪酸には血中のトリグリセリド濃度を低下させる作用のほかに，抗血栓作用を有している[5]．このためn-3系脂肪酸による冠動脈心疾患のリスク軽減にはいくつかの作用が複合している可能性が高いと思われる．

上記で触れた食事性因子はヒトでの作用が明確にされているものである．これ以外にヒトで作用が検証中のものや動物実験で作用が明らかになっているものもある．本書ではメタボリック症候群を扱っているため，これら検証中の食事性因子については触れずにおいた．今後これらの中からもヒトで高脂血症改善作用を有するものが出てくるものと思われる．

参 考 文 献

1) W. P. Castelli *et al.* : *JAMA*, **256**, 2835（1986）
2) K. M. Bass *et al.* : *Arch. Intern. Med.*, **153**, 2209（1993）
3) J. E. Hokanson and M. A. Austin : *J. Cardiovasc. Risk*, **3**, 213（1996）
4) F. H. Mattson and S. M. Grundy : *J. Lipid Res.*, **26**, 194（1985）
5) Editorial : *Lancet*, **1**, 1081（1988）
6) A. H. Lichtenstein *et al.* : *N. Engl. J. Med.*, **340**, 1933（1999）
7) M. B. Katan, P. L. Zock and R. P. Mensink : *Annu. Rev. Nutr.*, **15**, 473（1995）
8) F. H. Mattson, B. A. Erickson and A. M. Kligman : *Am. J. Clin. Nutr.*, **25**, 589（1972）

9) W. H. Howell et al.: *Am. J. Clin. Nutr.*, **65**, 1747 (1997)
10) J. D. Edington et al.: *Am. J. Clin. Nutr.*, **50**, 58 (1989)
11) J. M. van Raaij et al.: *Am. J. Clin. Nutr.*, **35**, 925 (1982)
12) W. W. Wong et al.: *Am. J. Clin. Nutr.*, **68**, 1385S (1998)
13) L. E. Kelemen et al.: *Am. J. Epidemiol.*, **161**, 239 (2005)
14) O. A. Matvienko et al.: *Am. J. Clin. Nutr.*, **76**, 57 (2002)
15) L. Malcolm: *BMJ*, **320**, 861 (2000)
16) H. Iso et al.: *Circulation*, **113**, 195 (2006)
17) W. S. Harris: *J. Lipid Res.*, **30**, 785 (1989)
18) J. Eritsland et al.: *Am. J. Clin. Nutr.*, **61**, 831 (1995)
19) W. S. Harris: *Am. J. Clin. Nutr.*, **65**, 1645S (1997)

〔西村直道〕

8.6 腎関連

8.6.1 はじめに

　高血圧や，糖尿病，高脂血症などのメタボリックシンドロームの危険因子は腎障害の発症に深く関与し，危険因子が集積するほど腎疾患発症の頻度が増すことが示されている．生活習慣を改善して，肥満や代謝異常の悪循環をできるだけ早く断ち切ることは，腎障害の発症・進展の抑制につながる．さまざまな食品成分が代謝異常の改善に役立つといわれており，腎機能保護に有用と考えられるものもある．しかし，腎不全患者では，腎臓から排泄されるべき物質が体内に貯留しやすいため，サプリメントなどを与える場合，健常者では適量であっても腎不全患者では過剰となることがあり注意が必要である．

8.6.2　メタボリックシンドロームと腎障害
1）　メタボリックシンドロームの腎障害への関与

　高血圧や耐糖能異常などのメタボリックシンドロームの各危険因子がそれぞれ腎不全発症に関与することは，多くの動物実験および臨床研究により明らかにされてきた．しかし，これらの危険因子がお互いに関連し合いメタボ

リックシンドロームとして腎不全の発症にどのような影響を及ぼすかについては，検討が始まったばかりであり報告はまだ多くない．アメリカのChenらは6,217人の成人を対象とした横断試験を行い，危険因子が集積すればするほど慢性腎不全および微量アルブミン尿の発生頻度が高くなることを示した（図8.24）[1]．彼らの調査によれば，慢性腎不全発症の最も強い進行因子は血圧であり（≧130/85 mmHg），以下関与の強い順に空腹時血糖（≧110 mg/dL），腹部肥満（腹部周囲径；男性 ≧102 cm，女性 ≧88 cm），血中トリグリセリド値（≧150 mg/dL），HDL-コレステロール値（男性 ≦40 mg/dL，女性 ≦50 mg/dL）であった．

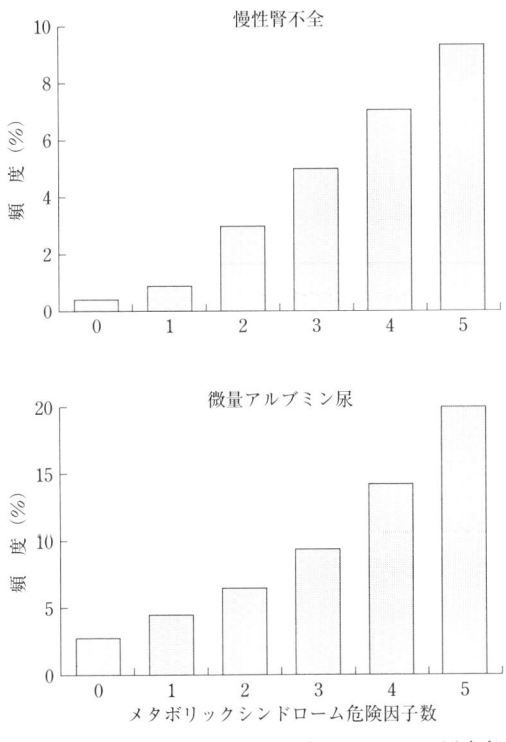

図 8.24 慢性腎不全患者または微量アルブミン尿患者の持つメタボリックシンドローム危険因子

2) メタボリックシンドロームと腎障害発症のメカニズム

(1) 肥満および高血圧と腎症（図 8.25）

メタボリックシンドロームの各危険因子がどのように関連し合って腎障害発症の頻度を高めるのかは不明な点も多いが，一部は解明されつつある．まず，高血圧はメタボリックシンドロームの危険因子の中でも特に強い腎障害の進行因子であると言われているが，これには昇圧因子のレニン-アンジオテンシン系が関与している可能性が高い．レニン-アンジオテンシン系は全身の血圧を上げると同時に，腎糸球体の輸出細動脈を収縮させて糸球体高血圧を発生させ，さらにメサンギウム細胞の増殖と細胞外基質の増加を促す transforming growth factor-β（TGF-β）の発現を増加させて糸球体の肥大や硬化に関与すると考えられる（図 8.25）．肥満者ではレニン-アンジオテンシン系の活性亢進により高血圧を呈することが知られ，腎血流量と糸球体ろ過量が増加して，次第に腎硬化が進んでいくと考えられている[2]．最近，ヒト脂肪細胞がアンジオテンシノーゲン[3]とアンジオテンシンⅡ[4]を放出する

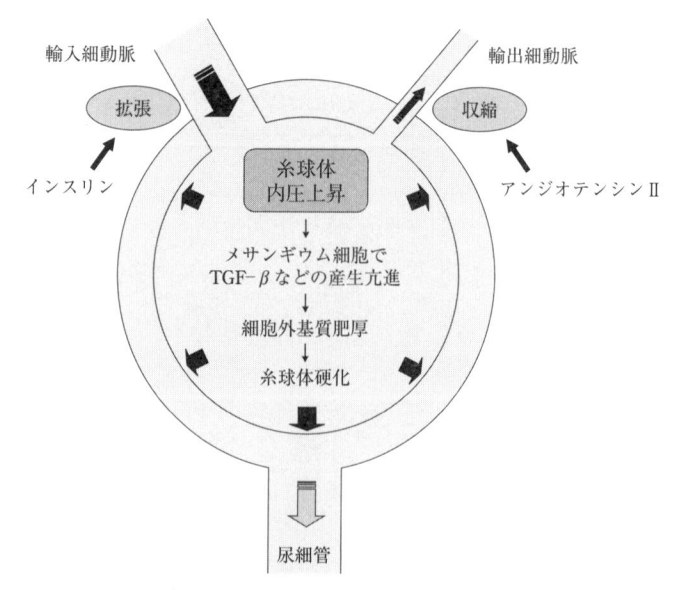

図 8.25 糸球体の血行動態と腎障害

ことが示され，脂肪細胞の増大が直接的に血圧を上昇させ，腎病変に関与することが示唆された．また，脂肪細胞からのアンジオテンシンⅡの放出はインスリン濃度依存的に増加する[4]ことから，肥満に高インスリン血症が加われば相乗的に高血圧と腎障害の進行を加速させると考えられる．

肥満では脂肪細胞から分泌されるレプチンの増加も，高血圧と腎障害に深く関連する．レプチンは交感神経を刺激して血圧を上昇させるとともに，糸球体内皮細胞およびメサンギウム細胞からのTGF-βの分泌を増加させ糸球体の肥大に関与する[5]と報告されている．腎臓はレプチンの分解と排泄を担っており，血清レプチン濃度は糸球体ろ過率と逆相関する[6]．肥満患者において，過剰に分泌されるレプチンは高血圧やTGF-β産生増加を介して腎機能を低下させ，腎機能低下はさらにレプチンを増加させるという悪循環が存在すると考えられる．

(2) 高インスリン血症および高血糖と腎症

糖尿病が高頻度に腎障害を合併することはよく知られている．現在，わが国では糖尿病性腎症が新規血液透析導入者の約30％を占め，透析導入基礎疾患の第1位となっている．糖尿病により腎障害が進行する理由は多岐にわたるが，特に糸球体の血行動態の異常が関与すると考えられている（図8.25）．インスリンは血管内皮細胞に働きかけて血管を拡張させるが，腎においてはインスリン様成長因子-Ⅰ（IGF-Ⅰ）受容体に結合して，糸球体輸入細動脈を拡張させる[7]．また，高インスリン血症は腎メサンギウム細胞の収縮とアンジオテンシンⅡの分泌を促し[8]，糸球体輸出細動脈を収縮させる．したがって，高インスリン血症では輸入細動脈が弛緩して糸球体に流入する血流量が増加し，一方で輸出細動脈は収縮するので，糸球体高血圧が発生する．糸球体高血圧では糸球体ろ過圧が上昇して過剰ろ過となり，過剰ろ過はTGF-βなどの発現増加を介してメサンギウム細胞の肥大や細胞外基質の蓄積をひき起こし，最終的には糸球体硬化が生じて腎機能が低下してゆく．

高血糖は，さまざまな代謝因子を変化させるが，特にタンパク質糖化反応による糖化最終産物（advanced glycation end products；AGE）の蓄積は腎症の発症と深く関係すると考えられている．Sharpらは，糖尿病患者では血中低分子AGE濃度が高く，AGEは血清クレアチニン濃度，尿中アルブミン／ク

レアチニン比の増加に伴って上昇することを示した[9]．Miyataらは AGE の1種であるピラリンの抗体を用いてヒトの硬化糸球体，細動脈硬化病変に AGE が存在することを証明した[10]．糖尿病患者において AGE は腎排泄の減少とともに増加し，腎に蓄積する可能性がある．さらに，AGE 受容体を持つマクロファージは，AGE を貪食，分解すると同時に，腫瘍壊死因子 α (TNFα) やインターロイキン1 (IL-1) などのサイトカインを産生して糸球体に障害を与える[11]．糸球体内皮細胞やメサンギウム細胞も AGE 受容体を持つことが示されており，腎への AGE 蓄積が直接的にメサンギウム領域の拡大や糸球体硬化に関連すると考えられる．

(3) 脂質代謝異常と腎症

Scheuer らは，高脂肪・高コレステロール食を与えて高脂血症を発症させた片腎摘ラットは，普通食片腎摘ラットに比べ，糸球体硬化が進み腎機能が著しく低下したと報告した．また，高脂血症の片腎摘ラットでは抗酸化酵素の活性が有意に高く酸化ストレスにさらされていたことから，高脂血症は酸化ストレスを増加させ，腎機能の低下を促進すると考えられた[12]．高脂血症と酸化ストレスの亢進は，血管内皮細胞下への過酸化脂質の蓄積とマクロファージの泡沫化を招いてアテローム性動脈硬化を引き起こすと考えられるが，腎細動脈や糸球体においても類似のメカニズムにより腎硬化症が生じる可能性がある．糸球体硬化症患者の腎から過酸化脂質や泡沫細胞が検出されたことや[13,14]，ヒト糸球体メサンギウム細胞はタイプAスカベンジャーレセプターをもち，酸化LDLを取り込むことが示され[15]，糸球体におけるアテローム性動脈硬化病変の存在が推測される．

アンジオテンシンⅡはメサンギウム細胞のスカベンジャーレセプターの発現を増加させることや[15]，アンジオテンシンⅡ受容体拮抗薬が高脂血症患者由来マクロファージの酸化LDLの取り込みを抑制すること[16]が報告されている．高脂血症患者が，アンジオテンシンⅡの産生増加を伴う高血圧や肥満，糖尿病を合併すれば，腎臓への酸化LDLの更なる蓄積を招き，腎障害の発症を促進する可能性がある．

8.6.3 メタボリックシンドロームに起因する腎疾患の予防と機能性食品
1） 腎障害と機能性食品の摂取

糖尿病や高血圧が腎疾患の重大な危険因子であることは広く知られており，最近，肥満自体も腎症の発症リスクを高めることが示された．腎疾患の発症を抑えるためにはメタボリックシンドロームの治療と食生活の改善が必要であると考えられ，血糖コントロール，血圧コントロール，肥満の改善は特に重要である．したがって，これらの改善に有効な機能性食品は腎疾患の予防にもつながると考えられる．

しかしながら，ひとたび腎機能が悪化すると，食品成分やサプリメントが，思わぬ合併症を生じたり，腎機能をさらに悪化させる原因になることがある．なぜなら，腎機能が悪化した患者では，摂取した食品成分やサプリメントの一部が排泄されずに体内に長く貯留しやすくなるためである．健常者にとっては適量であっても腎不全患者では過剰症を起こすことがあるのである．例えば，カリウムは生体にとって不可欠な元素で体内に一定の濃度で存在することが必要であり，通常は腎臓が尿中への排泄量を調節して血中濃度を一定に保っている．仮に必要量以上が体内に入ったとしても速やかに尿中へ排泄されるので，一般に高カリウム血症になることはない．しかし，腎機能が低下した患者では尿中へのカリウム排泄が減少するため高カリウム血症がしばしば見られ，重度の高カリウム血症になれば不整脈を生じて突然死を起こすこともある．このような患者では，野菜や果物，いもなどを控えてカリウム摂取量を減らさなければならない．また，タンパク質の過剰摂取は腎機能の低下を加速させるため，腎疾患患者では高タンパク食品の摂取が制限される．このように，腎不全患者では食品摂取に関して様々な制限があり，一部の食品やサプリメントを過剰に摂取することは危険である．腎不全患者に機能性食品やサプリメントを投与する際には，それらの代謝経路を考慮して，腎で排泄されるものは摂取を禁じたり投与量を減らすことが必要となる．

一方，腎不全が進行すると尿毒症により食欲が低下して摂食量が減少するため，一部の栄養素が不足しやすくなる．保存期腎不全患者にタンパク質制限を行うとカルシウム摂取量も減少するし，カリウム制限をすると水溶性ビ

タミンの摂取も減少するという問題が起こる．また，透析患者では必要な栄養素も透析によって喪失するため，不足する栄養素はサプリメントなどを用いて補わなければならない．さらに，貧血や便秘，酸化ストレス亢進など腎不全患者でしばしば見られる症状や病態に対して有益な機能を持つ食品やサプリメントなどは，個々の患者の病態や他の薬との相互作用などを十分に考慮しながら，積極的に摂取した方が良いと考えられる場合もある．

2）腎疾患と食品機能性

(1) ビタミン

腎不全患者では食欲の低下や管理不良の低タンパク食療法により摂食量が減少しやすいうえに，カリウム制限など一部の栄養素の制限が行われることから，さまざまな栄養素が不足する危険がある．最も不足が懸念されるビタミンはビタミンB群であり，特に血清ビタミンB_6および葉酸が低下しやすく，これらが欠乏すると高ホモシステイン血症[17,18]が生ずる．高ホモシステイン血症は腎不全患者でしばしばみられ，多くの臨床試験で心疾患と強く関連することが示されている．ビタミンB_6，葉酸，ビタミンB_{12}の投与により高ホモシステイン血症をある程度是正することが可能である．

慢性腎不全患者ではカリウム制限を行うことが多く，野菜・果物の摂取量が減るので，ビタミンC摂取量が不足しやすい．また，ビタミンCの排泄を促進する利尿剤の使用や透析による除去もビタミンC不足の原因となる．透析患者では，血液の透析膜との接触，透析液中のエンドトキシン，炎症反応の増加などにより酸化ストレスが亢進し，動脈硬化性疾患の発症を促進していると考えられるので，強い抗酸化作用を持つビタミンCの補給は重要である[19]．しかし，腎不全では腎機能の低下によりビタミンCの代謝産物であるシュウ酸の蓄積を生じる可能性があり，その投与には慎重でなければならない．腎不全患者のビタミンC推奨摂取量は60 mg/日であり，これを大幅に上回る量を摂取すべきではないと考えられる．

(2) 食物繊維

食物繊維は腎不全患者でしばしばみられる高トリグリセリド血症や便秘に対し有用であり，脂質代謝障害を改善し得ると考えられる．また，保存期腎不全患者が低タンパク食療法を行う際に十分量の食物繊維を摂取すること

で，同時に摂取したタンパク質の便中への排泄を促し，低タンパク食事療法をより効果的に行える可能性がある．Younes らは，保存期腎不全患者に1日35gの食物繊維を食物繊維混合パンまたはパウダーとして摂取させた結果，5週間後に便中への窒素排泄が増加し，血中尿素窒素が低下したと報告した[20]．

カリウムや水分の制限のない軽度の腎症の患者では，野菜やいも類から食物繊維を摂取できるが，食事制限がある場合はカリウム，リン，タンパク質が少なく食物繊維を多く含む補助食品が有用である．

(3) L-カルニチン

脂肪酸は糖質とともに骨格筋や心筋，内臓の主要なエネルギー源であるが，β酸化を受けてエネルギーを産生するためには，脂肪酸の輸送担体であるL-カルニチンによってミトコンドリア内に運ばれなければならない．L-カルニチンは生体内において肝臓および腎臓でメチオニンとリジンより合成されるが，20歳頃をピークに合成量は減少する．加齢にともなうL-カルニチンの減少は，中年以降の体脂肪蓄積の一因になると考えられる．L-カルニチンは水溶性であり透析により除去されるので，一般に血液透析患者の血中遊離カルニチン濃度は健常者と比べて低い．血液透析患者ではL-カルニチン投与によりエリスロポエチン (EPO) 感受性が高まり，赤血球の寿命が延長し貧血が改善したという報告もある[21]．L-カルニチンは脂質代謝異常，EPO抵抗性の貧血，透析中の低血圧を呈する症例で有効である可能性があり，腎不全用のサプリメントとして既に製品化されている．

(4) α-リポ酸

α-リポ酸は腎臓と肝臓に特に多く存在する強力な抗酸化物質であり，活性酸素が関連する様々な疾病を抑制し得ると考えられる．α-リポ酸と腎との関連についてラットを用いて糖尿病腎症の発症・進展に関して調べた報告がいくつかあり，α-リポ酸の投与により血中過酸化脂質の減少，アルブミン尿の改善，糸球体硬化の抑制，血糖低下などが観察されている[22,23]．ヒトを対象とした研究では，早朝尿中の微量アルブミン200 mg/L以下の早期腎症の糖尿病患者35名に600 mg/日のα-リポ酸を18か月間投与したところ，血糖の改善はみられなかったが，血管内皮細胞の障害マーカーであるト

ロンボモジュリンが有意に減少し,尿中微量アルブミンが改善傾向を示した[24].この結果は,血糖コントロールが不十分な症例においてもα-リポ酸の長期投与により初期腎症の進展を抑制し得ることを示唆するものである.さらに,レニンとアンジオテンシノーゲンを発現させたトランスジェニックラットを用いた検討では,α-リポ酸はアンジオテンシンIIが誘発する腎内の異常な炎症反応と細胞増殖を抑え,腎機能の低下を抑制した[25].α-リポ酸は糖尿病性腎症のみならず,レニン-アンジオテンシン系の亢進によって発症・進展する腎症も抑制する可能性があると考えられる.

α-リポ酸は一部の腎疾患の進展を抑制するという報告がある一方で,α-リポ酸の投与は過酸化物質の産生を増加させ腎機能低下を招いたという報告もある[26].また,α-リポ酸の代謝は比較的遅く,腎疾患者では尿中への排泄障害により,摂取しすぎれば過剰症が発生する可能性がある.今後,服用量や副作用などについて更なる検討が必要である.

(5) エイコサペンタエン酸(EPA)

EPAは抗血栓作用を有し,動脈硬化を予防することが知られているが,慢性腎不全患者,末期腎不全患者ともに血中EPAは減少している[27].末期腎不全患者は動脈硬化を合併しやすいため,その治療の目的でEPAを処方されている場合も少なくない.しかしながら,抗血栓作用を持つEPAを多量に摂取すると出血のリスクが高まり,またEPAは降圧作用も有するので他の降圧剤との併用は低血圧を招く恐れもある.魚油加工品やEPAサプリメントを使用する際には,主治医と必要性や他の薬剤との相互作用についてよく相談する必要がある.

(6) プロバイオティクス

腎不全患者は,カリウム制限や水分制限,薬剤の影響,運動量の低下など様々な理由で便秘になりやすく,腸内細菌叢の異常がみられる[28].血液透析患者では,しばしばビタミンB群の不足がみられ高ホモシステイン血症に関与するが,透析患者のビタミンB群の不足は,単に食事量の減少による摂取不足のみならず,乳酸菌などの腸内細菌からの供給が減っているためと考えられる.Niwaらは,胃で溶けず腸で溶ける酸不溶性カプセルに封入したビフィズス菌を血液透析患者に投与したところ,3か月後には透析前血中

ホモシステインが有意に低下したと報告した[29]．これは腸内細菌叢の正常化により腸内細菌によるビタミンB群の合成が増加し，宿主へ供給されたためと考えられる．したがって，ビフィズス菌などを用いたプロバイオティクスは高ホモシステイン血症を改善して心疾患を予防する可能性がある．また，腸内悪玉細菌から産生されるインドールは腎機能低下の原因物質であるインドキシル硫酸の前駆体であるが[30]，ビフィズス菌投与による腸内細菌叢の是正によりインドール酢酸の血中濃度が低下することが示されている[31]．

乳酸菌などを摂取する場合，ヨーグルト類や乳酸飲料はリンやタンパク質，砂糖が多量に含まれるため腎不全患者が日常的に摂取することは好ましくなく，生菌が腸まで届くタイプのサプリメントを利用したほうが効果的であると考えられる．

参 考 文 献

1) J. Chen et al.: *Ann. Intern. Med.*, **3**, 167 (2004)
2) A. Chagnac et al.: *Am. J. Physiol. Renal. Physiol.*, **278**, F817 (2000)
3) F. Massiera et al.: *FASEB J.*, **15**, 2727 (2001)
4) A. Harte et al.: *Circulation*, **19**, 1954 (2005)
5) G. Wolf et al.: *Kidney Int.*, **56**, 860 (1999)
6) K. Sharma et al.: *Kidney Int.*, **51**, 1980 (1997)
7) R. Hirschberg and S. Adler: *Am. J. Kidney Dis.*, **31**, 901 (1998)
8) J.I. Kreisberg: *Proc. Natl. Acad. Sci. USA*, **79**, 4190 (1982)
9) P.S. Sharp, S. Rainbow and S. Mukherjee: *Diabet. Med.*, **20**, 575 (2003)
10) S. Miyata and V. Monnier: *J. Clin. Invest.*, **89**, 1102 (1992)
11) H. Vlassara, M. Brownlee and K.R. Manogue: *Science*, **240**, 1546 (1988)
12) H. Scheuer et al.: *Am. J. Physiol. Renal. Physiol.*, **278**, F63 (2000)
13) H.S. Lee and Y.S. Kim: *Kidney Int.*, **54**, 848 (1998)
14) A.B. Magil: *Mod. Pathol.*, **12**, 33 (1999)
15) X.Z. Ruan et al.: *Kidney Int.*, **56**, 440 (1999)
16) S.B. Joseph, A. Castrillo and B.A. Laffitte: *Nat. Med.*, **9**, 213 (2003)
17) R. Tremblay et al.: *Kidney Int.*, **58**, 851 (2000)
18) A. Yango et al.: *Kidney Int.*, **59**, 324 (2001)
19) F. Locatelli et al.: *Nephrol. Dial. Transplant.*, **18**, 1272 (2003)

20) H. Younes *et al.* : *J. Ren. Nutr.*, **16**, 67 (2006)
21) W.D. Labonia : *Am. J. Kidney Dis.*, **34**, 400 (1999)
22) M.F. Melhem *et al.* : *J. Am. Soc. Nephrol.*, **13**, 108 (2002)
23) I.G. Obrosova *et al.* : *Free Radic. Biol. Med.*, **15**, 186 (2003)
24) M. Morcos *et al.* : *Diabetes Res. Clin. Pract.*, **52**, 175 (2001)
25) E. Mervaala *et al.* : *Kidney Int.*, **64**, 501 (2003)
26) F. Bhatti *et al.* : *Kidney Int.*, **67**, 1371 (2005)
27) L.W. Peck, E.R. Monsen and S. Ahmad : *Am. J. Clin. Nutr.*, **64**, 210 (1996)
28) W.E. Mitch : *Am. J. Clin. Nutr.*, **31**, 1594 (1978)
29) K. Taki, F. Takayama and T. Niwa : *J. Ren. Nutr.*, **15**, 77 (2005)
30) T. Miyazaki *et al.* : *Kidney Int. Suppl.*, **63**, S211 (1997)
31) F. Takayama, K. Taki and T. Niwa : *Am. J. Kidney Dis.*, **41**, S142 (2003)

〔大川栄重・熊谷裕通〕

8.7 各種抗酸化物質

8.7.1 はじめに

メタボリック症候群は,個別の病態に対して薬による「治療」ではなく,予防が重要であり,内臓肥満の抑制が鍵となっている.メタボリック症候群における制御因子として食品,特定の食品因子の生理機能により予防的に制御することが期待されている.食品因子の中で特に「抗酸化物質」,「フリーラジカル捕捉因子」は,これまでに多くの研究が行われている.最近では,抗酸化物質について,単なる抗酸化作用,レドックス制御のみならず多彩な生理機能が明らかにされつつあり,「beyond antioxdant」作用に,メタボリック症候群の制御因子としての期待が高まっており,科学的エビデンスが蓄積されつつある.

8.7.2 酸化ストレスとフリーラジカル捕捉,抗酸化物質

分子または原子の最外殻電子軌道に不対電子を持つ不安定な化合物を総称してフリーラジカルと呼んでいる.また空気中の三重項酸素($^3O_2$)より活性の高い反応性に富む酸素種を活性酸素種(ROS)と呼び,通常還元分子種

8.7 各種抗酸化物質

であるスーパーオキシド（O_2^-），過酸化水素（H_2O_2），ヒドロキシラジカル（・OH），および一重項酸素（$^1O_2$）の4種を指している．この中で O_2^- と・OH はフリーラジカルである．なお，活性酸素は広義には脂肪酸との反応によって生じる脂質ペルオキシラジカル（LOO・）や，ミエロペルオキシダーゼの酵素反応により生じる次亜塩素酸（HOCl），一酸化窒素（NO）なども含まれる．生体においては酸素および活性酸素は，それ自身がフリーラジカルであるか，またはフリーラジカルの主な発生源であると考えることができる（表8.10）．

ヒトをはじめとする好気性生物は，その生命を維持し，生物として活動するためのエネルギーを作り出すため，空気中の $^3O_2$ を燃焼する．$^3O_2$ は細胞成分との反応性は低いが，副産物としてフリーラジカルが生じる．このフリーラジカルは，殺菌作用や代謝などに重要な役割を果たしているが，不必要なフリーラジカルは，体内でこれを無毒化するシステムが備わっている．例えば酵素系では，スーパーオキシドジスムターゼ，カタラーゼ，グルタチオンペルオキシダーゼなどがフリーラジカルの消去を行っている．また，生体内に存在する種々の抗酸化性物質も生体における防御機構として極めて重要である．ビタミンEは，生体内における過酸化連鎖反応を断ち切る上で最も重要であり，他にもビタミンCやグルタチオン，尿酸，カロテノイド，ビリルビンなどが生体内抗酸化性物質として大きな役割を果たしていると思われる（表8.11）．このように生体は，抗酸化的防御システムを張り巡らせているが，しかしながら何らかの理由による活性酸素，フリーラジカルの過剰な生成，あるいは防御システムの弱体化は，その生成と消去のバランスを

表 8.10 生体傷害に関連した主なフリーラジカル・活性酸素

ラジカル		非ラジカル	
HO・	ヒドロキシラジカル	$^1O_2$	一重項酸素
HO_2・	ヒドロペルオキシラジカル	H_2O_2	過酸化水素
LO_2・	ペルオキシラジカル	LOOH	脂質ヒドロペルオキシド
LO・	アルコキシラジカル	HOCl	次亜塩素酸
NO_2	二酸化窒素	O_3	オゾン
NO	一酸化窒素		
O_2^-	スーパーオキシド		

表 8.11 生体内における抗酸化的防御因子

抗酸化酵素
　スーパーオキシドジスムターゼ
　カタラーゼ
　グルタチオンペルオキシダーゼ
　チオレドキシン
非酵素タンパク質
　セルロプラスミン
　トランスフェリン
　メタロチオネイン
抗酸化性物質（ビタミン）
　ビタミンE
　ビタミンC
　カロテノイド
還元性物質
　グルタチオン
　コエンザイムQ
その他
　尿酸
　ビリルビン

崩すことになる．この状態が，酸化ストレスの状態であり，フリーラジカルは生体分子を攻撃し，各種疾患を誘発する．酸化ストレスとフリーラジカルの関与する疾患は，多岐にわたっていることが明らかにされ，その範囲は，ほとんどあらゆる臓器や器官に及んでいる（図8.26）．

フリーラジカルは，その反応性の高さから非特異的な反応をすることが多い．例えば，タンパク質や核酸と反応する場合，酵素の失活や，断片化，重合，DNA鎖の切断，塩基修飾などを引き起こす．脂質に対しては，特に細胞膜中の脂質の高度不飽和脂肪酸がフリーラジカルによる傷害を受けやすく，脂質過酸化連鎖反応を介して過酸化脂質を生成する．生体膜は，細胞や小器官を仕切る隔壁のみならず，酵素やレセプターなど多様な機能を集約した場であり，それゆえ，生体膜脂質の傷害は，膜構造の破壊のみならず，タンパク質酵素の

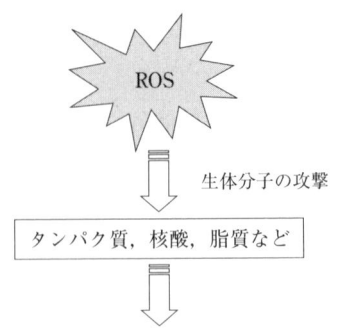

ROS
↓ 生体分子の攻撃
タンパク質，核酸，脂質など
↓
活性酸素，フリーラジカルが関与する主な疾患
動脈硬化症，脳梗塞，アルツハイマー病
心筋梗塞，がん，肝硬変，糖尿病，白内障など

図 8.26　活性酸素，フリーラジカルと関連疾患

作用や，受容体の機能も大きな傷害を被ることになる．

　ここ20年ほどの間に食品由来の抗酸化性物質については，多くの研究が行われ，これらが摂取された後に，生体内において生じるフリーラジカルを消去したり，脂質過酸化反応を抑制し，その結果，酸化ストレスに関わる疾患の予防が可能であることが明らかにされている．

8.7.3　炎症，酸化ストレスとメタボリック症候群

　すでに述べられているように，メタボリック症候群において，関連する種々の病態をコントロールしており，鍵となるのは肥満，特に内臓脂肪の蓄積である．したがって下流にある病態に対して個々に対応することよりも，上流にある内臓脂肪蓄積をコントロールすることでリスクを解消することが重要視されている．肥満（内臓脂肪蓄積）は，食生活をはじめとする生活習慣の改善による抑制はもちろんであるが，同時に脂肪細胞の機能の破綻とその制御がメタボリック症候群の進展と抑制に大きく関わっている．

　最近の研究成果から，肥満と脂肪組織における炎症の関係が明らかにされている．これまでに脂肪組織でのTNFαの発現の上昇とインスリン抵抗性がリンクすることは知られていた．2003年に肥満マウスの脂肪組織において，単球走化性因子として知られるケモカインであるmonocyte chemoattractant protein-1（MCP-1）のmRNAレベルが上昇すること，脂肪細胞においてもMCP-1はインスリン依存性のグルコースの取り込みを抑制し，インスリン抵抗性に関与するという可能性が示唆された[1]．その後，肥満マウスの脂肪組織へのマクロファージの浸潤と脂肪組織由来の炎症性サイトカインの発現が，このような炎症細胞に由来することが明らかにされた[2,3]（図8.27）．ごく最近になり，脂肪組織におけるマクロファージと脂肪細胞それぞれから互いに分泌，影響を与える因子と両細胞間のクロストークが解明されつつある[4]．また，脂肪組織でMCP-1を過剰発現させたマウスにおいて，インスリン感受性が低下することも報告されている[5,6]．

　すなわち，肥満＝脂肪組織の慢性炎症状態であり，これがアディポサイトカインの異常をきたし，その結果メタボリック症候群を引き起こす．したがって最上流の肥満（内臓脂肪蓄積）の抑制はもちろんであるが，肥満による

図 8.27 肥満と脂肪組織の炎症

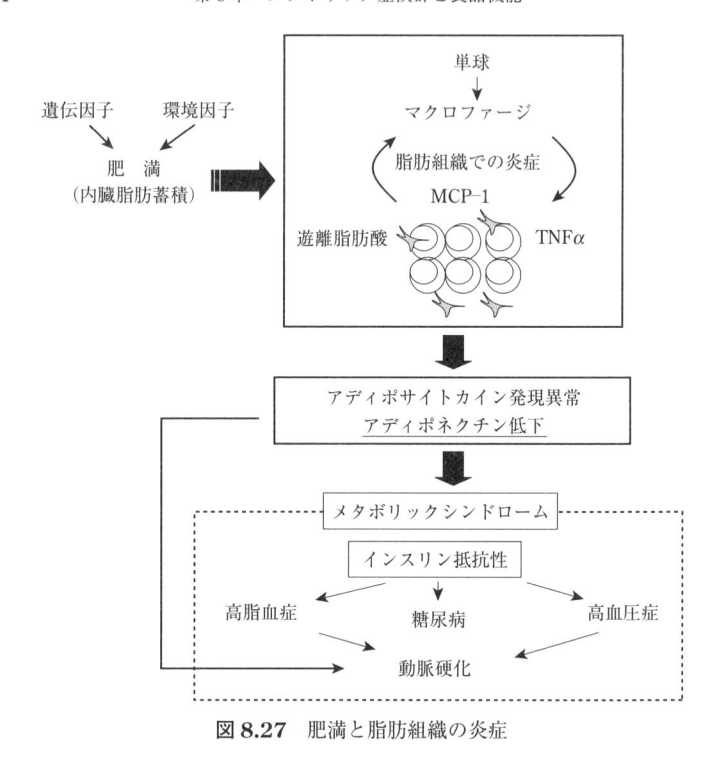

　脂肪組織の炎症，アディポサイトカインの発現・分泌異常の正常化は，脂肪細胞の機能を維持しメタボリック症候群を治療，予防する重要な標的の1つと考えられる．

　以上のような背景を踏まえると，抗酸化物質には抗炎症作用を有するものが数多くあることから，抗酸化物質が脂肪組織の炎症と機能の破綻を抑制する可能性が考えられ，このような観点からの抗酸化物質の研究の展開が期待される．

　一方，酸化ストレスとメタボリック症候群については，特にインスリン抵抗性との関連から種々の研究が行われている．すでに述べたようにTNFαはインスリン抵抗性に関与するが，この際にはミトコンドリアにおいてROSが生成し，このことがインスリンシグナルの阻害の要因であるとの報告がなされている[7]．アディポサイトカインへの影響については，酸化スト

レスの負荷はアディポネクチンなどのアディポサイトカイン異常を引き起こす[8,9]．2型糖尿病モデルマウスにおいては，脂肪組織特異的に酸化ストレスが認められる．この酸化ストレスの原因として，細胞膜タンパク質として活性酸素の生成に関与するNADPHオキシダーゼ（Nox）が関与し，Nox阻害剤の投与により活性酸素生成が抑制され，高血糖，高インスリン血症が有意に抑制されることが報告されている[8]．これらの結果は抗酸化物質がインスリン抵抗性の改善，予防に関与できる可能性を示している．またROSがインスリン抵抗性の誘因になっているとする報告もなされている[10]．一方，興味深いことに，インスリンシグナルのセカンドメッセンジャーとしてROSが働いており，インスリン刺激によるROSの生成はNoxを介するものであることも明らかになっている[11-13]．これらの結果は，インスリン抵抗性やメタボリック症候群に対してROS生成が二面性を持つことを示唆する（図8.28）．

今後はこれらの詳細なメカニズムの解明とともに食品由来の抗酸化物質について，予防面からどのような種類のものをどの程度摂取することが良いのかなどについて明らかにすることが課題となっている．

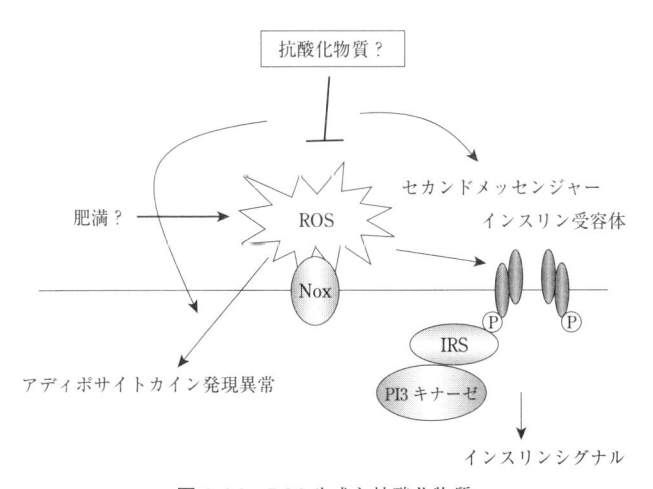

図8.28 ROS生成と抗酸化物質

8.7.4 食品由来の抗酸化物質とメタボリック症候群

これまでに食品由来の抗酸化物質として知られているものの多くは植物性食品に属し，油糧種子や穀類，豆類など幅広い食品素材に見出されている（表8.12）．これらの植物性食品に含まれる抗酸化物質として明らかにされているものの多くは，いわゆるポリフェノールである．ポリフェノールはフェノール性水酸基を2個以上持つ化合物の総称であるが，最近になりポリフェノールの生体内における酸化ストレス抑制機能以外にも種々の生理機能が報告されるようになっている．以前から，ある種のポリフェノールには脂質や糖質の吸収抑制効果が知られていたが，新たな生理機能の開発研究の観点から，メタボリック症候群の予防に関わる肥満抑制や糖尿病抑制機能を有するポリフェノールが報告されるようになった．

これまでに種々の食品由来の抗酸化物質やポリフェノールを含有する食品について，メタボリック症候群の予防に関与する研究がなされているが，ここでは3つの例を示す．

表8.12 食品素材中に存在する主な抗酸化物質群

トコフェロール類
フラボノイド（フラバノン，フラボン，アントシアニジン，フラバノール，フラボノール，カルコン）
没食子酸類縁体
ケイ皮酸類縁体
エラグ酸類縁体
タンニン類縁体
リグナン類縁体
フェノール性テルペノイド
β-ジケトン類
核酸塩基関連物質
アミノ酸，ペプチド
リン脂質関連物質
アスコルビン酸，レダクトン類
硫黄化合物
カロテノイド
メラノイジン
キノン，ヒドロキノン類
有機酸類

1) カテキン

茶カテキンは緑茶に含まれるカテキン類の総称であり，主なものとしてはカテキン，エピカテキン，ガロカテキン，エピガロカテキンおよびこれらにガロイル基が結合したものがある（図 8.29）．これらはいずれも抗酸化物質としてよく知られている．カテキン類は，緑茶の乾燥葉中に約 8～20％ほど含まれている．すでに茶カテキンを含む飲料が特定保健用食品として認可されているが，商品の許可表示は「この緑茶は茶カテキンを豊富に含んでいるので，体脂肪が気になる方に適しています」とされている．

茶カテキンの体脂肪蓄積抑制作用については，マウスを用いた研究で，高脂肪食（30％脂質）の 11 か月間の摂取により誘導される食餌性肥満に対して，高脂肪食への 0.2～0.5％の茶カテキンの添加は有意な抑制効果を示した[14]．この抗肥満効果の機構としては，肝臓の β 酸化関連酵素の遺伝子発現や β 酸化活性の有意な上昇によることが示唆されている．

ヒトにおける体脂肪蓄積抑制作用についての立証は，軽度肥満の男女 80

	R_1	R_2
(−)-エピガロカテキン	OH	H
(−)-エピガロカテキン-3-ガレート	OH	G
(−)-エピカテキン	H	H
(−)-エピカテキン-3-ガレート	H	G

ガロイル基（G）

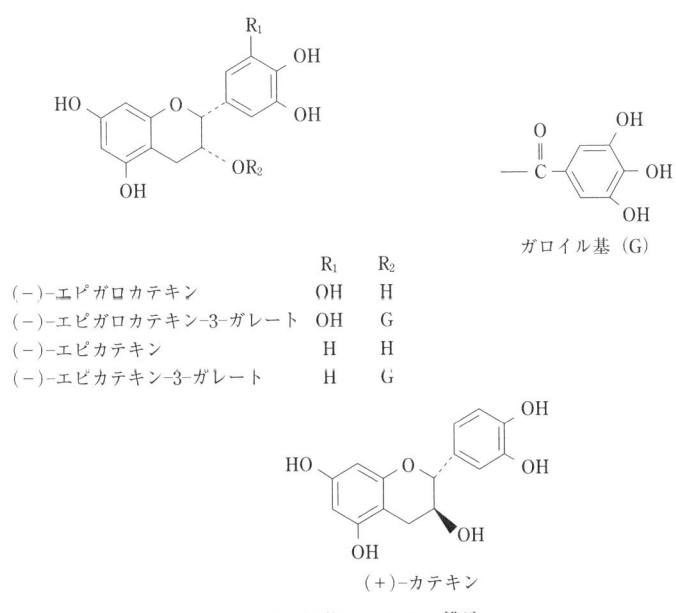

(＋)-カテキン

図 8.29　緑茶カテキンの構造

名（平均 BMI：男性 26.5，女性 25.9）に対して，340 mL 当たり 588 mg の茶カテキンを含む緑茶様飲料あるいは 128 mg の茶カテキンを含む緑茶様飲料を 12 週間摂取（1 本／日）した実験が行われている．その結果，588 mg の茶カテキンを含む緑茶様飲料を摂取したグループで体重，BMI，総脂肪量，内臓脂肪量の有意な低下を認めている[14]．

2) アントシアニン

アントシアニンは広義のフラボノイドに属する代表的な植物色素の1つである．ブドウやリンゴ，イチゴ，ブルーベリーなどの果実，ナス，シソ，マメ種子の美しい赤色や紫色はアントシアニンによるものである．また花の色も，その多くはアントシアニンを含んでいる．

アントシアニンは，一般には植物中では糖と結合した形（配糖体）として存在し，色素本体である糖以外の部分（アグリコン）は，アントシアニジンと呼ばれる．アントシアニジンは，B環の置換基，結合糖の種類と数，アシル基の有無により多くの種類がある（図 8.30）．アントシアニンの構造は，強酸性では，フラビリウム型といわれる構造をとり，赤色を呈し，比較的安定であるが，弱酸性，中性領域では，水分子と反応して無色のプソイド塩基に変換し，不安定である．

生理機能成分としてのアントシアニンの研究は，他のフラボノイドと比較すると後発である．その理由は，構造的に不安定で実験的に扱いにくい化合物であること，不安定な構造のアントシアニンなど摂取しても，吸収されない，生理機能など発現しない，という誤解が存在していたためである．しかしながらアントシアニンは，これまでの研究の結果，抗酸化物質として酸化ストレスの抑制など種々の生理作用を有することが明らかになっている．

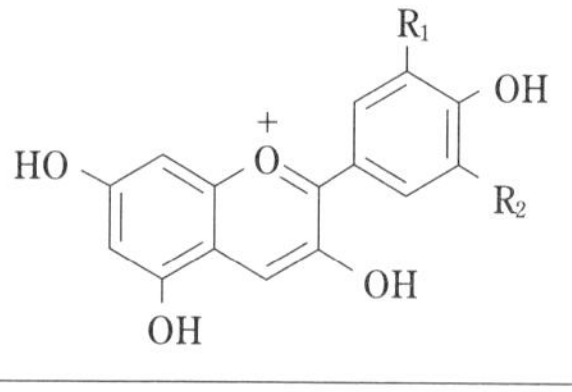

R_1	R_2	アントシアニジン
H	H	ペラルゴニジン
OH	H	シアニジン
OCH_3	H	ペオニジン
OH	OH	デルフィニジン
OCH_3	OH	ペチュニジン
OCH_3	OCH_3	マルビジン

図 8.30 天然に存在する代表的なアントシアニジン

これまでの結果から，アントシア

ニン類もメタボリック症候群予防へアプローチできるのではないかと期待された. そこで C3G（シアニジン 3-O-β-D-グルコシド）を多量に含む試料を用いて, 高脂肪食負荷のマウスに対する色素の効果を検討した[15]. 主脂肪源として 30 ％のラードを添加した高脂肪食摂取群では, 飼育開始 5 週間目で体重が有意に上昇し, 4 つの群の中で最大となり, 12 週間後では, 40 g 近い値を示した. これに対し高脂肪食＋アントシアニン群は高脂肪食摂取時の体重増加を顕著に抑制した. なお摂餌量は, アントシアニンによる減少は認められなかった. 各種脂肪組織重量（皮下脂肪, 副睾丸脂肪, 腸間膜脂肪, 後腹膜脂肪, 褐色脂肪）も高脂肪食群で有意に高い値を示すが, アントシアニン摂取によりその上昇は顕著に抑制され, コントロール群と同レベルを維持していた. 副睾丸脂肪組織について組織学的な検討を行ったところ, 高脂肪食で明らかに脂肪細胞の肥大化が観察されるが, 高脂肪食＋アントシアニン群では肥大はほぼ完全に正常化されていた.

　血清グルコース, インスリンも, 高脂肪食により有意な上昇を示すが, アントシアニンの摂取はこれらを正常レベルに維持する.

　このような結果を踏まえて, さらに動物個体での体脂肪蓄積の抑制機構や脂肪細胞機能の制御の面から, DNA マイクロアレイを活用した細胞レベルでの検討を行った結果, 脂肪合成酵素の低下やアディポネクチンなどの発現上昇が明らかにされている[16-18].

3）糖尿病, 血糖低下作用に関与する抗酸化物質

　これまでに血糖低下作用を有する特定保健用食品は, すべて糖の消化, 吸収の阻害によるもののみであり, 特定の分子を標的とした食品因子を含む特定保健用食品は今のところ表示許可されていない.

　食品中のデンプンなどの糖質は, アミラーゼによる作用を受けてマルトース単位まで分解された後, 小腸上皮で α-グルコシダーゼによりグルコースに分解される. スクロースの場合はそのまま分解されることなく小腸上皮に達しスクラーゼによりグルコースとフルクトースに分解される. したがって食後の高血糖を抑制・遅延するには, これらの酵素活性の阻害あるいはグルコースの腸管吸収の阻害が有効になる. これによりインスリンの分泌, 作用不足がある場合でも食後血糖値が過剰に上昇しないように働く.

小腸上皮のα-グルコシダーゼを阻害する食品因子としては，ポリフェノールを含むと考えられる豆鼓(トーチー)エキス，ハイビスカス茶，バナバ葉などが明らかにされている．なお現在のところ研究段階ではあるが，マルターゼに対して特異的な阻害作用を示す食品成分としてアシル化アントシアニンが見出されており，食品素材としてアシル化アントシアニンを豊富に含む紫甘藷（むらさきいも）の塊根の利用が注目されている．なお，アシル化アントシアニンの活性発現部位にはアグリコン部分は関与せず，アシル化部位に活性体（6-O-caffeoylsophorose）が存在することが重要であることが明らかにされている[19,20]．

　緑茶のカテキン類では，カテキン，エピカテキンには弱いα-グルコシダーゼ阻害活性しか認められないが，エピカテキンガレート，エピガロカテキンガレートは，両化合物ともほぼ同等の強い阻害活性を示し，紅茶に含まれるテアフラビンにも阻害活性が見出されており，その構造と活性との相関に関する研究が行われている[21]．

8.7.5　お わ り に

　元来は抗酸化性物質として明らかにされた食品因子であるが，新たな機能開発という考えから研究が進み，メタボリック症候群予防に関わる機能研究の科学的エビデエンスが蓄積しつつある．同時に最近の脂肪細胞に関わる生化学，分子生物学の進歩からメタボリック症候群の科学における新知見や標的分子が次々に明らかにされている．今後はこれらの知見を元にして，例えば脂肪組織の炎症，酸化ストレスとメタボリック症候群との関連を標的とした抗酸化物質研究の展開が期待されている．

参 考 文 献

1)　P. Sartipy and D. J. Loskutoff : *Proc. Natl. Acad. Sci. USA*, **100**, 7265 (2003)
2)　S.P. Weisberg *et al.* : *J. Clin. Invest.*, **112**, 1796 (2003)
3)　H. Xu *et al.* : *J. Clin. Invest.*, **112**, 1821 (2003)
4)　T. Suganami, J. Nishida and Y. Ogawa : *Arterioscler. Thromb. Vasc. Biol.*, **25**, 2062 (2005)
5)　N. Kamei *et al.* : *J. Biol. Chem.*, **281**, 26602 (2006)

6) H. Kanda *et al.* : *J. Clin. Invest.*, **116**, 1494（2006）
7) K. Imoto *et al.* : *Diabetes*, **55**, 1197（2006）
8) S. Furukawa *et al.* : *J. Clin. Invest.*, **114**, 1752（2004）
9) M. Kamigaki *et al.* : *Biochem. Biophys. Res. Commun.*, **339**, 624（2006）
10) N. Houstis, E.D. Rosen and E.S. Lander : *Nature*, **440**, 944（2006）
11) K. Mahadev *et al.* : *J. Biol. Chem.*, **276**, 48662（2001）
12) K. Mahadev *et al.* : *Mol. Cell Biol.*, **24**, 1844（2004）
13) X. Wu *et al.* : *Antioxid. Redox. Signal*, **7**, 526（2005）
14) 村瀬孝利，時光一郎：ジャパンフードサイエンス，**42**，59（2003）
15) T. Tsuda *et al.* : *J. Nutr.*, **133**, 2125（2003）
16) T. Tsuda *et al.* : *Biochem. Biophys. Res. Commun.*, **316**, 149（2004）
17) T. Tsuda *et al.* : *Biochim. Biophys. Acta*, **1733**, 137（2005）
18) T. Tsuda *et al.* : *Biochem. Pharmacol.*, **71**, 1184（2006）
19) T. Matsui *et al.* : *J. Agric. Food Chem.*, **49**, 1952（2001）
20) T. Matsui *et al.* : *Biosci. Biotechnol. Biochem.*, **68**, 332（2004）
21) M. Honda and Y. Hara : *Biosci. Biotechnol. Biochem.*, **57**, 123（1993）

〔津田孝範〕

第9章 メタボリック症候群と魚由来の機能性物質

9.1 はじめに

メタボリック症候群（内臓脂肪症候群）とは，皮下脂肪よりも内臓脂肪が多くなり，同時に，血液中のトリグリセリド（トリアシルグリセロール，TG）が高かったり，HDL-コレステロールが低いだけでなく，血圧や血糖値が高いという危険因子が2項目以上加わり，動脈硬化症，脳梗塞，狭心症，心筋梗塞などの心血管系疾患を起こしやすくなっている状態のことである．上記の内臓脂肪も危険因子も，ともに食生活との関係が深いものである．日本型食生活の特徴となっている魚介類には，多くの機能性物質が含まれているが，現在のところ，内臓脂肪に関係がある体重やウエストサイズに影響するものは少ない．しかし，血漿脂質，血圧，血糖の低減効果を持つものがあることはよく知られている．

本章では，魚由来の機能性物質のうち，特に，メタボリック症候群の危険因子との関係が研究されているタンパク質・ペプチド，タウリン，DHA・EPA含有脂質について述べる．なお，これらの成分の基礎的な知識や種々の機能性については成書[1]もあるので，ここでは割愛する．

9.2 タンパク質・ペプチド

魚肉タンパク質やそれから得られたペプチドの機能性に関する研究がわずかながら行われている．従来から，魚介類は日本人のタンパク質源として利用されており，その大部分は構成単位であるアミノ酸にまで分解されて吸収され，種々の臓器におけるタンパク質合成の素材となる．このことから，タ

ンパク質やペプチドを摂取した場合の生理作用については，その解明が難しいとされている．しかし，主として動物実験により，タンパク質やペプチドの血漿脂質，血圧，血糖に及ぼす影響が検討されている．

9.2.1 タンパク質

マイワシ筋肉タンパク質を配合した飼料で，ラットを14日間飼育した実験では，対照としたカゼイン食群で肝臓中のTGが上昇したが，マイワシ筋肉タンパク質食群では，その上昇は認められていない[2]．また，ウサギを使った実験では，タラ筋肉タンパク質の摂取により，血清HDL-コレステロール値が上昇し，超低密度リポタンパク質（VLDL）のTG濃度が低下したことが確かめられている[3]．このとき，血漿リポタンパク質リパーゼ活性の上昇が認められている．さらに，アラスカのタラ筋肉から調製したタンパク質を20％含む飼料を20日間摂取したラットでは，カゼイン食を摂取したものに比べて，血漿TG濃度が有意に低下するとされている[4]．また，高血圧自然発症ラット（SHR）を用いた実験では，魚肉タンパク質を20％含む飼料を2か月間摂取させたところ，血漿中のTG濃度の低下が認められ，さらに，ストレプトゾトシンを使って実験的糖尿病にしたSHRでは，魚肉タンパク質の摂取により血漿および肝臓中のTG濃度が，それぞれ41％および66％低下したことが明らかにされている[5]．

魚肉タンパク質のヒト介入試験の報告は非常に少ないが，脂肪が少ない白身魚を閉経後の女性が摂取した場合，HDL-コレステロールの増加が認められ，閉経前の女性ではVLDLのTGの減少が報告されている[3]．

筋肉タンパク質の血圧に及ぼす影響についても報告例は少ない．魚肉タンパク質を20％含む飼料をSHRに2か月間与えたところ，血圧が−9％となったが血糖には影響がなかったこと，このとき血漿アルドステロンが−62％，アンジオテンシンⅡが−64％であったことが報告されており，魚肉タンパク質は抗高血圧作用をもつ可能性が指摘されている[6]．

以上のように，魚肉タンパク質ではメタボリック症候群の予防・改善効果は高くないが，ある程度の有効性が期待されており，今後，詳細な研究が望まれる．

9.2.2 ペプチド

　魚肉タンパク質由来のペプチド摂取による血漿脂質の変動に関する報告はほとんどない．唯一，魚肉タンパク質加水分解物を Wister ラットおよび遺伝的に肥満を生ずる Zucker ラットに与えたとき，HDL－コレステロール／総コレステロールの比が上昇することが報告されている[7]．

　ペプチドの場合，血漿脂質に及ぼす影響よりも血圧に及ぼす影響についての検討が多く行われている．魚肉タンパク質から得られる血圧上昇抑制性ペプチドの構造がアンジオテンシン変換酵素（ACE）阻害活性を指標にして明らかにされている．その例として，キハダマグロ背肉からグリセルアルデヒド 3－リン酸デヒドロゲナーゼにより生成したオクタペプチド Pro－Thr－His－Ile－Lys－Trp－Gly－Asp があげられる[8]．また，キハダマグロ血合肉から得られたペプチドのアミノ酸配列を調べたところ，Val－Trp－Ile－Gly，Ile－Phe－Gly，Leu－Thr－Phe，Ile－Phe の 4 種が確認され，Ile－Phe が一番強い阻害活性を示すことが明らかにされている[9]．イワシの背肉からも Leu－Lys－Val－Gly－Gly－Lys－Gln－Tyr，His－Gln－Ala－Ala－Gly－Trp，Tyr－Lys－Ser－Phe－Ile－Lys－Gln－Tyr－Pro－Val－Met の 3 種の構造が報告されている[9]．近年では，かつお節のオリゴペプチド Leu－Lys－Pro－Asn－Met にも，ACE 阻害活性が認められ，これを分解したペプチドにはその 8 倍もの活性があり，SHR の実験では摂取後血圧が最大に低下するまでの時間も 3 倍早いことが認められている[10]．

　また，イワシ筋肉を酵素分解して得られたバリルチロシン（Val－Tyr）を用いたヒト介入試験が行われている．これは，29 名の日本人ボランティアによるもので，プラセボ群を設定し，二重盲検法により検討したものである[11]．ここでは，試験群のボランティアには 3 mg のバリルチロシンを含む 100 mL の飲料が毎日 2 本，4 週間与えられている．その結果，1 週間後には，収縮期血圧が 9.7 mmHg，拡張期血圧が 5.3 mmHg 低下し，4 週間後も同様の状態にあったことが報告されている．また，このとき，血漿中では，アンジオテンシン I とバリルチロシンが上昇し，アンジオテンシン II とアルドステロンが低下したことから，ACE 阻害によるものと考えられている．なお，バリルチロシンには副作用がないことも確かめられている．その後

も，63名のボランティアによる上記と同様の試験が行われている[12]．そこでは，0.4 mgのバリルチロシンを含む野菜ジュースを毎日13週間与えられた群で，1週間目に収縮期血圧が 142.0 ± 10.3 から 134.4 ± 11.1 mmHg に低下し，13週目には，拡張期血圧も 88.8 ± 7.9 から 83.5 ± 8.6 mmHg に低下したことが報告されている．しかし，正常血圧のボランティアでは，血圧の低下は認められず，すべてのボランティアにおいて，副作用も認められないことが明らかにされている．その後，バリルチロシンを含む特定保健用食品が開発され市販されている．

魚由来のペプチドとしては，その筋肉からのものが主であるが，最近ではサメの肝臓から得られたペプチド（S-8300）の血糖低下効果が検討されている．ストレプトゾトシン処理（実験的糖尿病）マウスにS-8300を3または10 mg/kg の投与量で与えると，血糖値，糖化ヘモグロビン（$HbA1_c$），TG濃度が減少し，肝臓のグリコーゲンが増加することが認められ，ランゲルハンス島の β 細胞の障害の程度が改善される[13]．また，S-8300の効果は経口血糖降下薬グリベンクラミド 5 mg/kg と同程度に強力であることが示されている[13]．さらに，アロキサン処理（実験的糖尿病）マウスに1, 3または10 mg/kg の S-8300 を投与すると，上記と同様に，血糖，$HbA1_c$，TG 濃度が減少し，β 細胞の障害の程度が改善することが報告されている[14]．ここでは，S-8300の効果はインスリン 6 U/kg に相当するとしている．

9.3 タウリン

タウリンの機能性については多くの研究がある．ここでは，メタボリック症候群の危険因子とタウリン摂取との関係を中心に述べる．

タウリンの血漿脂質に及ぼす影響としては，古くからコレステロールについて研究されてきており，高コレステロール血症のマウス，ラット，ハムスター，ヒトに対して，タウリンは血漿および肝臓でのコレステロール低下作用が認められている．さらに，タウリンは，HDL-コレステロールを増加させる効果があることも明らかにされている．また，タウリンは，コレステロール以外の脂質の代謝にも影響を与えるとの報告がある．特に，タウリンは

ラットやヒトでの脂肪肝の発症を抑制することが示されている．これは，肝臓 TG 合成において重要な酵素であるジアシルグリセロール：アシル-CoA 変換酵素活性が阻害された結果であると推定されている[15]．また，プラセボ群 15 名とタウリン投与群 15 名の肥満学生による二重盲検法を用いたヒト介入試験では，1 日当たり 3 g のタウリンを 7 週間摂取したとき，体重の減少と血清 TG 濃度の減少が認められている[16]．しかし，タウリンは血漿 TG 濃度には影響を及ぼさないという報告もあり，タウリンの TG 代謝への影響は未だ十分明らかにされていないのが現状である．

タウリンの血圧に及ぼす影響についての研究報告は多くはないが，ラットおよびヒトを用いた例が示されている．SHR，デオキシコルチコステロン塩による高血圧ラット，Dahl 食塩高感受性高血圧ラット，腎血管性高血圧ラット，高インスリン血症ラット，エタノール処理ラット，フルクトース処理ラットでタウリン摂取は血圧の上昇を抑制する効果がある[17, 18]．また，本態性高血圧の人が 1 日当たり 6 g のタウリン摂取をした場合，7 日以内に血圧が下がることが報告されている[17]．

タウリン摂取と血糖との関係も十分なデータが得られていないのが現状である．1 型糖尿病ラットを用いた実験では，タウリンの摂取により，肝臓でのグリコーゲン合成が促進され，血糖値を下げる効果が認められている．また，最近では，2 型糖尿病モデルである OLETF ラットを用いたタウリンの摂取実験が行われ，高血糖やインスリン抵抗性の改善，筋肉中のグリコーゲン含量の増加が認められている[19]．さらに，ブドウ糖摂取により高血糖にしたモルモットにタウリンを摂取させると，C ペプチドの増加により血糖値が下がることが示されている[20]．しかし，このような作用はヒトでは明らかにされていない．

ヒトを用いた研究では，正常な人と糖尿病の人を比べた場合，糖尿病の人では，血漿および血小板のタウリン量が少ないことが知られている．また，血漿中のタウリン濃度と HbA1c 量との間には負の相関があることが認められている．これらのことから，タウリンの強化により血漿タウリン濃度を上昇させることは，糖尿病の進行を遅らせる可能性があると考えられており，合併症の 1 つである心血管系疾患の予防にも有効と思われる．

9.4 DHA・EPA 含有脂質（魚油）

DHA や EPA を豊富に含む魚油の摂取と血漿脂質，血圧，血糖との関係を研究した報告は多い．特に，これらの項目に関する動物実験は多く，疫学調査やヒト介入試験も行われている．最近では，魚油はメタボリック症候群の予防に役立つものとして期待されている．

魚油と血漿脂質，特に TG や HDL-コレステロールについては，魚油の摂取による TG の低下，HDL-コレステロールの上昇または VLDL や LDL-コレステロールに対する HDL-コレステロールの割合の増加が報告されている．筆者ら，マウスを用いて 90％以上の純度の DHA および EPA エチルエステルの摂取実験を行った結果，血漿中の TG の低下のほか，総コレステロールやリン脂質濃度の低下を認めている[21]．魚食や魚油の摂取とヒト血漿中の TG や HDL-コレステロール濃度との関係についても，多くの疫学研究の結果が報告されている．近年行われた南インド沿岸での調査によると，魚を食べる人は食べない人に比べ，血清 TG が低いだけでなく，血清コレステロール濃度も低いことが示されている[22]．また，他の調査でも，魚を食べる人では，食べない人に比べ，血清の LDL-コレステロール／HDL-コレステロール比や総コレステロール／HDL-コレステロール比が有意に低く，血清 HDL-コレステロール濃度は有意に高いことが明らかにされている[23]．グリーンランドのイヌイットの調査でも，海産物の摂取は，血清 HDL と正の相関があり，VLDL や TG と負の相関があることが示され[24]，ヌナビックのイヌイットの場合も，血漿リン脂質中の $n-3$ 高度不飽和脂肪酸（$n-3$ HUFA）は HDL-コレステロールと正の，TG や総コレステロール／HDL-コレステロール比とは負の相関があることが認められている[25]．また，毎日 60 g の魚を食べているクリー族の疫学調査でも，血漿 $n-3$ HUFA と HDL との間には正の相関があり，EPA および DHA+EPA 濃度と TG との間には負の相関が示されている[26]．さらに，中高年の調査結果では，EPA および EPA/AA（アラキドン酸）比と総コレステロール／HDL-コレステロール比との間に負の相関が報告されている[26]．日本在住とハワイ在住の日本人の最近の疫学調査によると，男性では，日本在住の人は $n-3$ HUFA を 1.32 g/日，

ハワイ在住の人は 0.47 g/日で，日本在住の人の方が $n-3$ HUFA の摂取量が多く，血清 HDL-コレステロールが高いことが認められている[27]．さらに，$n-3$ HUFA の摂取は HDL-コレステロールと正の相関があり，$n-3$ HUFA の摂取が 1 % kcal 上昇すると，HDL-コレステロールは 4.6 mg/dL 上昇するとされている[27]．しかし，女性の場合には，このような相関が認められていない．また，アラスカのイヌイットでの調査でも $n-3$ HUFA の摂取量と HDL-コレステロールとの間に正の相関が，TG 濃度との間に負の相関が報告されている[28]．

魚油を用いたヒト介入試験でも，血漿 TG と HDL-コレステロール濃度について多くの報告がある．高リポ蛋白血症の患者に，1 日当たり DHA 2.2 g, EPA 3.2 g を含む魚油を 6 週間投与したところ，血漿 TG 濃度の低下および HDL-コレステロールの上昇が認められている[29]．また，高脂血症患者に $n-3$ HUFA として 1.25〜5 g を 6 か月間投与した場合も，血漿 TG 濃度の減少が見られている[30]．さらに，動脈硬化・血栓性疾患患者に，EPA エチルエステルを 1 日当たり 1.8 または 2.7 g の投与量で，16 週間与えた場合にも，血清中の TG や総コレステロールの低下が報告されている[31]．また，365 名のボランティアに 1 日当たり EPA 3.6 g を 1 年間与え，2 年目からは 1.8 g 与え，7 年間にわたる観察を行ったところ，1〜3 か月後には血清 TG 濃度の低下と HDL-コレステロールの上昇が見られ，その状態が 7 年目まで持続すること，また，血清 TG の低下は，高 TG レベルの人の方が著しいことが明らかにされている（図 9.1）[32]．さらに，高 TG 血症の冠動脈疾患患者に魚油濃縮物を 1 日 4 g, 6 か月間与えたところ，血清 TG 濃度が有意に低下することや，急性心筋梗塞後の患者が毎日 4 g の $n-3$ HUFA を摂取した場合，血清 TG が低下し，HDL コレステロールが上昇することが認められている[33,34]．

魚油や DHA・EPA 摂取と血圧との関係についても比較的多くの報告がある．DHA を強化したヒマワリ油でラットを 8 週間飼育したところ，収縮期血圧が低下することが認められている[35]．また，SHR を DHA 4.94 g/kg, EPA 6.39 g/kg 含む飼料で 10 週間飼育した場合にも血圧の低下が見られている[36]．デオキシコルチコステロンアセテート（DOCA）の投与と食塩の大

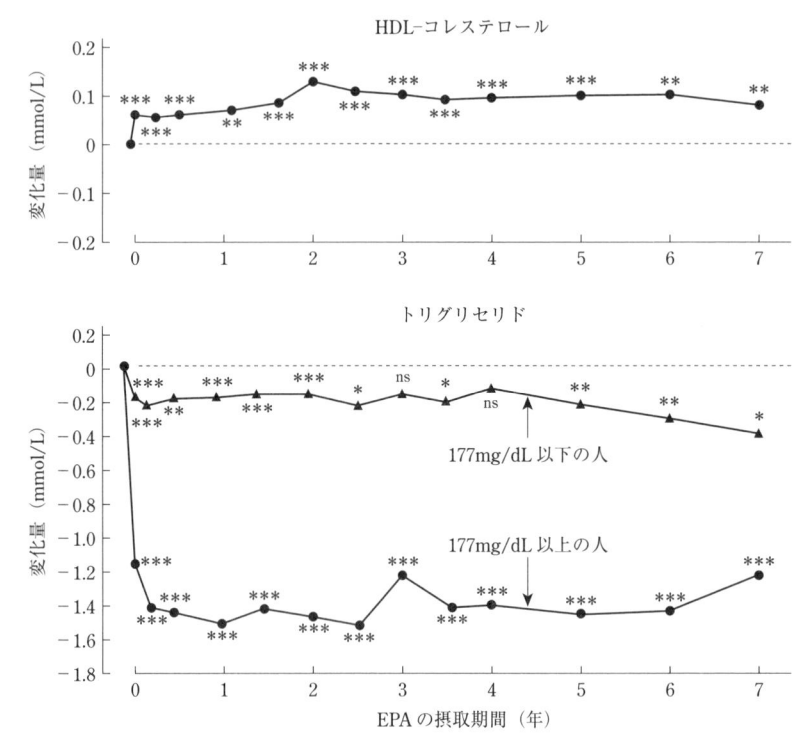

図 9.1 EPA の摂取による血清 HDL-コレステロールおよびトリグリセリドの変化[32]
* $p<0.05$, ** $p<0.01$, *** $p<0.001$.

量負荷による高血圧発症ラットに魚油を 21 日間与えたところ，血圧の上昇が有意に抑制されることが示されている（図 9.2）[37]．さらに，遺伝的に高血圧を発症するウサギに，毎日 kg 体重当たり 1 g の魚油濃縮物を 6 か月間または 150〜200mg の EPA を 1 年間与えると，収縮期血圧の低下が観察されている[38,39]．

グリーンランドのイヌイットにおける疫学調査では海産物の食事と血圧の間には相関がなく[24]，タンザニアにおける調査でも，魚食の頻度と血圧との間には関連性がないことが報告されている[40]．しかし，淡水魚を毎日 300〜600 g 食べている人（血漿 DHA：5.7 ± 1.6 ％，EPA：2.3 ± 1.3 ％）では菜食主義者の人（血漿 DHA：1.5 ± 1.1 ％，EPA：0.7 ± 0.2 ％）に比べ，血圧が低いこと

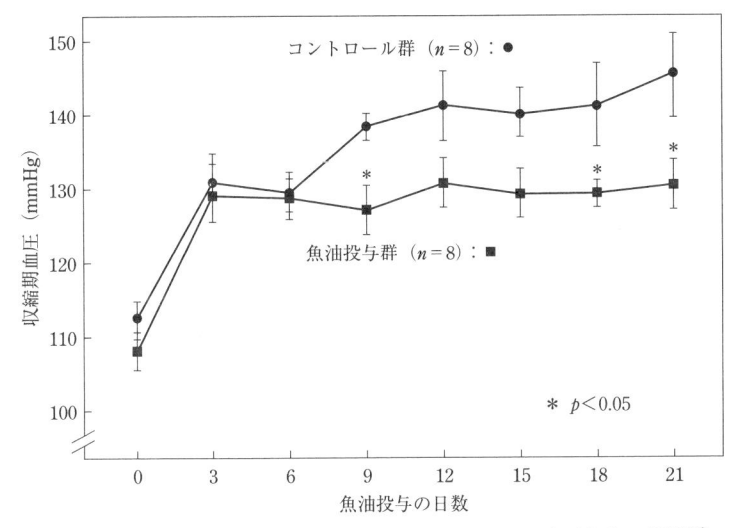

図 9.2 DOCA 食塩高血圧ラットの収縮期血圧に及ぼす魚油投与の影響[37]

が認められている[41]．最近では，アラスカのイヌイットの調査により，食事中の $n-3$ HUFA と血漿中の $n-3$ HUFA との間に強い正の相関があり，血漿中の $n-3$ HUFA と拡張期血圧とは負の相関があることが報告されている[28]．

一方，魚油や DHA・EPA エチルエステルを用いた高血圧症患者への介入試験も行われている．軽度から中等度の高血圧症患者に濃縮魚油を 1 日 2～4 g 与えると軽度の血圧低下が見られる[42]．また，同様の魚油を本態性高血圧症患者に 1 日当たり 50 mL（EPA として 10 g）を 4 週間与えたところ，収縮期および拡張期血圧の低下が認められている[43]．閉塞性動脈硬化症を合併した本態性高血圧症患者に EPA エチルエステルを 1.8 g/日，16 週間投与すると収縮期および拡張期血圧が低下することが示されている[44]．また，DHA および EPA エチルエステルをそれぞれ 1.4 g および 2.04 g を毎日，軽度の本態性高血圧症患者に 4 か月間与えた場合も，収縮期および拡張期血圧の低下が見られている[45]．さらに，高脂血症患者に，高純度の DHA または EPA を 1 日当たり 4 g，6 週間与えた結果，EPA には血圧への影響は見られなかったが，DHA では血圧の低下が認められている[46]．しかし，健常者に，0.75 g/日または 1.50 g/日の DHA を 6 週間与えた場合には，血圧への影響

は認められていない[47]. また，拡張期血圧が 80 〜 89 mmHg のヒトへの介入試験では，魚油の摂取により，血圧が下がらないことが報告されている[48]. これらのことから，魚食や魚油の摂取は，血圧の低下に有効であるが，その効果は小さいと考えられている．

血糖および糖代謝に及ぼす魚油摂取の影響についても比較的多くの研究報告がある．ラットやマウスを用いた動物実験では，血漿脂質の低下を伴う血糖値の低下が見られる場合が多い．SHR に 20 ％魚油食を 14 週間与えた実験では，インスリンの分泌が高まり耐糖能が改善することが認められている[49]. また，遺伝的に糖尿病になる db/db マウス（2 型糖尿病モデル）に 20 ％魚油食を与え，糖負荷試験を行うと，30 分および 60 分目の血糖値が低く，血漿インスリンレベルが高いことが示されている[50]. さらに，KK－Ay マウス（2 型糖尿病モデル）に DHA を 0.5 g/kg 体重で単回経口投与した場合でも，10 時間後には血糖値が低下し，その 1/5 量を 30 日間毎日投与した場合も血糖値の上昇抑制が認められている[51]. これらの結果から，血糖値への影響は，β 細胞からのインスリン分泌が高まり，インスリン抵抗性が改善され，インスリンの感受性が高まることによると考えられている．さらに，高ショ糖食を摂取した Dahl 食塩高感受性ラットに EPA エチルエステルを 16 週間与えた実験でも，EPA は糖負荷後の血糖の上昇を抑えること，WBN/Kob ラット（膵炎による糖尿病モデル）を用いた場合も EPA エチルエステルは用量作用的に血糖の上昇を抑制することが報告されている[52,53]. 筆者らは，糖尿病疾患モデルではない正常なマウスを用いて魚油摂取の血糖値に及ぼす影響を検討した結果，魚油摂取後早期に血漿脂質の低下が生じ，それより遅れて血糖値の低下が生じることを観察している（図 9.3）[54]. さらに，そのメカニズムについては，肝臓における糖からの脂質合成が促進していることが一因と考えられるデータを発表している[55].

魚食や魚油摂取と血糖に関する疫学データは少ない．非糖尿病の高齢者 175 名による疫学調査では，魚を食べる人では食べない人に比べ，耐糖能異常の頻度が低いことが示されている[56]. また，アラスカのイヌイットの調査により，耐糖能異常を示した人では血中の n-3 HUFA の割合が低いことが明らかにされている[57]. 最近では，アラスカのイヌイットの調査により，食

9.4 DHA・EPA含有脂質（魚油）

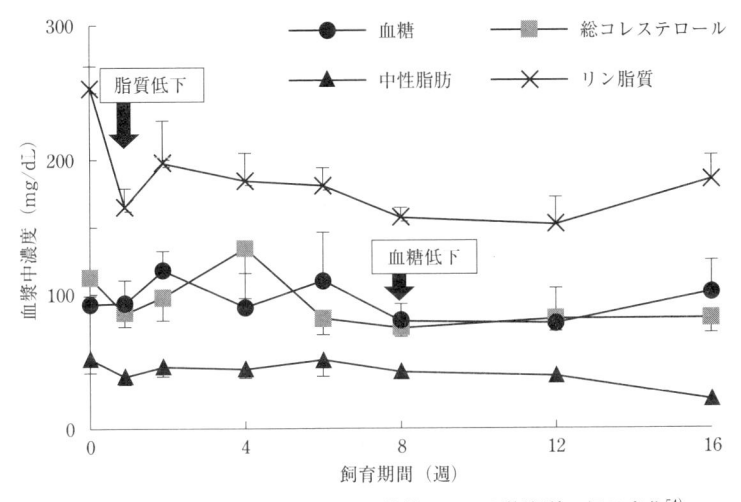

[グラフ：血糖，総コレステロール，中性脂肪，リン脂質の経日変化を示す。脂質低下および血糖低下の矢印あり。横軸：飼育期間（週）0〜16，縦軸：血漿中濃度（mg/dL）0〜300]

図 9.3 魚油を摂取したマウスの血糖値および血漿脂質の経日変化[54]

事中の $n-3$ HUFA の影響を強く受ける血漿中の $n-3$ HUFA と，糖負荷試験の2時間目の血糖値やインスリン濃度との間に負の相関があることが認められている[28]．また，タンザニアにおける疫学研究では，魚の摂取頻度と $HbA1_c$ の割合とは負の相関にあることが報告されている[40]．

魚油や DHA・EPA の摂取試験が糖尿病患者で比較的多く行われている．インスリン依存性糖尿病（IDDM，1型）患者に魚油を与えた試験では，その脂質代謝改善効果は明らかにされているが，血糖に及ぼす影響は不明である．インスリン非依存性糖尿病（NIDDM，2型）患者に1日当たり $n-3$ HUFA として 3.6 g をフィッシュミールで8週間与えたところ，血糖値や $HbA1_c$ が増加することが報告されている[58]．また，NIDDM 患者に魚油濃縮物を1日当たり 10 g 与えた試験では，3週間後には血糖値の上昇が認められたが，6週間後には上昇していないことが観察されている[59]．さらに，魚油を4週間与えた場合も血糖の上昇が見られており，NIDDM 患者の糖代謝を悪化させるため，魚食をすすめない方が良いとする報告もある[60]．また，EPA エチルエステルを1日当たり 1.8 g で8週間与えても，魚油を1日当たり 10 g で2週間与えても血糖値の変化は見られていない[61, 62]．このほかにも，魚油や DHA・EPA の介入試験を行った結果が報告されており，その大

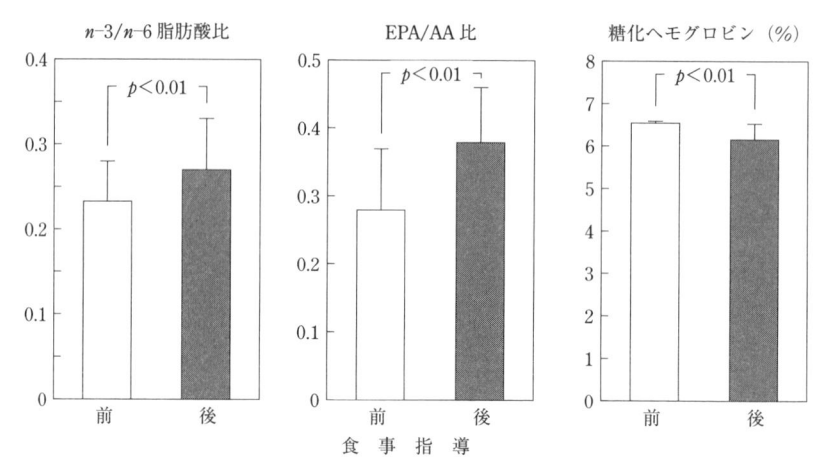

図 9.4 日本人の糖尿病（NIDDM）患者の血清脂肪酸および糖化ヘモグロビンに及ぼす食事指導の影響[63]

部分は血糖値への影響はないとしている．しかし，これらの介入試験の多くは，2～8週間と短く，長いものでも6か月である．魚油や DHA・EPA による血糖低下効果の発現には時間がかかるものと思われる．一方，NIDDM 患者に魚を多く含む日本の伝統食を4か月間食べるような食事指導を行ったところ，EPA/AA 比が上昇し，$HbA1_c$ の減少が認められている（図 9.4）[63]．さらに，NIDDM 患者に DHA + EPA を1日当たり 0.6g で6週間与えたところ，糖代謝の改善が見られたとの報告もなされている[64]．このように，魚油や DHA・EPA の血糖に及ぼす影響については，悪化，不変，改善と相矛盾する結果が示されており，今後，解決すべき問題となっている．

9.5 おわりに

本章で紹介した知見では不十分な点も多いと思われるが，魚由来の機能性物質にはメタボリック症候群の危険因子（要因）を低減する効果が強いものもあり，メタボリック症候群の予防に役立つ物質が多いと考えられる．今後は，メタボリック症候群の人をボランティアとした大規模な介入試験を実施し，個々の魚由来の機能性物質の有効性を解明する必要があると思われる．

本章では，メタボリック症候群の危険因子（要因）と魚由来の機能性物質である魚肉タンパク質，ペプチド，タウリン，DHA・EPA含有脂質（魚油）との関連性に焦点をあてて論述したが，文献にあげた研究報告では，このほかの関係について検討されているものも多く，興味深い知見もあったがここでは割愛した．また，海藻由来の機能性物質として，食物繊維やペプチドなどがあり，これらの成分にもメタボリック症候群の危険因子を低減する効果が報告されているものも多い．この点についてもここでは割愛した．

参 考 文 献

1) 鈴木平光，和田　俊，三浦理代編著：水産食品栄養学，技報堂出版（2004）
2) 芦田勝朗：水産食品栄養学，鈴木平光，和田　俊，三浦理代編著，p.112，技報堂出版（2004）
3) H. Jacques et al.: *Can. J. Cardiol.*, **11**(Suppl. G), 63G（1995）
4) A. Shukla et al.: *Br. J. Nutr.*, **96**, 674（2006）
5) F.O. Boukortt et al.: *Arch. Mal. Coeur. Vaiss.*, **99**, 727（2006）
6) F.O. Boukortt et al.: *Arch. Mal. Coeur. Vaiss.*, **97**, 734（2004）
7) H. Wergedahl et al.: *J. Nutr.*, **134**, 1320（2004）
8) Y. Kohama: *Biochem. Biophys. Res. Commun.*, **155**, 332（1988）
9) 受田浩之：日本農芸化学会誌，**66**，25（1992）
10) H. Fujita and M. Yoshikawa: *Immunopharmacol.*, **44**, 123（1999）
11) T. Kawasaki et al.: *J. Hum. Hypertens.*, **14**, 519（2000）
12) T. Kawasaki et al.: *Fukuoka Igaku Zasshi*, **93**(10), 208（2002）
13) F. Huang and W. Wu: *J. Pharm. Pharmacol.*, **57**, 1575（2005）
14) F. Huang and W. Wu: *Clin. Exp. Pharmacol. Physiol.*, **32**, 521（2005）
15) 横越英彦，西村直道，陳　文：水産食品栄養学，鈴木平光，和田　俊，三浦理代編著，p.281，技報堂出版（2004）
16) M. Zhang et al.: *Amino Acids*, **26**, 267（2004）
17) J.D. Militante and J.B. Lombardini: *Amino Acids*, **23**, 381（2002）
18) H. Harada et al.: *Heart Vessels*, **19**, 132（2004）
19) N. Harada et al.: *Obes. Res.*, **12**, 1077（2004）
20) B. Kaplan et al.: *Amino Acids*, **27**, 327（2004）
21) H. Suzuki et al.: *Fish Sci.*, **61**, 525（1995）
22) G. Bulliyya: *Clin. Nutr.*, **19**, 165（2000）

23) G. Bulliyya : *Asia Pac. J. Clin. Nutr.*, **11**, 104 (2002)
24) P. Bjerregaard et al. : *Eur. J. Clin. Nutr.*, **54**, 732 (2000)
25) E. Dewailly et al. : *Am. J. Clin. Nutr.*, **74**, 464 (2001)
26) E. Dewailly et al. : *Am. J. Clin. Nutr.*, **76**, 85 (2002)
27) N. Okuda et al. : *Atherosclerosis*, **178**, 371 (2005)
28) S.O. Ebbesson et al. : *Int. J. Circumpolar Health*, **64**, 396 (2005)
29) M.L. Zucker et al. : *Atherosclerosis*, **73**, 13 (1988)
30) W.S. Harris et al. : *J. Am. Coll. Nutr.*, **10**, 220 (1991)
31) 五島雄一郎他：臨床医薬, **8**, 1293 (1992)
32) R. Saynor and T. Gillott : *Lipids*, **27**, 533 (1992)
33) P. N. Durrington et al. : *Heart*, **85**, 544 (2001)
34) D.W. Nilsen et al. : *Am. J. Clin. Nutr.*, **74**, 50 (2001)
35) D.Rousseau et al. : *Mol. Cell. Biochem.*, **178**, 353 (1998)
36) J-M.R. Frenoux et al. : *J. Nutr.*, **131**, 39 (2001)
37) V. Bond et al. : *J. Nutr.*, **119**, 813 (1989)
38) A.H. Lichtenstein and A.V. Chobanian : *Arteriosclerosis*, **10**, 597 (1990)
39) S.L. Pfister et al. : *Eur. J. Pharmacol.*, **161**, 85 (1989)
40) M. Njelekela et al. : *East Afr. Med. J.*, **82**, 572 (2005)
41) P. Pauletto et al. : *Lancet*, **348**(9030), 784 (1996)
42) A. Steiner et al. : *J. Hypertens.*, **7**, S73 (1989)
43) H.R. Knapp and G.A. FitzGerald : *N. Engl. J. Med.*, **320**, 1037 (1989)
44) 西宮孝敏他：臨床と研究, **69**, 2345 (1992)
45) D. Prisco et al. : *Thromb. Res.*, **91**, 105 (1998)
46) T.A. Mori et al. : *Hypertension*, **34**, 253 (1999)
47) J.A. Conquer and B.J. Holub : *J. Lipid Res.*, **39**, 286 (1998)
48) P.K. Whelton et al. : *Am. J. Clin. Nutr.*, **65**, 652S (1997)
49) K. Ajiro et al. : *Clin. Exp. Pharmacol. Physiol.*, **27**, 412 (2000)
50) T. Miura et al. : *J. Nutr. Sci. Vitaminol.*, **43**, 225 (1997)
51) T. Shimura et al. : *Biol. Pharmacol. Bull.*, **20**, 507 (1997)
52) Y. Mori et al. : *Metabolism*, **48**, 1089 (1999)
53) H. Nobukata et al. : *Metabolism*, **49**, 912 (2000)
54) T. Higuchi et al. : *Ann. Nutr. Metab.*, **50**, 147 (2006)
55) 樋口智之他：脂質栄養学, **15**, 156 (2006)
56) E.J. Feskens et al. : *Diabetes Care*, **14**, 935 (1991)

57) S.O. Ebbesson *et al.* : *Int. J. Circumpolar Health*, **58**, 108（1999）
58) D.W. Dunstan *et al.* : *Diabetes Care*, **20**, 913（1997）
59) T.J. Hendra *et al.* : *Diabetes Care*, **13**, 821（1990）
60) S. Zambon *et al.* : *Am. J. Clin. Nutr.*, **56**, 447（1992）
61) H.T. Westerveld *et al.* : *Diabetes Care*, **16**, 683（1993）
62) G. Annuzzi *et al.* : *Atherosclerosis*, **87**, 65（1991）
63) T. Hasegawa and M. Oshima : *Diabetes Res. Clin. Pract.*, **46**, 115（1999）
64) S. Jain *et al.* : *J. Assoc. Physicians India*, **50**, 1028（2002）

〔鈴木平光〕

第10章　健全な食生活とライフスタイル

10.1　メタボリック症候群，その発症の主因は？

　メタボリック症候群は，腹腔内に過剰に脂肪が蓄積（内臓脂肪）するにともない，高血圧や耐糖能異常，脂質代謝異常などの代謝異常がおこり，動脈硬化を促進し，その結果冠動脈疾患など致死的な疾患が高率に引き起こされる一連の病態ととらえられている．

　さて，種々の疾患の発症には，発症しやすい分子的な基盤（遺伝子の変異/SNIPs など）の関与が考えられ，研究が進められている．しかし肥満については，レプチン欠損など，単一遺伝子異常が原因となる肥満はかなり稀である．また，エネルギー代謝関連遺伝子の SNIPs 研究などでは，生理的には肥満を生じやすい状態になると推測される DNA の変異があっても，実際に肥満となる頻度が必ずしも高いわけではなく，遺伝的要因だけが肥満の発症原因ではないといえる．

　他方，アレルギー疾患や肥満は，生まれる前の母体内での環境，例えば母親の食事量やその内容，母体が受けるストレスの多少などが，胎児の遺伝子発現，諸器官の発育や機能発現を調節し，生下後の疾患感受性に大きく関わることが明らかにされてきている．動物の試験では，胎児期に低栄養の母ラットから生まれた仔はレプチンシグナルの異常から肥満になりやすいことが示されている．

　さらには誕生後の環境要因，つまり日々の食習慣や運動習慣，喫煙，生活リズムや口腔ケアなどの生活習慣が，メタボリック症候群をはじめ，動脈硬化性疾患，いくつかの種類のがんやアレルギー性疾患など，多くの疾患の成り立ちに大きく深く関与している．そして，たとえ遺伝的に易発症要因があ

っても，環境要因のコントロールにより，疾患発症の予防や治療が可能であると考えられている．

特に，メタボリック症候群の予防や治療には，食事や運動療法などの生活習慣の修正が有効であることが知られている．病態の基盤となる内臓脂肪細胞は，皮下脂肪よりも新陳代謝が活発で脂肪合成・分解が速やかなため，「たまりやすく，減りやすい」エネルギー貯蔵庫といえる．エネルギーバランスを負にして，わずかでも内臓脂肪量を減少させると，耐糖能異常や高血圧などの代謝異常が大きく改善することも多い．また，メタボリック症候群には脂肪肝を合併することが多いが，その肝臓内脂肪量を減少させることが，インスリン抵抗性や耐糖能の改善に寄与すると考えられている．このように，全身の脂肪量の総量よりも，病態にかかわる局所の脂肪蓄積を改善できることが，食事や運動によるメタボリック症候群の予防や治療を考える上でも重要であろう．

肥満やメタボリック症候群は，小児でも急増しており，世界中で将来が危惧される深刻な問題となっている．このような実情は，この疾患の発症が，遺伝的要因によるよりもかなり普遍的なものであり，グローバルな生活環境変化にともなって発症することを示している．しかも，このように若年期から問題が生じてきていることから，個人レベルよりも社会全体を見直して，メタボリック症候群を防ぐに好ましい生活様式に改めることが緊急に求められている．小児肥満・メタボリック症候群が火急の問題として，個々の国家・地方レベルでさまざまな取り組みが始まっており，スナック菓子やファストフードの子供向けテレビコマーシャルの禁止（英国），学校での清涼飲料水販売の制限（米国），スクールバスを学校手前で停め生徒を歩かせる（日本），などが実施されている．

生活習慣がいかに心血管疾患の発症予防に重要であるかは，運動，禁煙，体重管理と適正な食習慣によって女性の冠動脈疾患の 82% が防げるとした Nurses' Health Study[1] など多くの研究から明らかになっている．また，肥満の耐糖能異常者における糖尿病への進展予防研究でも生活習慣の改善が重要とされている[2]．これらは，メタボリック症候群を直接の対象とした研究ではないが，糖尿病と心血管病の未発症ながら発症の一歩手前にある未病状

態といえるメタボリック症候群の予防・治療としても同等の意義がある．

10.2 メタボリック症候群の予防・治療のための食事

10.2.1 エネルギーバランス

前述のように，エネルギーバランスを負にすることにより，メタボリック症候群の主要因とされる内臓脂肪を，皮下脂肪よりも早く減らしていくことができる．

代謝的には，脂肪1gは9kcalのエネルギーを有しているが，脂肪組織全体としては非脂肪組織もあるため1kgはおよそ7,000kcalのエネルギー備蓄状態と概算できる．一方，食事からの糖質とタンパク質は4kcal/g，アルコールは7kcal/g，脂質は9kcal/gのエネルギーを有する．減量目標を例えば3kgと設定すると3×7,000kcal＝21,000kcalのエネルギーバランスの赤字を要する概算になる．これを1日100kcalと軽い負のエネルギーバランスの制限とすると約210日，7か月を要する計算となる．運動量の増加を図り，食事摂取を抑制して100kcal/日の赤字にすることはさほど厳しい療法ではなく，長期に継続することにより，「塵も積もる」効果となる．このように，何キログラムを何日間で減量するかにより，1日当たりのエネルギーバランスを算出し，食事や運動量の目安を立てることができる．実際には体重測定を毎日行い，2～3週間ごとのプランの修正が必要である．

現在，実生活でのエネルギー消費量の実測は二重標識水法などで可能である．これは2種の同位体元素を用いた水（$^2H_2^{18}O$）の分解速度から体のCO_2産生量，すなわちエネルギー消費量を計測する方法で，自由な生活でのエネルギー消費量を知ることができる．しかし，研究施設以外での測定は困難で，臨床的には安静時代謝量が測定されている．また，厚生労働省策定「日本人の食事摂取基準2005年版」では，基礎代謝基準値（kcal/kg体重/日）を年齢性別に示しており，体重を乗じて基礎代謝量（kg/日）の目安が得られる．この実際の1日エネルギー消費量と基礎代謝量の比を身体活動レベルとしている．座位やゆるやかな立位作業中心の生活は，身体活動レベルが低く1.5と見積もられ，基礎代謝量×1.5＝推定エネルギー必要量とされている[3]

(表 1, 2).実際には,基礎代謝基準値に標準体重(BMI ; body mass index 値が 22 の体重＝身長(m)×身長(m)× 22(kg))を乗じて標準体重時の基礎代謝量を,そして 1 日エネルギー必要量を求め,その摂取量での経過により,上述のようなプランの立て方に準じて摂取エネルギー量を調節する.運動量が多いと,脂肪組織量は減っても骨格筋量が増加し,体重の変化が少なく見えることがある.臍レベルでの腹囲を測定することで,特に腹腔内脂肪量の増減を推測できる.また,日本糖尿病学会による糖尿病診療ガイドライン[4]や日本肥満学会の肥満治療ガイドライン[5]では,標準体重当たり 25 kcal を身体活動レベルの低い症例での目安のエネルギー量としている.

10.2.2 エネルギー配分,脂肪摂取量

総エネルギー摂取量をある程度制限できれば,次にどのような栄養素バランスが体重減少に望ましいかについての知識は,まだ確立されていない.炭水化物(糖質)の割合を減らし,タンパク質や脂肪の比率を上げる組成の減量への有効性も報告されている.しかし,長期的に安全で有効かはまだ未確定で,年齢や性,運動の多少や合併症の様子などで望ましい栄養素バランスが異なる可能性もあり,更なる研究が必要である.

また特に,エネルギー比重の大きい脂肪を多く含む食事はエネルギー摂取過剰となりやすい.一般的には脂肪の摂取を制限する方が容易にエネルギー摂取制限につながりやすい.さらに脂肪摂取過多は,血清脂質値の上昇から動脈硬化性疾患に,さらに脂肪肝や耐糖能異常を招来しやすく,また大腸がんなどのいくつかの種類のがんの発症にも関連すると考えられる.メタボリック症候群の是正や予防においても,低エネルギー低脂肪食が食事療法の中核となり,運動療法と並んで重要とされる.脂肪エネルギー比率はおよそ 20～25％に制限し,総脂肪のうち多価不飽和脂肪酸を多くし,飽和脂肪酸の摂取過剰を防ぐ(多価不飽和脂肪酸(P):一価不飽和脂肪酸(M):飽和脂肪酸(S)の比率が 3 : 4 : 3 程度)ことが動脈硬化性疾患予防に有用とされている[6].アルコール飲料も脂肪と同様で,制限した方がバランスよく総エネルギー量を制限しやすい.またブドウ糖,ショ糖などの単純糖質の過食とバターやラードなどの動物由来の油脂を合わせてとることが,高インスリン血

症・肥満となりやすいと考えられる．

　一方，減量に際してエネルギー産生を増加させる，すなわち基礎代謝率を増加させるような食事組成について考えてみると，タンパク質は食事後の熱産生（特異動的熱産生）が他の栄養素より大きく，摂取したエネルギーの割にエネルギー放散が大きいといえる．したがって，減量中にはタンパク質制限がない方が有利である．また，心機能，免疫能などを含め健全な生体機能の保持のためには，日本人の栄養摂取基準に示されたおよそ50gのタンパク質が必要であり，減量中にはタンパク質の利用効率が低下することにも考慮が必要である．反対に過剰なタンパク質摂取も腎機能などへの負担となりうる．また，カプサイシンなど，安静時代謝量を増加させる食品微量成分が知られているが，長期効果についてはまだ不明である．

10.2.3　動脈硬化・血栓症を防ぐための食事

　メタボリック症候群は肥満を基礎として動脈硬化を促進する心疾患のハイリスク症例として注視されている．そのため肥満状態の改善や合併する各コンポーネントの治療がもっとも重要で，エネルギー制限が必須となる．さらに動脈硬化症自体を防ぐこともめざす必要があるが，これは肥満の予防・治療と矛盾するものではなく，またがんを含む生活習慣病全般にとっても食事が重要といえる．

1）　ナトリウムと野菜

　ナトリウム（食塩）は，生体機能に必須のミネラルであるが，生物の進化上ナトリウム保持機構としてレニン-アンジオテンシン-アルドステロン（RAA）系が獲得され，ヒトではナトリウムとしての摂取量は1g/日以下でも血圧・生理機能が維持されるといわれている．しかし，現代社会では，調味料以外にも加工品や調理済み食品にナトリウムが多用され，過剰摂取に陥りやすい．それにより，血圧上昇，体水分貯留，腎臓負荷がもたらされる．国民健康・栄養調査では，日本人の平均食塩摂取量はおよそ12gと報告されているが，日本高血圧学会のガイドラインでは，高血圧の非薬物療法として，1日食塩摂取量を6gに減らすことが推奨されている[7]．過剰なナトリウム摂取は，生体内の酸化反応と関連するとも考えられている．このように

絶対的にナトリウム過剰摂取状況にある現代日本人には，たとえまだ高血圧が現れていなくても，減塩することはたいへん重要で基本的な食生活の目標のひとつといえる．日本人ではメタボリック症候群の合併要素として，高血圧の頻度が高く，また減量治療後も高血圧が改善しにくいことが多い．

日本食は，食材として多彩な食品を用い，海藻，野菜，魚貝類，大豆製品，穀類・豆類などが豊富で，肉類，乳製品，卵，油脂類の割合が少なく，肥満や動脈硬化症などを防ぐ要素を満たす優れた食文化である．しかし，調味料としての味噌・醤油類が高塩分であること，カルシウム摂取が不足しやすいこと，などが欠点とされる．減塩の工夫として，外食・加工品や調理済み食品を減らす，だし・酸味・香辛料を効果的に使う，麺類や汁物を減らす，などが必要である．

また，米国で行われた降圧治療食研究では，コントロール群との比較試験で，多種類の野菜・果物を多くとり，乳製品を含む動物性タンパク質を減らした食事が降圧に有効であり，これに減塩を行うと一段と降圧効果が得られることが示されている[8,9]．野菜・果物に多いカリウムやマグネシウムなどのミネラルの効果が降圧の一因と考えられる．

2） 動脈硬化の予防

冠動脈疾患などを防ぐために，総エネルギーや塩分を控えることと共に，高脂血症への対応も含め，表 10.1 に示すような食事が基本と考えられる．前述の米国の Nurses' Health Study[1] でも，心疾患を防ぐのに適した食事は，肥満のないエネルギー摂取量で，アルコール飲料 1 日 5 g 以下で単糖類を制限し，食物繊維，葉酸，$n-3$ 系脂肪酸を多く含む魚介類を多く摂り，脂肪は高い P/S 比でトランス不飽和脂肪酸を減らしたものとされている．

3） 食後高血糖を防ぐ

最近メタボリック症候群の各コンポーネントに相互関係があることがより明らかになってきている．食後血糖上昇の抑制剤による高血圧・心疾患発症抑制効果や，高血圧の肥満例では RAA 系を抑える降圧療法で糖尿病の新規発症が抑えられること，などである．これらは薬剤を使用した研究であるが，食事療法へ外挿すると，メタボリック症候群では，食後血糖を上げにくい glycemic index（GI，グリセミックインデックス）[10] の低い食品や食べ方な

表 10.1 食事療法の基本

1)	総摂取エネルギーの適正化 適正エネルギー摂取量＝標準体重*×25〜30(kcal)　＊標準体重＝[身長(m)]^2×22
2)	栄養素配分の適正化（総エネルギー比） 炭水化物：60％ タンパク質：15〜20％（獣鳥肉より魚肉，大豆タンパクを多くする） 脂　　肪：20〜25％
3)	その他の栄養素 コレステロール：約1日300mg 食物繊維：25g 以上 アルコール：25g 以下（他の合併症を考慮して指導する）
4)	野菜，果物を多く摂る ビタミン（C, E, B$_6$, 葉酸など）やミネラル，ポリフェノール，食物繊維の含量が多いもの（ただし，果物は単糖類の含量も多いので摂取量は1日80〜100kcal 以内が望ましい）
5)	減　塩 食塩：1日 6g

(文献 6)を改変)

どが，血糖のみならず高血圧対策としても有効である可能性が示唆される．ある食品の摂取後の一定時間の血糖上昇面積を，同エネルギー分のブドウ糖による血糖上昇面積と比較したのがGI値で，食物繊維などの含有率の多い食品は消化吸収に時間を要し，GI値が低い．しかし，実際の食事では，食品の組み合わせや食べる順序などで，単品でのGI値とはかなり血糖の上昇曲線は異なると思われ，臨床への応用に際して注意が必要である．

10.2.4　減量中のサプリメント

体重管理のための比較的厳しいエネルギー制限食の下では，食品からのビタミン，ミネラルなど微量栄養素の不足が起こりうる．特に 1,000 kcal/日未満の食事では，各種ビタミン，鉄，カルシウム，マグネシウムなどが不足するため，総合ビタミン剤やミネラル製品による補充を要する[5]．

10.3　運　　動

メタボリック症候群の基盤である内臓脂肪蓄積を改善するために，食事療

法に加えて適正な運動習慣を取り入れることが大切である．運動は消費エネルギーを増加させ，減量を達成しやすくするとともに，インスリン感受性を高め，血中のトリグリセリド（中性脂肪）を低下，HDL-コレステロールを増加させ，さらに降圧効果ももたらす．

　運動の肥満・糖尿病・高脂血症・高血圧の各代謝疾患への効果の詳細は各疾患治療ガイドラインにあるが，運動方法の基本は各ガイドラインでおおむね共通したものである[4-7]．事前のメディカルチェック後，骨格筋を多く使う有酸素運動として，歩行が推奨され，最大心拍数の50％程度の強度で30分前後をできれば毎日行うことを目安とする．最初は軽微な運動から，徐々に強度を上げていく．運動前後に水分を十分に補う必要がある．

　また，日常生活の中でもこまめに動くよう意識することが望ましい．姿勢を正し，車やエレベーター，エスカレーターの使用を減らし，歩いて階段を使うよう心掛ける．

10.4　禁　　煙

　喫煙の健康への影響が多岐にわたることは，改めて述べる必要もない．メタボリック症候群に関しては，喫煙者に当症候群が起こりやすいかどうかは不明であるが，喫煙に関連しやすいライフスタイル（飲酒が多い，ストレスが多い，など）がメタボリック症候群も招来しやすいことや，メタボリック症候群に喫煙が加わると，心血管病のリスクが一段と大きく危険なものになることがわかっている．

　禁煙は，ニコチン依存症に至ると医療的な介入が必要になり，自力だけではなかなか達成困難である．そこで，まず喫煙を始めないように教育することが重要である．また，喫煙しにくい社会環境を構築するなど，医療を越えて，経済・政治・社会教育・心理学など多面的な取り組みが望まれる．禁煙学会の設立など，共同運動の機運が出てきている．

10.5 その他の生活習慣

10.5.1 水 分 摂 取

1日の水分排泄量は飲水量に応じて増減するが，尿量としておよそ 1,000 mL 程度はあることが望ましい．動脈硬化が進行し，発作性心房細動など血栓症の基盤があると，たとえ自覚がなくても脱水状態から血栓塞栓症を起こし脳梗塞や心筋梗塞の発症の契機となることがある．メタボリック症候群として無症状な状態から突然の重病発症へ進展してしまうことになる．特に運動前後，起床後，発汗の多い仕事などには飲水を心がける．

水分補給源として，エネルギーのある飲料はカロリー過多や血糖上昇をもたらし，またナトリウムを含むスポーツ飲料も塩分の過剰摂取になりうるので，通常の状態では望ましくない．

10.5.2 二重負荷を避ける

前記のように，脱水が血栓症の引き金となることは多いが，さらに交感神経亢進状態を起こすようなストレスが加わると，血小板凝集能が高まって一段と血栓症を生じやすくなる．過剰なストレスが易血栓状態を起こすので，二重三重の負荷となる行動を制限することにより，発病を防ぐことができる．例えば，運動直後に入浴する，食事直後に運動する，睡眠不足で運動する，過労時に運動会に参加する，などは避けるべきである．特にスポーツ競技などは，限度を超えた過負荷を招きやすいので，注意を要する．また自律神経の日内リズムとして，早朝から午前中は交感神経が亢進し，実際に血栓症の発症が多い時間帯なので，急な過負荷を回避することが望ましい．

また，恒常的な精神的ストレスは食行動の異常や血糖，血圧などの上昇をもたらし，メタボリック症候群の管理を難しくする．ストレスに気づき，回避軽減できることが望ましい．

10.5.3 1日の生活リズムと睡眠

現代の経済優先社会では，活動時間が長く，多くの職種で夜間や深夜にも働く人が増えている．ヒトの体には自律神経や内分泌系があり，それに支配

されて全身の臓器に 24 時間サイクルの生体内リズムがある．このリズムが乱れる生活環境は，自律神経系への負担となり，中枢での摂食調節や末梢でのエネルギー代謝を乱す．最近日内リズムに関わる分子機構が明らかにされつつあり，食行動や肥満との関連や，脂肪細胞機能との直接的な関連も示唆され，生活リズムの乱れがメタボリック症候群の促進因子であることが確かめられつつある．

また睡眠中に，肥満や，あごが小さいなどの気道の狭い体格者では，無自覚に無呼吸が起こっている場合があり，このような睡眠時無呼吸症候群（sleep apnea syndrome；SAS）が一段と交感神経活性を高め，高血圧や血糖上昇につながると考えられる．睡眠不足も同等である．

10.5.4 咀嚼と食べ方

咀嚼（そしゃく）は，食物の消化促進だけでなく，口腔内の細菌叢を変化させ，唾液分泌を促進し，顎形成や熱産生などにも関わり多彩な作用がある，重要な行動であると認識されてきている．また，摂取時に咀嚼を要する食品は食物繊維含量が多く，肥満や耐糖能異常，高脂血症などに有利である．口腔内の歯肉炎病巣菌と血管病巣の形成の関連の可能性も示唆されている．また，肥満の行動療法として，咀嚼回数の設定と実行が重要とされている[5]．

以上，食事の摂り方としては，日々一定の時刻に，3 食の配分が夕食に偏りすぎず，決めた食事量を，ゆっくり時間をかけ，しっかり咀嚼して摂ることが望ましいといえる．

10.6　動脈硬化の評価と抗血栓治療

メタボリック症候群は，心血管病，特に冠状動脈疾患である心筋梗塞や脳梗塞など動脈硬化症の基盤として重要であるが，実際の動脈硬化の進展具合によっては，血圧，血糖，脂質の管理に加えて，より手厚い厳重な病状進展予防が必要となる．近年，動脈硬化病変の検出や観察する検査技術が進歩し，無侵襲でも病変部の評価ができるようになってきた．簡便な頸動脈超音

波検査によるプラークの評価やMRアンジオグラフィーでの主要な動脈の狭窄の有無，MDCT（マルチディテクターCT）による冠動脈評価などである．

　メタボリック症候群状態で数年経過し，喫煙，心血管病の家族歴，ストレスなど他の心血管病の危険因子がある場合は，このような動脈硬化の評価を行う．無自覚でも進行病変が発見された場合は，メタボリック症候群の治療とともに，血管病変について，より専門的な検査や治療を行い，重篤な疾患の発症予防に努めることが重要である．抗血小板療法や抗凝固療法，血管拡張術などが行われる．さらに病変の安定化や進展防止を図るために，薬物療法などによる各リスクへの強力な介入も必要となる．

　また肥満者では，急性下肢静脈血栓症から肺塞栓症にいたる，いわゆるエコノミークラス症候群と言われた急性血栓塞栓症が起こりやすい．腹部肥満が下肢静脈のうっ滞を起こしやすく，また，凝集しやすい血小板膜の脂肪組成（飽和脂肪酸が多く，不飽和脂肪酸が少ない食事）となれば，一段と易血栓状態といえる．長時間下肢を静止しない習慣と脱水予防が必要であり，手術に際しては血栓形成予防をハイレベルに行わなくてはならない．

10.7　健全なライフスタイルを作り上げるための補助器機

　メタボリック症候群の治療に際しては，こまめな減量努力を継続する必要がある．その行為の実施度と結果としての効果を確認するために，いろいろな計測器を使用して，数値目標を設定したり治療効果を確認することが，具体的で実践上有用である．

　体重計は必須で，50g単位のデジタル表示がよい．毎日朝夕同じ条件で計測し，グラフに記録し，医療者や家族にも見せることが大切である．

　さらに運動量のモニターとして，万歩計を用いる．生活上の歩行も加えて1日7,000～10,000歩の歩行が望ましい．

　また，高血圧がある場合は，家庭での血圧測定が必要である．特に早朝血圧が日内リズムとして一番高い血圧になりやすく，自宅での計測値が診療の目安となる．糖尿病を合併する場合は自己血糖測定器を使うことが望まし

い．家庭での食事前や食後1〜2時間の血糖測定が自己管理に資する．

参考文献

1) M. J. Stampfer *et al.* : *N. Engl. J. Med.*, **343,** 16（2000）
2) W. C. Knowler *et al.* : *N. Engl. J. Med.*, **346**, 393（2002）
3) 厚生労働省策定 日本人の食事摂取基準 2005年版，第一出版（2005），http://www.mhlw.go.jp/houdou/2004/11/h1122-2.html
4) 日本糖尿病学会編：科学的根拠に基づく糖尿病診療ガイドライン，南江堂（2004）
5) 日本肥満学会肥満治療ガイドライン作成委員会：肥満治療ガイドライン2006，肥満研究，**12**（臨時増刊号），10（2006）
6) 日本動脈硬化学会編：高脂血症治療ガイド2004年版，p.26，南山堂（2004）
7) 日本高血圧学会高血圧治療ガイドライン作成委員会編：高血圧治療ガイドライン2004，p.22，日本高血圧学会（2004）
8) L. J. Appel *et al.*, DASH Collaborative Research Group : *N. Engl. J. Med.*, **336**, 1117（1997）
9) F. M. Sacks *et al.*, DASH‐Sodium Collaborative Resarch Group : *N. Engl. J. Med.*, **344**, 3（2001）
10) K. H. Chalmers : Joslin's Diabetes Mellitus 14th Ed., C. R. Kahn *et al.* eds., p.617, Loppincott Williams & Wilkins（2005）

〔脇　昌子〕

索　　引

和　文

ア　行

IDF 基準　15
アシル化アントシアニン　220
アシル-CoA 合成酵素　78, 92
アセチル-CoA 合成酵素　97
アディポカイン　64, 72
アディポサイトカイン　64, 82, 88, 99, 142, 213
アディポネクチン　53, 68, 72, 75, 85, 96, 99, 117, 141, 146, 215
γ-アミノ酪酸(GABA)　170
荒噛み　124
アルコール　95, 96, 98, 113
アルコール飲料　98, 99, 242
アルコール摂取頻度　92
α-グルコシダーゼ阻害薬　19, 181
アンジオテンシノーゲン　95, 202
アンジオテンシン変換酵素(ACE)　95, 99, 151, 225
アントシアニジン　218
アントシアニン　218

ER(小胞体)ストレス　89
イソフムロン　185
イソプレノイド　184
イソロイシルチロシン　166
1 型糖尿病　19, 178, 227
一次機能(食品の)　137
一価不飽和脂肪酸　193
遺伝子転写活性調節　66
イヌイット　228
EPA エチルエステル　231
飲酒頻度　31
飲酒量　31
インスリン　93, 94, 96, 143, 178, 203, 232

インスリン依存性糖尿病　233
インスリン感受性　68, 71, 84, 115, 145, 178
インスリン細胞内情報(シグナル)伝達　82, 87, 88, 178
インスリンシグナル伝達経路　147
インスリン抵抗性　10, 12, 15, 22, 52, 68, 71, 82, 86, 88, 89, 94, 95, 99, 116, 144, 146, 178, 182, 213, 214, 232
インスリン抵抗性症候群　13, 103
インスリン非依存性糖尿病　233
インスリン様成長因子-I　203
インターロイキン 1　204
インターロイキン 6　85, 141

ウエスト周囲径　10, 43, 51, 53, 54, 175
運動　107, 192, 245
運動によらない身体活動　119
運動不足　13
運動不足病　103
運動療法　17, 22, 114

エイコサペンタエン酸　198, 208
栄養成分表示　33
栄養素　111, 205
AHA/NHLBI 基準　15
ACE 阻害活性　151, 156, 225
ACE 阻害作用　151, 166, 169
ACE 阻害ペプチド　152, 156
H_1 受容体欠損マウス　127
HDL-コレステロール　15, 56, 147, 188, 190, 192, 224, 228, 246
n-3 不飽和脂肪酸　197, 228
NECP 基準　55
エネルギー消費　37, 241
エネルギー消費亢進　127
エネルギー摂取抑制　127
エネルギー摂取量　27, 28

エネルギー代謝　13, 35
エネルギー代謝調節　124
エネルギーバランス　13, 27, 241
LDL-コレステロール　18, 147, 190, 192, 197
炎症　11, 83, 213
炎症性サイトカイン　91, 146, 147, 213
炎症性マーカー　146, 147
遠心性交感神経系　128

オスモチン　75
ob/ob マウス　84, 86, 142

カ 行

カイロミクロン　92, 93, 143
カイロミクロンレムナント　92
過栄養　103
核内受容体　183
核内転写調節因子　14
核内レセプター型転写因子　65
隠れ肥満　51
過酸化脂質　212
果実の摂取　31
カゼイン　150, 152, 155, 196
褐色脂肪細胞　63
活性酸素　95, 211
活性酸素種　91, 210
カテキン→茶カテキン
果糖　90
カプレニン　149
カリウム　162, 205
L-カルニチン　207
肝臓　74, 77, 88, 177
冠動脈疾患　17, 99, 188, 190

飢餓感の克服　132
危険因子の重積　7
基礎代謝　35, 241
喫煙　8, 12, 246
機能性食品　181, 182, 205
GABA 含有発酵乳製品　172
ギャバロン茶　171

急性代謝反応　114
境界型高血糖　17
共役リノール酸　148
虚血性心疾患　9, 12, 15, 18, 20
魚食　228
魚肉タンパク質　224
魚油　85, 228, 231
禁煙　246

空腹時高血糖　89, 175
グリコーゲン　87, 177
グリセロール　83, 89, 128, 142, 144
α-グルコシダーゼ　181, 182, 219
α-グルコシダーゼ阻害活性　220

経口ブドウ糖負荷試験　176
血管内皮機能　95
血清脂質濃度　191
血中コレステロール濃度　192
血中トリグリセリド濃度　197
　——の低下機序　199
血糖管理　19
血糖コントロール　19, 118
血糖調節機構　176
血糖調節ホルモン　177
血糖低下効果　234
血糖低下作用　219
ケトアシドーシス　111, 112, 180
ゲニステイン　148
ケモカイン　213
健康寿命　105
健康づくりのための運動指針 2006　45, 106, 119
健康日本 21　9, 29, 44, 105
倹約遺伝子仮説　13
減量　106, 243
減量内臓脂肪の長期維持　132

高インスリン血症　82, 92, 95, 99, 203
高 LDL コレステロール血症　10, 94, 189
抗炎症作用　67
高カリウム血症　205

高感度 CRP　　11, 99
高血圧　　8, 10, 17, 48, 77, 95, 150, 160, 202, 231, 240
高血圧自然発症ラット　　151, 164, 224
高血圧治療ガイドライン　　160
抗血栓作用　　208
抗血栓治療　　248
高血糖　　8, 11, 203
抗高血圧ペプチド　　151
高コレステロール血症　　189, 226
抗酸化作用　　182
抗酸化物質　　210
高脂血症　　17, 77, 187, 189, 204, 229
　　——の基準　　188
高脂肪食　　37, 71, 75, 219
高中性脂肪血症→高トリグリセリド血症
高中性脂肪血症診療ガイドライン　　23
高トリグリセリド(TG)血症　　8, 21, 48, 67, 90, 92, 94, 191, 206, 229
高尿酸血症　　97
抗肥満作用　　183
高ホモシステイン血症　　206, 208
高リポ蛋白血症　　229
高レプチン血症　　96
骨格筋　　74, 86
ゴマタンパク質由来ペプチド　　167
コレステロール　　10, 192

サ　行

サイトカイン　　87, 141, 146, 179
サイリウム　　196
魚由来機能性物質　　223
サプリメント　　205, 245
酸化 LDL　　190, 204
酸化ストレス　　52, 83, 89, 182, 204, 210, 213
三叉神経中脳路運動核　　124
三叉神経中脳路感覚核　　124
三次機能(食品の)　　138

ジグリセリド　　89, 145, 183
脂質　　95, 111, 181

脂質異常症　　92
脂質代謝　　128, 140
脂質代謝異常　　54, 204
β-シトステロール　　197
死の四重奏　　13, 55, 103
C 反応性タンパク質　　11, 86, 146
C ペプチド　　227
C12 ペプチド　　152, 155, 157
脂肪萎縮性糖尿病　　74
脂肪エネルギー比率　　29, 242
脂肪肝　　89, 227, 240
脂肪合成　　77, 78, 91, 92, 128, 142, 147
脂肪細胞　　63, 141, 184, 202, 213
　　——の質的異常　　106, 111
　　——の肥大化　　65, 83, 141
　　——の分化　　65, 69, 184
脂肪細胞形成　　141
脂肪細胞形成阻害物質　　141
脂肪細胞特異的 PPARγ ホモ欠損マウス　　69
脂肪酸結合タンパク質　　144
脂肪酸輸送タンパク質　　144
脂肪摂取量　　242
脂肪組織　　63, 82, 128
　　——の脂肪酸代謝　　142
　　——の代謝機能　　143
　　——の慢性炎症　　67, 72, 75, 213
　　——の量的異常　　106, 112
脂肪組織形成　　141
脂肪組織重量　　141
脂肪組織 TG リパーゼ　　145
脂肪蓄積　　72
脂肪分解　　78, 127, 128
　　——の機構　　145
　　——の拍動性　　142
腫瘍壊死因子 α　　83, 84, 141, 204
消化酵素分解物　　152
症候性肥満　　48
小児のメタボリック症候群診断基準　　59
小児肥満　　58, 240
乗馬様他動的運動機器　　116
食塩摂取量　　30, 243

食行動　33
食後高血糖　11, 86, 89, 244
食事産熱効果　37
食事制限　106
食事性コレステロール　194
食事速度　126
食事バランスガイド　45
食習慣　33
食事誘導(誘発)性熱産生　37, 118, 129, 183
食事療法　17, 22, 110, 179, 245
食の破壊　123
植物スタノール　197
植物ステロール　197
植物性食品　216
植物性タンパク質　196
食物繊維　112, 113, 133, 195, 206
食欲抑制作用　127
除脂肪体重　36, 115
女性型肥満　13, 77
女性のリスク評価　16
ショートニング　194
心血管イベント　8, 99
心血管イベント因子　10
心血管疾患　54, 240
腎障害　200
心臓疾患　147, 243
身体トレーニング　106, 115
シンドロームX　12, 103

水分摂取　247
膵β細胞　82, 178
睡眠　248

生活習慣　13, 21, 22, 44, 240
　──の修正　160
生活習慣病　5, 9, 44, 103, 105, 191, 243
生活習慣病胎児期発症説　46
生活リズム　247
摂取総エネルギー　110, 111
節約遺伝子　71
前駆脂肪細胞　141

咀嚼　123, 248
咀嚼中枢　125
咀嚼法　112, 131

タ 行

体脂肪蓄積抑制作用　217
代償性高インスリン血症　89, 92, 94, 103
大豆タンパク質　196
耐糖能異常(障害)　75, 85, 107, 232, 240
タウリン　183, 226
多価不飽和脂肪酸　192, 193
脱共役タンパク質　127, 129
WHO基準　15, 49, 55, 187
単純性肥満　48
炭水化物　111, 133
男性型肥満　13, 77
タンパク指数　112, 133
タンパク質　111, 133, 180, 205, 224, 243

チアゾリジン誘導体　19, 67, 68, 72, 85, 145, 182, 184
茶カテキン　183, 217
中鎖脂肪酸　148
中性脂肪→トリグリセリド
中年期の食生活　34
朝食の欠食率　33
超低エネルギー食　112

テアフラビン　220
低HDLコレステロール血症　8, 21, 48, 93, 190
db/dbマウス　131, 232
転写因子カスケード　69
転写調節因子　13, 141

糖化最終産物　203
糖質　180
糖質分解酵素　181
糖新生　77, 83, 85, 93, 144, 146, 177
糖代謝　10, 232
糖代謝異常　11, 82
糖尿病　8, 17, 71, 77, 107, 175, 203, 219,

227, 233, 240
　——の診断基準　176
糖尿病対策　20
糖尿病予防プログラム　108
動物性タンパク質　196
動脈硬化　8, 17, 53, 71, 99, 160, 243, 244, 248
動脈硬化危険因子　55, 81, 100, 175
動脈硬化性疾患　17, 20, 55, 160
特定保健用食品　158, 161, 181, 183, 217, 219, 226
ドコサヘキサエン酸　198
トランス型不飽和脂肪酸　147, 190, 193
トリグリセリド(TG)　10, 15, 21, 63, 68, 83, 89, 97, 129, 143, 147, 188, 191, 197, 224, 228, 246
トロンボモジュリン　207

ナ 行

内臓脂肪　49, 77, 81, 240
内臓脂肪型肥満　4, 10, 15, 51, 74, 78, 106
内臓脂肪細胞　63, 240
内臓脂肪症候群　4, 13, 104
内臓脂肪蓄積　4, 43, 53, 54, 77, 81, 85, 99, 175, 179, 213
内臓脂肪分解　124, 128, 130
内臓脂肪面積　51
内皮細胞リパーゼ　144
ナトリウム　243

2型糖尿病　19, 67, 85, 115, 178, 227
二次機能(食品の)　138
二重負荷　247
二糖類分解酵素　181, 182
日本食化超低エネルギー食　112
日本食化超低エネルギー食療法　133
乳酸　98
乳酸菌　152, 208
乳清タンパク質　150, 152, 156
乳製品　150
乳由来ペプチド　150
尿酸　97, 98, 99

脳血管障害　18, 20
nonHDL-コレステロール　22

ハ 行

白色脂肪細胞　63
発酵乳　152, 156, 157
早食い　124
　——の是正　132
バリルチロシン　225
パルミチン酸　192

PI3キナーゼ　86, 99, 117
非アルコール性脂肪肝炎　90
皮下脂肪　13, 77, 81
皮下脂肪型肥満　4
皮下脂肪細胞　63
久山町研究　20, 57
ヒスタミン H_1 受容体　124
ヒスタミン神経系　124, 127
L-ヒスチジン　134
　——の経口投与　134
L-ヒスチジン高含有食材　135
微生物酵素製剤　155
ビタミン　206
　—— C　182, 206
　—— B 群　206
　—— B 群　208
　—— B_6　206
PPARγ アゴニスト　67, 68, 145
PPARγ ヘテロ欠損マウス　68
非ふるえ熱産生　129
肥満　22, 43, 48, 64, 71, 85, 141, 202, 213, 239
　——の地域特性　46
　——の判定と肥満症の診断基準　50
肥満者　10, 27, 43, 179
肥満症　43, 48, 54, 77, 106, 107, 115, 123
　——の診断基準　49, 54
肥満症治療ガイドライン2006　49, 112
肥満症治療食　112
肥満2型糖尿病　19, 84, 115
標準体重　242

微量アルブミン尿　201

フィトステロール→植物ステロール
フィブラート剤　67
フィブリノーゲン　11
フォーミュラ食　106, 112
腹部型肥満　43, 54
ブナハリタケ　164
不飽和脂肪酸　193
ブラジキニン　151
フラミンガム(Framingham)研究　7, 12, 191
フリーラジカル　210
プリン体　99
プリンヌクレオチド　98
プロテアーゼ　151
プロテアーゼ活性　154
プロバイオティクス　208

平均寿命　2
臍周囲径(腹囲)　15, 16, 242
ペプチド　225
ペプチド S-8300　226
ベヘン酸　149
ペリリピン　145
ペルオキシソーム増殖因子活性化受容体　65, 85, 141, 183

飽食の時代　5, 71
飽和脂肪酸　192
ポリフェノール　182, 216
ホルモン感受性リパーゼ　83, 144
本態性高血圧　227, 231

マ行

マーガリン　194
マクロファージ　72, 74, 83, 85, 142, 204, 213
マルチプルリスクファクター症候群　7, 103
慢性腎不全　201
満腹感　123

満腹感覚の修得　132
満腹中枢　124, 128

ミクロソームトリグリセリド輸送タンパク質　92

紫甘藷(むらさきいも)　220

メタボリックシンドローム(症候群)　4, 54, 103
　——の診断基準　9, 16, 54, 56, 104, 175
　——の治療方針　106
　——の発症頻度　55
　——のメカニズム　13
メタボリックドミノ　5
メトホルミン　19, 108

毛様体神経栄養因子　142
モノグリセリドリパーゼ　145

ヤ行

薬物療法　17, 22
野菜摂取量　31

有酸素運動　115
有酸素運動能力　109
遊離脂肪酸(FFA)　74, 77, 81, 83, 89, 97, 118, 142-146, 179
UCPファミリー　130

葉酸　206

ラ行

α-リノレン酸　198
α-リポ酸　207
リポジストロフィー　140, 141
リポタンパク質a　148, 190
リポタンパク質リパーゼ　78, 92, 143
臨床試験(ペプチド)　157

レジスチン　74, 86, 117
レスベラトロール　183

レチノール結合タンパク質4　　85
レニン-アンジオテンシン系　　95, 99, 151, 202, 208
レプチン　　69, 86, 96, 130, 203
レプチン抵抗性　　131
レムナント　　22

欧　　文

A

ACE　　95, 151, 166, 225
AdipoR1　　75
AdipoR2　　75
AGE（advanced glycation end products）　　203
AHA/NHLBI　　15
ALBP（adipocyte FABP）　　144
AMPK　　68, 74, 114, 182
AP-1　　67
ATGL　　145
ATP Ⅲ　　22

B

beyond LDL　　10
BMI　　4, 27, 43, 48, 54, 64, 85, 242

C

Caco2　　156
cardiac syndrome X　　13
C/EBPs　　65, 70, 141
C/EBPα　　70, 148
C/EBPβ　　70, 148
CETP　　94
ChREBP　　89
CLA　　148
CNTF　　142
CRP　　11, 86, 99, 146

D

DASH　　150, 160
DCCT　　19

DHA　　198, 228
DIT　　37, 118
DOHaD　　46
DPP　　108

E

EPA　　198, 208, 228

F

Finnish study　　18
FOAD（fetal origins of adult disease）　　46

G

GABA　　170
GI（glicemic index）　　244
GLUT4　　78, 85, 86, 117, 129
GRAS　　158

H

HbA1$_c$　　57, 176, 226, 227, 233
HDL　　10, 17, 21, 22, 93, 190
11β-HSD1　　78
HSL　　83, 144

I

IDDM　　233
IDF　　15, 175
IDL　　22, 92
IGF-I　　203
IGT　　85, 107
IKK（inhibitory κB kinase）　　84, 89
IL-1　　99, 141, 204
IL-6　　74, 85, 99, 141, 146
IL-18　　146
in vibo microdialysis　　128

J

JDCS　　20
JNC6　　162
JNC7　　160
JNK　　89
JSH 2004　　160

K

KLBP (keratinocyte FABP)　144
KLF5　70
KLFs　70

L

Lactobacillus helveticus　152, 156, 157
LBM　36, 115
LDL　12, 17, 92, 190, 193, 199
Lp(a)　148, 190
LPL　78, 92, 93, 143, 144
LVY (Leu-Val-Tyr)　168

M

MCP-1　74, 83, 86, 99, 213
MCT　148
metabolic syndrome X　13
MONW　51
MTP　92

N

NASH　90
NEAT (non-exercise activity thermogenesis)　119
NECP　55
NF-κB　67, 84
NIDDM　233
Nox　215
Nurses' Health Study　240

P

PAI-1　11
perilipin　145
PKCε　89
PPAR　65, 183
PPARα　67, 68, 74, 185

PPARγ　65, 67, 85, 141, 184

R

RBP4　85
resistin　86
ROS　89, 91, 210, 214

S

S-8300　226
SHR　151, 154, 164, 171, 224, 229
small dense LDL　22
SREBP1　142, 148
SREBP1c　89, 93
SREBP2　10
Steno-2 study　19
SUMO　67

T

TEM (thermic effect of meal)　37
TGF-β　202
TLR4 (Toll-like receptor 4)　84
TNFα　74, 78, 83, 84, 92, 117, 141, 146, 204, 213
transactivation　67
transrepression　67

U

UCP-1　64, 129
UKPDS　19

V

VLCD (very low calorie diet)　112, 118
VLDL　92, 143, 193, 199, 224, 228

W

WHO　15, 55, 187, 188

■ 編者略歴

横 越 英 彦（よこごし・ひでひこ）
　1970 年　京都大学農学部 卒業
　1975 年　名古屋大学大学院 農学研究科 博士課程満了
　1976 年　農学博士（名古屋大学）
　同　年　名古屋大学農学部農芸化学科・栄養化学研究室 助手
　1983 年　マサチューセッツ工科大学（MIT）文部省在外研究員
　1987 年　静岡県立大学 食品栄養科学部 助教授
　　　　　同年以降，ウィスコンシン大学や MIT と共同研究
　1993 年　静岡県立大学 食品栄養科学部および同大学院生活健康科学研究科
　　　　　教授，現在に至る．

　昭和 58 年度 日本農芸化学会 奨励賞受賞
　平成 14 年度 栄養士養成教育功績表彰（全国栄養士養成施設協会）
　平成 17 年　 第 59 回 日本栄養・食糧学会賞受賞

主な著書
　「茶の機能―生体機能の新たな可能性」分担執筆，学会出版センター（2002）
　「応用栄養学」分担執筆，同文書院（2002）
　「脳と栄養―行動の分子基盤を求めて―」分担執筆，建帛社（2003）
　「水産食品栄養学」分担執筆，技報堂（2004）
　「生化学・分子生物学」分担執筆，建帛社（2004）
　「脳機能と栄養」編者，幸書房（2004）
　「代謝栄養学」編者，同文書院（2005）
　「きのこの生理活性と機能」分担執筆，シーエムシー出版（2005）
　「栄養・食糧学データハンドブック」分担執筆，同文書院（2006）
　「茶の効能と応用開発」分担執筆，シーエムシー出版（2006）
　「抗ストレス食品の開発と展望」監修・分担執筆，シーエムシー出版（2006）
　「食品の生理機能評価法」責任編集・分担執筆，建帛社（2006）
　「アミノ酸の機能特性」責任編集，建帛社（2006）
　「免疫と栄養」編者，幸書房（2006）

メタボリック症候群と栄養

2007年7月20日　初版第1刷　発行

編　者	横　越　英　彦
発行者	桑　野　知　章
発行所	株式会社　幸　書　房

Copyright
Hidehiko
YOKOGOSHI,
2007
Printed in Japan

〒101-0051 東京都千代田区神田神保町3-17
　　Tel 03-3512-0165　　Fax 03-3512-0166
　　URL：http://www.saiwaishobo.co.jp

印刷／シナノ

無断転載を禁じます．

ISBN978-4-7821-0304-3　C3047